Campus Online de Medicina Materno-Fetal
«Caldeyro Barcia»

Atlas de Monitorización Biofísica Fetal Anormal en Embarazo y Parto

Campus Online de Medicina Materno-Fetal
«Caldeyro Barcia»

Atlas de Monitorización Biofísica Fetal Anormal en Embarazo y Parto

Manuel Gallo

Editores invitados
José Luis Gallo
Enrique Gálvez

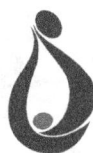

Título original
Atlas de Monitorización Biofísica Fetal Anormal en Embarazo y Parto

© Manuel Gallo Vallejo
2018

Editor
Manuel Gallo Vallejo

Diseño y diagramación
Jose M. Padilla
Instituto de Medicina Fetal Andaluz (IMFA)

ISBN: 9781790849673

Impreso en España
2018

Es una publicación de www.agoramedica.com

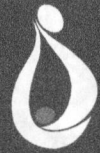

Proyecto Docente "Ágora Médica" (www.agoramedica.com)
Campus Online de Medicina Materno-Fetal «Caldeyro Barcia»
Diplomado en «Fundamentos, Indicaciones y Técnicas de Monitorización Biofísica Fetal en Embarazo y Parto»

Índice

Módulo IV
Monitorización Fetal en el Embarazo

1. **Monitorización Fetal en el Embarazo** 3

   1-1. Test Basal o Non Stress Test
   Manuel Gallo 11

   1-2. Estimulación Vibroacústica Fetal (EVA)
   Manuel Gallo 27

   1-3. Prueba de Pose o de la Oxitocina
   Manuel Gallo 33

   1-4. Perfil Biofísico Fetal
   Manuel Gallo y José Luis Gallo ... 51

Módulo V
Monitorización Fetal en el Parto

2. **Monitorización Biofísica Fetal en el Parto** 65

   2-1. Registros Normales
   Manuel Gallo y José Luis Gallo 79

   2-2. Registros Sospechosos
   Manuel Gallo y José Luis Gallo 85

   2-3. Registros Patológicos
   Manuel Gallo y José Luis Gallo 91

   2-4. Pulsioximetría
   José Luis Gallo, Susana Ruiz, Mª Teresa Maroto y Alberto Puertas 101

   2-5. Sistema STAN 31
   Alberto Puertas, Susana Ruiz, Javier Góngora y José Luis Gallo .. 115

   2-6. Sistema MONICA
   Susana Ruiz, Alberto Puertas y José Luis Gallo 127

   2-7. Otros Sistemas Computarizados de la FCF
   Mercedes Valverde, Francisco Hurtado, Laura Aibar y Alberto Puertas 143

   2-8. Monitorización Bioquímica Fetal y Neonatal
   Manuel Gallo y José Luis Gallo ... 149

Módulo VI
Sociedades Científicas y MBE

3. **Sociedades Científicas y Monitorización Fetal** 157

   3-1. SEGO
   Manuel Gallo y José Luis Gallo ... 159

   3-2. ACOG
   Manuel Gallo y José Luis Gallo ... 165

   3-3. NICE
   Manuel Gallo y José Luis Gallo ... 169

   3-4. SGOC
   Manuel Gallo y José Luis Gallo ... 173

   3-5. FIGO
   Manuel Gallo y José Luis Gallo ... 177

   3-6. Monitorización Fetal y Medicina basada en la Evidencia
   Manuel Gallo y José Luis Gallo ... 180

Módulo VII
Temas Legales

4. **Aspectos Médico-Legales de la Monitorización Biofísica Fetal**
   Manuel Gallo 195

5. **¿Existe relación entre el resultado de la monitorización biofísica fetal en el parto y la parálisis cerebral?**
   Manuel Gallo 207

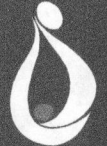

Proyecto Docente "Ágora Médica" (www.agoramedica.com)
Campus Online de Medicina Materno-Fetal «Caldeyro Barcia»
Diplomado en «Fundamentos, Indicaciones y Técnicas de Monitorización Biofísica Fetal en Embarazo y Parto»

Dedicatoria

A nuestro amigo, compañero y maestro en la Monitorización Fetal, Enrique Gálvez Hernández, por todo lo que nos enseñaste y por tantos y buenos ratos pasados en el Hospital y en la vida. Aunque nos dejaste para siempre en Junio de 2014, nunca te olvidaremos.

A los Profesores Roberto Caldeyro-Barcia, Hermógenes Álvarez, Serafín Pose, José Carlos Cuadro (uruguayos) y Luis Navarrete (español), pioneros en la Monitorización Biofísica Fetal y Maestros de muchos españoles que tuvimos la suerte y el honor de estar en el CLAP de Montevideo, recibiendo sus enseñanzas en Perinatología y en la vida.

Al Centro LatinoAmericano de Perinatología (CLAP), de Montevideo (Uruguay), por ser la cuna científica de la Monitorización Biofísica Fetal, en el Embarazo y en el Parto y por ser una Institución de la cual nos sentimos extraordinariamente orgullosos todos los Hispanoamericanos.

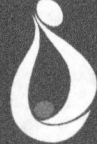

Proyecto Docente "Ágora Médica" (www.agoramedica.com)
Campus Online de Medicina Materno-Fetal «Caldeyro Barcia»
Diplomado en «Fundamentos, Indicaciones y Técnicas de Monitorización Biofísica Fetal en Embarazo y Parto»

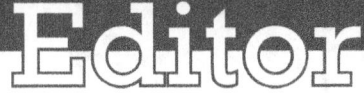

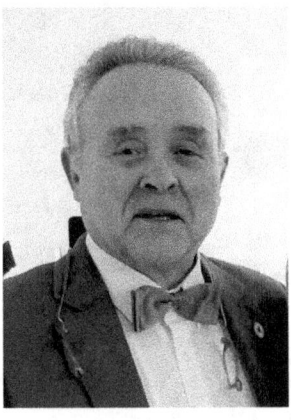

- Especialista en Obstetricia y Ginecología y Doctor en Medicina por la Universidad de Granada.
- Especialista en Perinatología por el CLAP de Montevideo y Universidad de la República (Uruguay).
- Director del Instituto de Medicina Fetal Andaluz (IMFA).
- Director de la Colección de Libros de Medicina Fetal y Perinatal (Ed. Amolca).
- Director de la Colección de Libros de Medicina Materno-Fetal (Ed. Distribuna).
- Editor y Autor de tres libros sobre Monitorización Biofísica Fetal en Embarazo y Parto.
- Editor y Autor de dos libros de Demandas Judiciales en Medicina
- Presidente de Honor de la Sociedad Iberoamericana de Diagnóstico y Tratamiento Prenatal (SIADTP).
- Miembro de Honor de la Fundación Álvarez-Caldeyro Barcia (Montevideo).
- Miembro de Honor de las sociedades de Ecografía de Argentina, Perú, República Dominicana, Cuba, Ecuador y Venezuela.
- Perito Oficial para Demandas Judiciales de la SEGO.
- Ciudadano Ilustre de la ciudad de Asunción (Paraguay) y Guatemala Ciudad (Guatemala).
- Académico correspondiente extranjero de la Academia de Medicina del Paraguay.
- Fundador y Director Científico del Proyecto Docente Ágora Médica y del Campus Online en Medicina Materno-Fetal "Caldeyro Barcia" (www.agoramedica.com).

Manuel Gallo Vallejo
(manologallo@agoramedica.com)

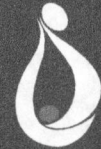

Proyecto Docente "Ágora Médica" (www.agoramedica.com)
Campus Online de Medicina Materno-Fetal «Caldeyro Barcia»
Diplomado en «Fundamentos, Indicaciones y Técnicas de Monitorización Biofísica Fetal en Embarazo y Parto»

Editores Invitados

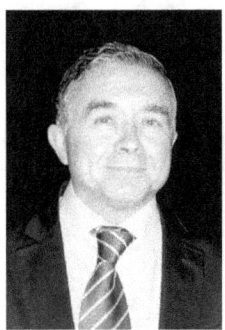

José Luis Gallo Vallejo
(jgallov@sego.es)
- Especialista en Obstetricia y Ginecología y Doctor en Medicina por la Universidad de Granada (España).
- Jefe de Sección. Servicio de Obstetricia y Ginecología. Hospital Universitario Virgen de las Nieves. Granada (España).
- Director Adjunto de la Colección de Medicina Fetal y Perinatal.
- Profesor Asociado de la Universidad de Granada (España).
- Editor invitado en 8 libros de la Colección de Medicina Fetal y Perinatal.
- Editor y autor del libro Translucencia Nucal Fetal y Ultrasonografía en I Trimestre de Embarazo.
- Editor y autor del libro Atlas de Monitorización Biofísica Fetal en Embarazo y Parto.

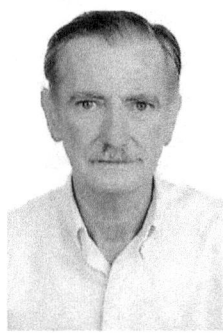

Enrique Gálvez Hernández †
- Especialista en Obstetricia y Ginecología.
- Doctor en Medicina por la Universidad Complutense de Madrid (España).
- Académico de número de la Real Academia de Medicina de Granada.
- Jefe de Sección. Servicio de Obstetricia y Ginecología. Hospital Universitario Materno-Infanil Carlos Haya. Málaga (España).

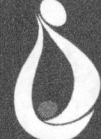

Proyecto Docente "Ágora Médica" (www.agoramedica.com)
Campus Online de Medicina Materno-Fetal «Caldeyro Barcia»
Diplomado en «Fundamentos, Indicaciones y Técnicas de Monitorización Biofísica Fetal en Embarazo y Parto»

Otros Autores

Aibar, Laura
Especialista de Área. Servicio de Obstetricia y Ginecología. Hospital de Santa Barbara. Puertollano. Ciudad Real. España.

Blasco Alonso, Marta
Medico Adjunto. Departamento de Obstetricia y Ginecología. Hospital Universitario «Carlos Haya». Málaga (España).

García Cañibano, Lorea
(lorea.garcia@hotmail.com)
Servicio de Obstetricia y Ginecología. Hospital Universitario Cruces (Vizcaya, España).

Góngora, Javier
Médico Residente. Servicio de Obstetricia y Ginecología. Hospital Universitario Virgen de las Nieves. Granada (España).

Hernández López, Andreina
(drahernandeza@gmail.com)
Especialista en Ginecología y Obstetricia. Universidad de Oriente, Bolívar-Venezuela. Especialista Adjunta en el Servicio de Ginecobstetricia y Alto Riesgo Obstétrico del Hospital de San Juan de Dios, Cali-Colombia. Profesora Auxiliar Cátedra de Ginecología y Obstetricia, Facultad de Ciencias Médicas. Universidad Santiago de Cali, Cali-Colombia. Editora del libro Translucencia Nucal Fetal. Miembro de la Federación Colombiana de Obstetricia y Ginecología. Socio Correspondiente Extranjero SEGO. Secretaria Científica del Campus Online "Caldeyro Barcia".

Herrera Peral, José
(joaquinperal@yahoo.es)
Médico especialista en Ginecología y Obstetricia. Jefe de Sección de Obstetricia. UGC Obstetricia y Ginecología. Hospital Materno Infantil. Hospital Regional Universitario Carlos Haya. Málaga. España.

Hurtado, Francisco
Especialista de Área. Servicio de Obstetricia y Ginecología. Hospital Universitario Virgen de las Nieves. Granada. España

Maroto, Mª Teresa
Médico Residente. Servicio de Obstetricia y Ginecología. Hospital Universitario Virgen de las Nieves. Granada (España).

Mínguez, José Ángel
Jefe de Sección. Hospital Universitario La Fe de Valencia.

Puertas Prieto, Alberto
(apuertas51@hotmail.com)
Jefe de Sección. Servicio de Obstetricia y Ginecología. Hospital Universitario Virgen de las Nieves. Granada. España.

Rodríguez Gómez, Leire
Servicio de Obstetricia y Ginecología. Hospital Universitario Cruces (Vizcaya, España).

Ruiz, Susana
Médico Residente. Servicio de Obstetricia y Ginecología. Hospital Universitario Virgen de las Nieves. Granada (España).

Ruoti Cosp, Miguel
(mruoticosp@gmail.com)
Profesor Titular Cátedra de Ginecología y Obstetricia, Facultad de Ciencias Médicas (FCM), Universidad Nacional de Asunción (Paraguay) (UNA). Coordinador Asistencial Departamento de Medicina Perinatal FCM, UNA. Fundador y Ex-Presidente Sociedad de Diagnóstico Prenatal del Paraguay (SODIAPP). Director Ejecutivo de la Colección de libros de Medicina Fetal y Perinatal. Presidente en Paraguay de la Ian Donald School de Ultrasonidos. Presidente de la Sociedad Iberoamericana de Diagnóstico y Tratamiento Prenatal (SIADTP). Presidente de la Sociedad Paraguaya de Obstetricia y Ginecología (SPOG). Académico de la Real Academia de Medicina de Paraguay. Director Científico por Latinoamérica del Proyecto Docente Ágora Médica y del Campus Online en Medicina Materno-Fetal "Caldeyro Barcia" (www.agoramedica.com). Académico de la International Academy of Perinatal Medicine (IAPM).

Valverde, Mercedes
Especialista de Área. Facultativo Especialista de Área. Servicio de Obstetricia y Ginecología. Hospital de Motril. Granada. España.

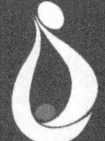

Proyecto Docente "Ágora Médica" (www.agoramedica.com)
Campus Online de Medicina Materno-Fetal «Caldeyro Barcia»
Diplomado en «Fundamentos, Indicaciones y Técnicas de Monitorización Biofísica Fetal en Embarazo y Parto»

Presentación

La profesión de Obstetra y Ginecólogo y de Matrona, exige a todo el que la practica un conocimiento detallado de las pruebas complementarias para vigilar el estado del bienestar fetal.

Una de ellas, posiblemente la de más fácil uso y más barata es la Monitorización Biofísica Fetal, durante el embarazo y sobre todo en el parto. Desde la década de los 60, con los extraordinarios aportes hechos por los Maestros de la Perinatología, Roberto Caldeyro-Barcia y Hermógenes Álvarez, ambos uruguayos, desde el famoso Centro Latino Americano de Perinatología (CLAP) de Montevideo, se viene utilizando para el control del estado de bienestar fetal, la monitorización biofísica de la frecuencia cardiaca fetal y de la contractilidad uterina.

Las sociedades científicas mas avanzadas han hecho clasificaciones nuevas y guías clínicas para el correcto uso de la monitorización biofísica fetal y los centros de MBE han publicado los resultados de sus metaanálisis sobre la monitorización fetal. Por ello en la actualidad el médico y el personal sanitario tiene que estar muy familiarizado con el uso de computadoras/internet y un conocimiento de la Medicina Basada en Pruebas o Evidencias (MBE).

Para que el profesional de Ciencias de la Salud pueda obtener en forma más concisa dichos conocimientos, existen mecanismos que buscan satisfacer o facilitar esas necesidades como lo son por ejemplo las revisiones sistemáticas de Cochrane, Up to date y además una serie de libros por especialidades o subespecialidades de la medicina.

En España se publicaron los últimos Atlas de Monitorización Biofísica Fetal en los años 70 y desde entonces carecemos de Atlas actualizados y con toda la información oficial que hay sobre este tema, por parte de las Sociedades Científicas mas relevantes (SEGO, NICE, ACOG y SGOC) y de la Medicina basada en la Evidencia y de los grupos científicos especializados en la Monitorización Biofísica Fetal.

Por todo ello, la publicación de un nuevo Atlas de Monitorización Biofísica Fetal escrito por expertos perinatólogos y con iconografía abundante y seleccionada de entre nuestro material recogido a lo largo de años de trabajo, creemos que puede ser de gran utilidad a nuestros colegas e instituciones hospitalarias.

Este Atlas está dirigido a obstetras y ginecólogos y también a médicos generales ó de familia, enfermeras, matronas, parteras, estudiantes de medicina, etc, con unos conceptos actuales de fundamental importancia en nuestros días.

Agradecemos a los editores invitados y todos los colaboradores en este libro por su tiempo y dedicación. Agradecemos a Jose M. Padilla, por su esmerado trabajo de maquetación y diseño.

Esperamos que les guste y que sea de gran utilidad práctica para todos aquellos que nos dedicamos al apasionante mundo de la Medicina Fetal y Perinatal

El editor
Manuel Gallo
Málaga, diciembre de 2018

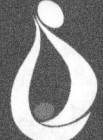

Proyecto Docente "Ágora Médica" (www.agoramedica.com)
Campus Online de Medicina Materno-Fetal «Caldeyro Barcia»
Diplomado en «Fundamentos, Indicaciones y Técnicas de Monitorización Biofísica Fetal en Embarazo y Parto»

Prólogo

Hace un tiempo, ya retirado de toda actividad profesional, he sido honrado con la solicitud del Dr. Manuel Gallo Vallejo (Manolo), amigo y colega, para prologar su «Atlas de Monitorización Biofísica Fetal en el Embarazo y Parto», tema que a lo largo de los años nos ha unido, en diferentes oportunidades y lugares. De alguna manera, eso nos hace sentirnos formando parte de la historia de la práctica obstétrica.

Una de las tantas dificultades para obtener pureza suficiente en el registro de los latidos fetales, fue resuelta en el año 1964, por un Capitán Médico de la Armada de los EEUU, Dwight Callagan, que empleó para ello, ayuda del «sonar» empleado en la 2ª Guerra Mundial.

Por esos años y cursando nuestra etapa de alumnos de pregrado en Ginecología, en la Clínica Ginecotocológica «C» bajo la dirección del Prof. Hermógenes Álvarez, solo se nos exigía para la guardia, un par de guantes de goma y un estetoscopio de Pinard.

«Toda solución genera nuevos problemas» y estos problemas son el motor que diariamente reordena nuestras futuras acciones.

Pero prologar un libro de un amigo, es de alguna manera un honor y responsabilidad.

Esto se ve incrementado en primer lugar por quien lo solicita, en esta oportunidad Manolo, con quien nos conocemos desde las primeras etapas de nuestra formación y que a lo largo de tantos años, desde la época de Manolo en el CLAP hasta ahora, nos hemos mantenido unidos, independientemente de la distancia geográfica que nos separa.

En segundo lugar el tema «Monitorización electrónica fetal», sin lugar a dudas, el tema más importante durante mi vida profesional.

En la tranquilidad de mi retiro estival, rodeado por mi familia y solo interrumpida por las múltiples preguntas de mis nietos, que además se divierten tratando de enseñarme informática, me he preguntado, ¿cuál ha sido el motivo por el cual Manolo me ha propuesto, escribir el Prólogo de su Atlas de monitoreo fetal?

¿Habrá sido porque sabe que recién graduado como Doctor en Medicina, tomé contacto con el Dr. Serafín Víctor Pose (un gallego genial) quien primero me enseñó todo lo referente a su prueba «Respuesta fetal a las contracciones uterinas inducidas» y luego me vinculó a la Dra. Perla Temesio, colega que dedicó su vida a los pacientes diabéticos y particularmente a embarazadas con esa patología?

¿Habrá sido porque en mi etapa de formación como ginecólogo, fui distinguido para cumplir con una beca durante los años 1973-74 en el CLAP («Fundamentos científicos del cuidado integral de la Madre, el Feto y el Recién Nacido»), bajo la dirección del Profesor Roberto Caldeyro-Barcia (Bobby)?

¿Habrá sido porque terminada la Beca, pasé a formar parte del CLAP durante muchos años, años en que tomé contacto por primera vez con Manolo, y de ahí nació una amistad que nos ha unido hasta la actualidad?

¿Habrá sido porque terminada mi beca en el CLAP, Bobby me estimuló y me apoyó para que hiciera mi Tesis de Doctorado titulada «El control clínico y el monitoreo electrónico en las inducciones del parto. Resultados perinatales» Publicación Científica CLAP N° 630-1975?

¿Habrá sido porque a partir de ese momento, mi carrera docente en la Facultad de Medicina y mi actividad privada siempre giraron sobre temas obstétricos, particularmente sobre los cuidados fetales?

¿Habrá sido porque en 1994, por concurso de méritos, la Facultad de Medicina me nombró Profesor Titular de Clínica Ginecotocológica «C» (donde había sido alumno de pregrado) en el Centro Hospitalario Pereira Rossell, donde funciona la mayor Maternidad de Uruguay y donde nace uno de cada seis uruguayos?

¿Habrá sido porque como Profesor y junto a un valioso grupo de colegas, fundamos le Unidad de Medicina Fetal y en homenaje a nuestros maestros Hermógenes Álvarez y Roberto Caldeyro-Barcia, dimos origen a la Fundación que lleva sus nombres, de la cual Manolo es miembro de honor, y que mis colegas me distinguieron eligiéndome Primer Presidente?

Este Atlas de monitoreo fetal no va a ser un integrante de la biblioteca de numerosos colegas en formación o ya formados, sino que va a ser un libro permanentemente consultado y estará por ello abierto sobre el escritorio.

Los trazados de contractilidad uterina y frecuencia cardíaca fetal, pueden dar lugar a interpretaciones erróneas. Forma parte en algunas oportunidades, de la documentación que pasa a formar parte de un expediente médico legal. En los últimos 20 años de ejercicio profesional, fui convocado en múltiples oportunidades, en calidad de Perito, a los estrados judiciales, a los efectos de nuestra opinión, sobre un registro de parto que terminó en un resultado feto-neonatal inesperado y no deseado. O una interpretación incorrecta nos halla inducido a la práctica de una cesárea, con una mala evolución materna.

Tengo la seguridad que la mirada detenida de este Atlas y las interpretaciones y toma de decisiones correctas en la asistencia obstétrica, nos disminuirá la posibilidad de enfrentamientos en la esfera judicial y nos conducirá a mejores resultados perinatales, en la práctica obstétrica.

Profesor Doctor
José Carlos Cuadro Dollanarte
Montevideo (Uruguay)

Proyecto Docente "Ágora Médica" (www.agoramedica.com)
Campus Online de Medicina Materno-Fetal «Caldeyro Barcia»
Diplomado en «Fundamentos, Indicaciones y Técnicas de Monitorización Biofísica Fetal en Embarazo y Parto»

Glosario

ACOG: Colegio Americano de Ginecólogos y Obstetras.
APW: Onda de Pulso Arterial.
AT: Ascenso Transitorio.
BF: Bienestar Fetal.
CIR: Crecimiento Intrauterino Restringido.
CTG: Cardiotocografía.
CU: Contractilidad Uterina.
EAB: Equilibrio Ácido Base.
ECG: Electrocardiograma.
EVA: Estimulación Vibro Acústica.
FCF: Frecuencia Cardíaca Fetal.
FCFB: Frecuencia Cardíaca Fetal Basal.
FCG: Fonocardiografía.
FP: Falsos Positivos.
HIV: Hemorragia Intraventricular.
IC: Intervalo de Confianza.
ILA: Índice de Líquido Amniótico.
IMC: Índice de Masa Corporal.
Lat/min: Latidos por minuto.
LATM: Líquido Amniótico Teñido de Meconio.
MBE: Medicina Basada en la Evidencia.

MF: Movimientos Fetales.
MNE: Monitorización No Estresante.
NICE: National Collaborating Center for Womens's and Children's Health.
NST: Non Stress Test.
PB: Perfil Biofísico.
PRF: Prueba de Reactividad Fetal.
PTC: Prueba de Tolerancia a las Contracciones.
RCTG: Registro Cardiotocográfico.
RR: Riesgo Relativo.
SDR: Síndrome de Distrés Respiratorio.
SEGO: Sociedad Española de Ginecología y Obstetricia.
SGOC: Sociedad de Ginecología y Obstetricia de Canadá.
SMI: Interferometría Self Mixing.
SNA: Sistema Nervioso Autónomo.
SNC: Sistema Nervioso Central.
TB: Test Basal.
TNS: Test No Estresante.
UCI: Unidad de Cuidados Intensivos.
VPN: Valor Predictivo Negativo.

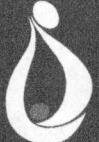

Proyecto Docente "Ágora Médica" (www.agoramedica.com)
Campus Online de Medicina Materno-Fetal «Caldeyro Barcia»
Diplomado en «Fundamentos, Indicaciones y Técnicas de Monitorización Biofísica Fetal en Embarazo y Parto»

Módulo IV.
Monitorización fetal en el Embarazo

Proyecto Docente "Ágora Médica" (www.agoramedica.com)
Campus online de Medicina Materno-Fetal «Caldeyro Barcia»
Diplomado en «Fundamentos, Indicaciones y Técnicas de Monitorización Biofísica Fetal en Embarazo y Parto»
Módulo IV. Monitorización fetal en el Embarazo
Unidad 1. Monitorización Fetal en el Embarazo

1

Monitorización Fetal en el Embarazo

1-1. Test Basal o Non Stress Test
1-2. Estimulación Vibroacústica Fetal
1-3. Prueba de Pose o de la Oxitocina
1-4. Perfil Biofísico Fetal

ÍNDICE

* Concepto
* Indicaciones
* Tipos
* Bibliografía seleccionada

CONCEPTO

Monitorización fetal realizada durante el embarazo, generalmente a partir de la semana 32 del mismo. Antes del parto, y si todo transcurre con normalidad, la monitorización se suele emplear en las últimas semanas del embarazo para control del bienestar fetal.

TIPOS

Son los siguientes:

1. Test Basal o Non Stress Test (Fig. IV-1 a Fig. IV-4).
2. Test de Estimulación Vibroacústica (Fig. IV-5 a Fig. IV-6).
3. Test de la Oxitocina (Fig. IV-7 a Fig. IV-10).
4. Perfil Biofísico Fetal (Fig. IV-11).

INDICACIONES

Su principal indicación es evaluar el estado de salud del feto y su nivel de bienestar intraútero. La monitorización fetal durante el embarazo persigue, pues, evaluar el estado de salud fetal durante la gestación, identificando el feto que presumiblemente está sano y el feto que posiblemente pueda estar en situación comprometida.

BIBLIOGRAFÍA SELECCIONADA

- Gallo M. Monitorización Biofísica Fetal. Colección de Medicina Fetal y Perinatal. Volumen 6. M. Gallo (dirección y coordinación general). Gallo JL, Beltrán P, Ruoti Cosp M, Espinosa A (editores invitados). AMOLCA, Actualidades Médicas, C.A. 2011.
- Gálvez E. «Significación Clínica de la monitorización fetal no estresante (registro basal), valorada por el método de la reactividad». Tesis doctoral. Dirigida por Prof. Botella Llusiá. Universidad Complutense de Madrid. 1982.

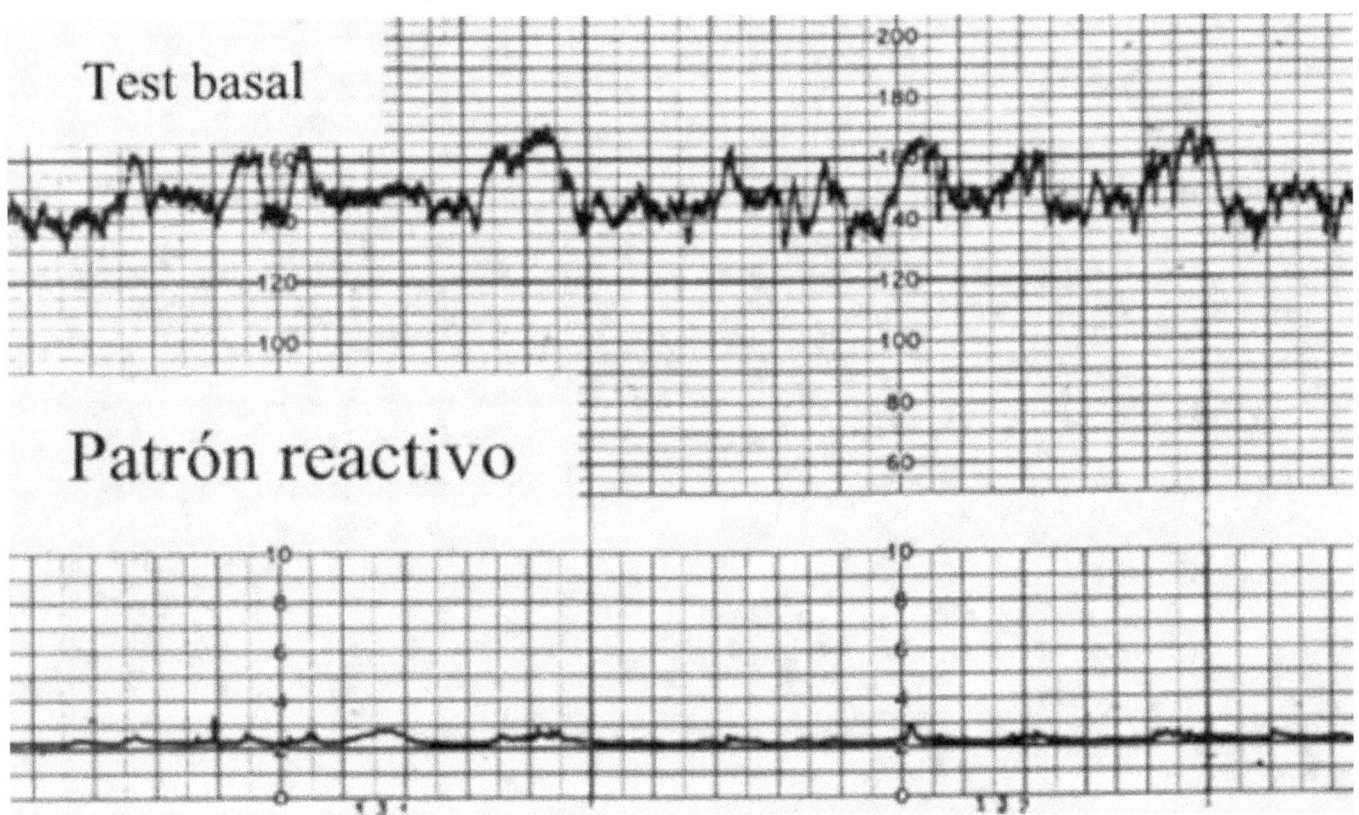

Fig. IV-1. Test Basal. Patrón reactivo de la FCF.

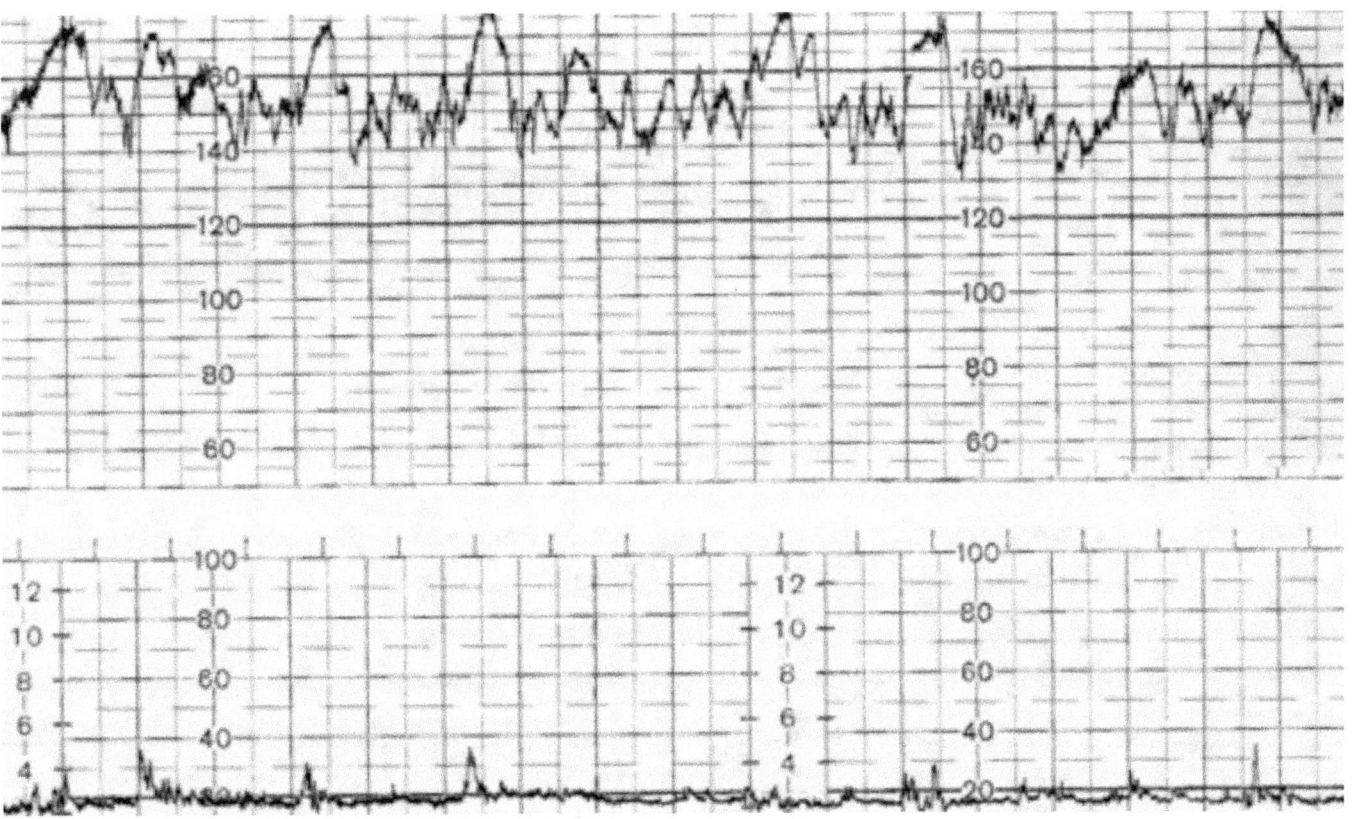

Fig. IV-2. Test Basal. Patrón reactivo de la FCF.

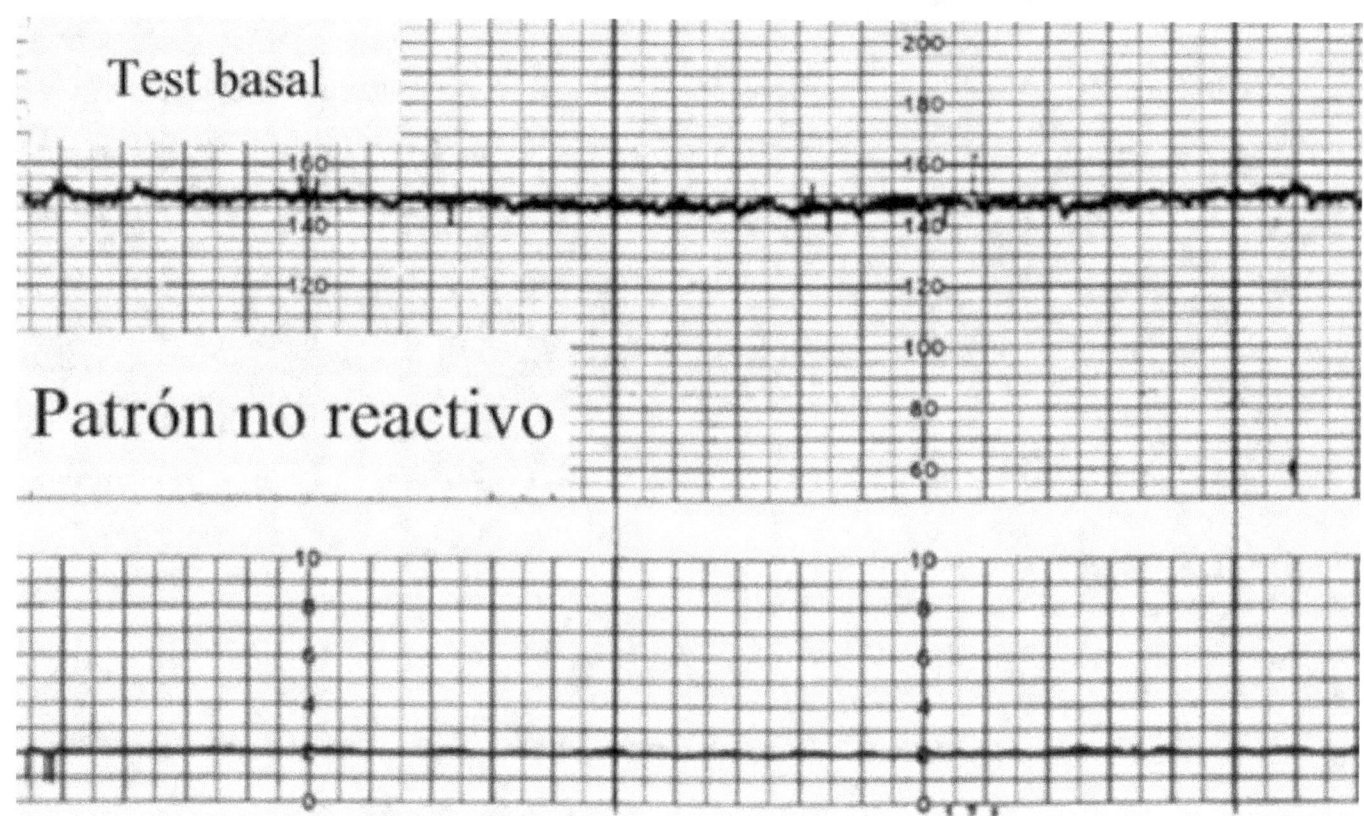

Fig. IV-3. Test Basal. Patrón no reactivo de la FCF.

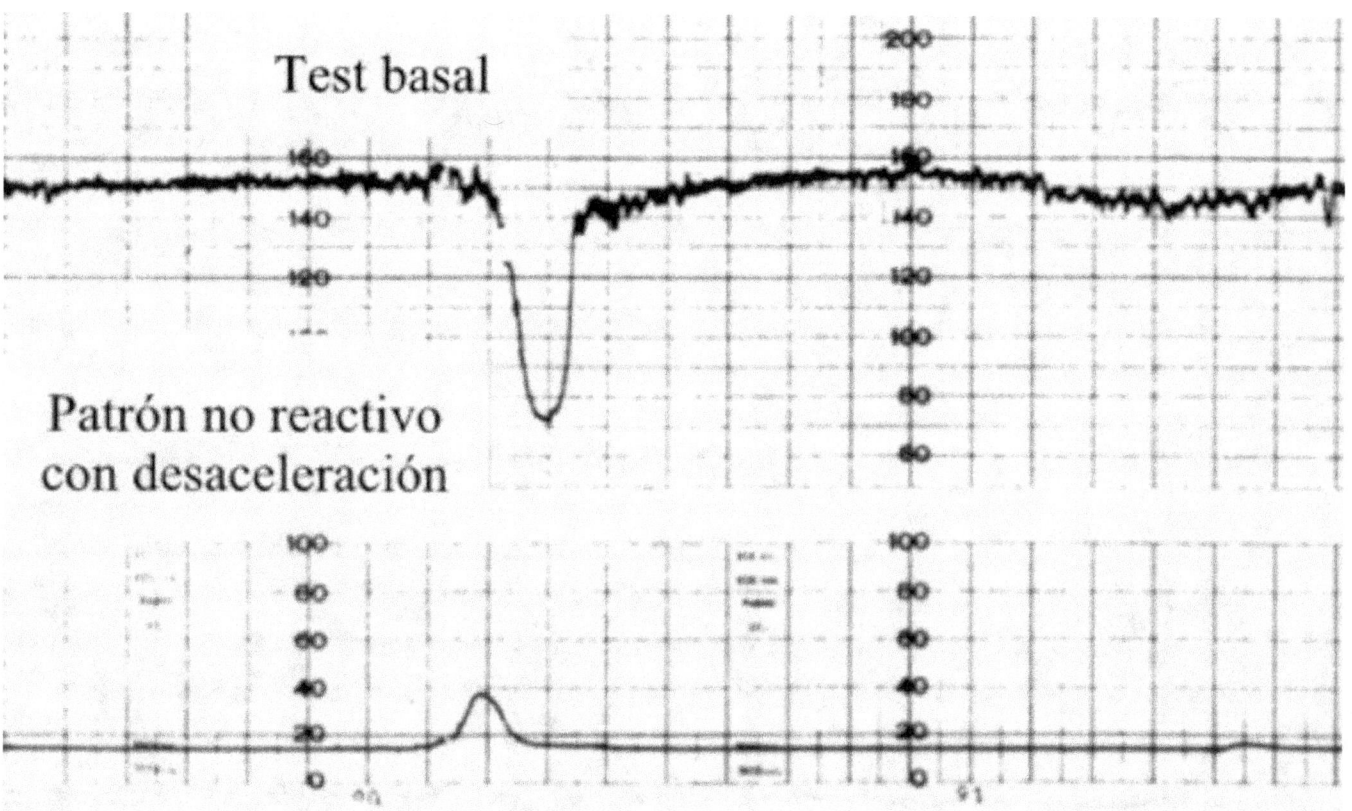

Fig. IV-4. Test Basal. Patrón no reactivo de la FCF, con desaceleración tras una pequeña contracción uterina.

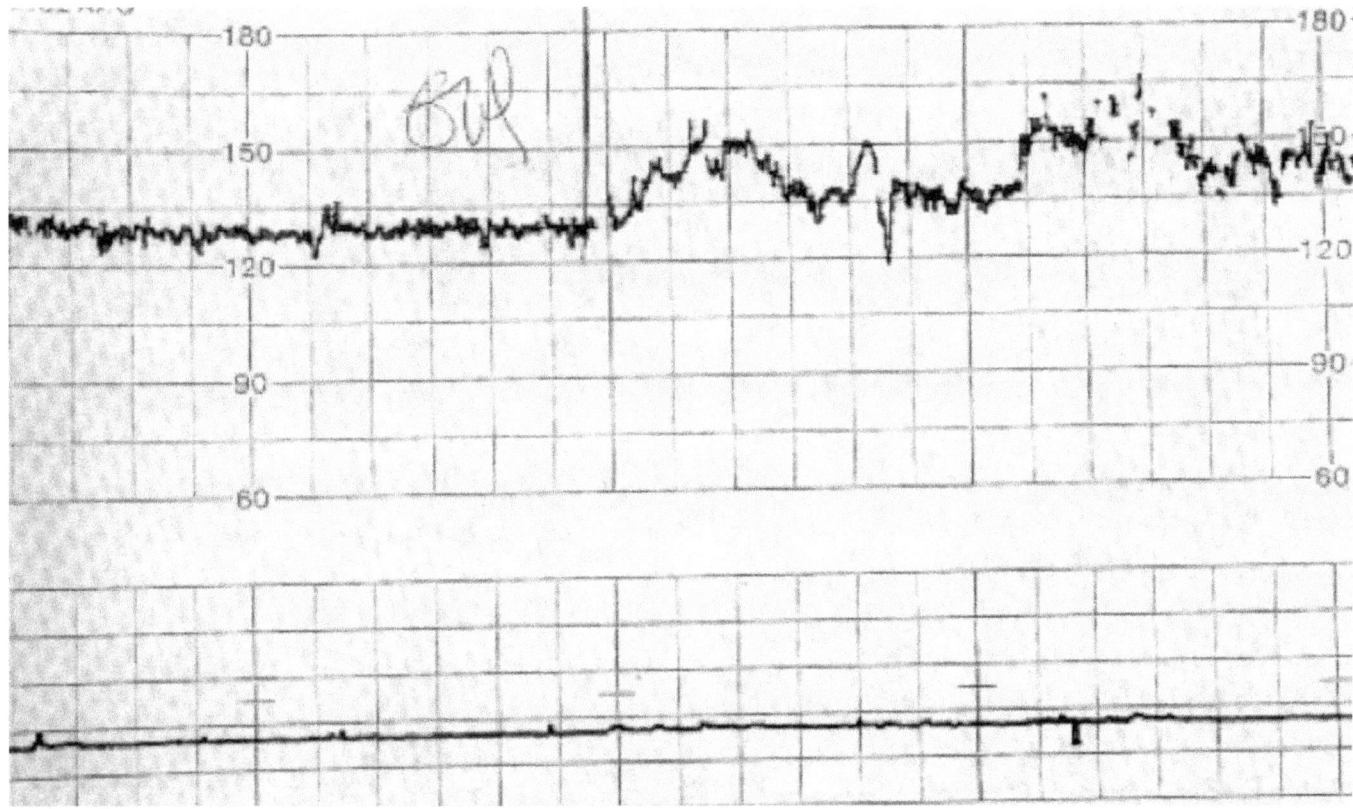

Fig. IV-5. Test EVA con respuesta fetal normal, ascensos transitorios de la FCF.

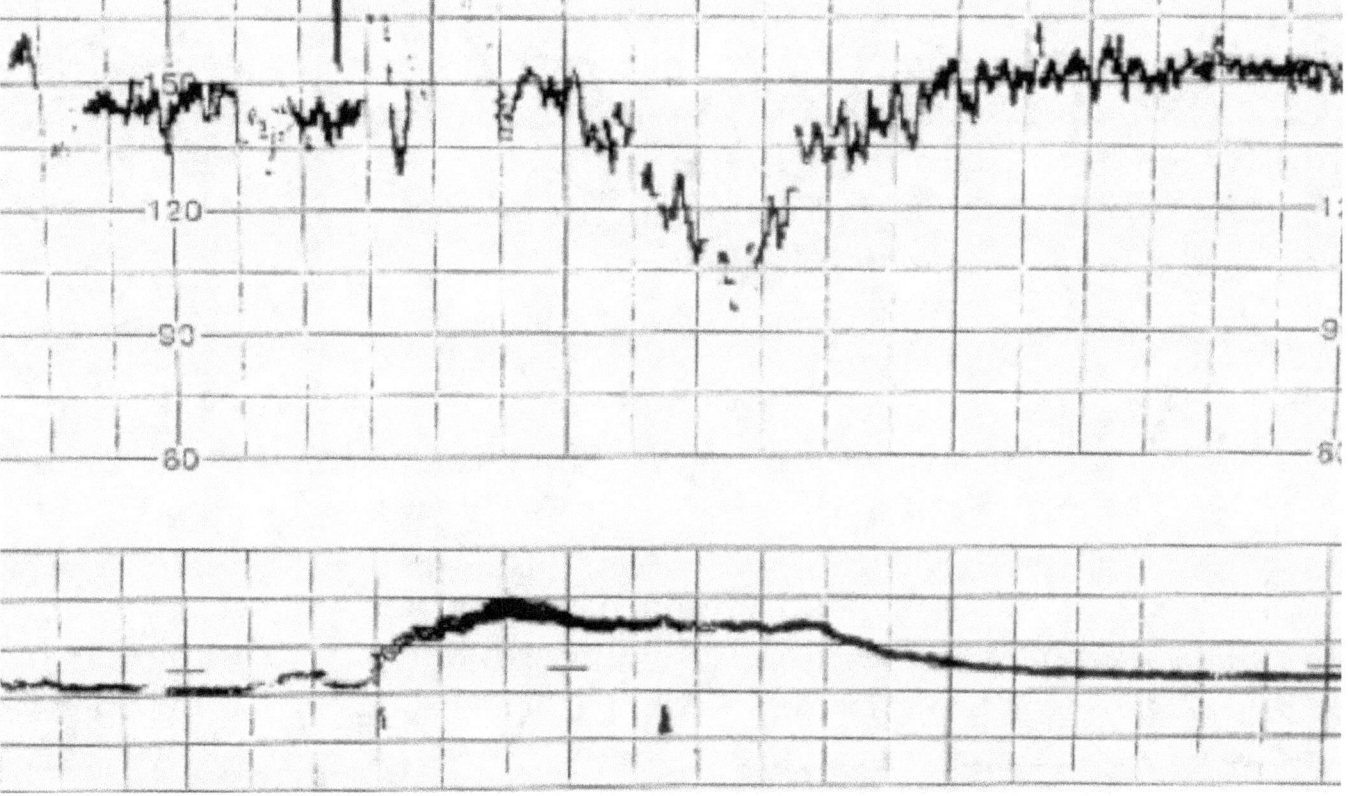

Fig. IV-6. Test EVA con respuesta fetal anormal, descensos de la FCF tras la estimulación acústica.

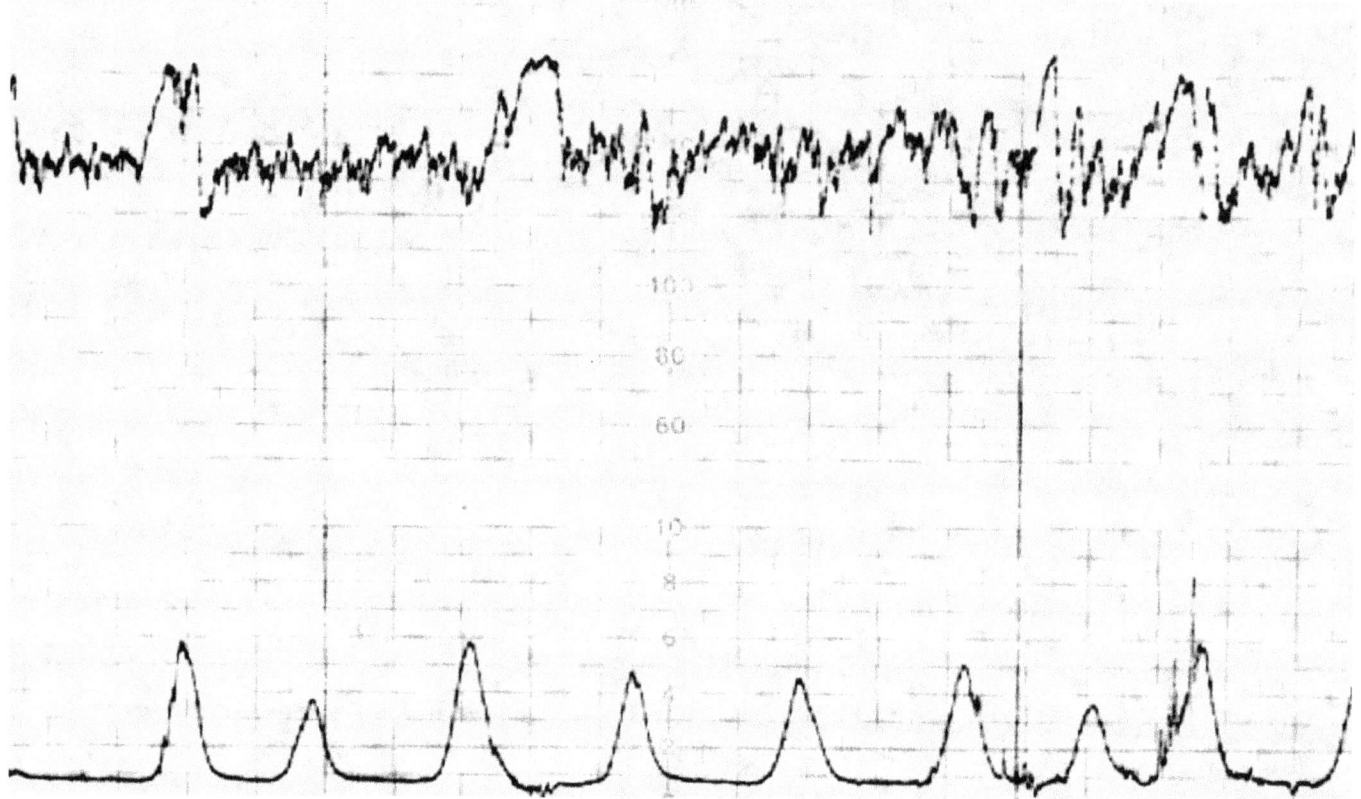

Fig. IV-7. Prueba de la oxitocina negativa, normal. No hay Dips II tras las contracciones uterinas.

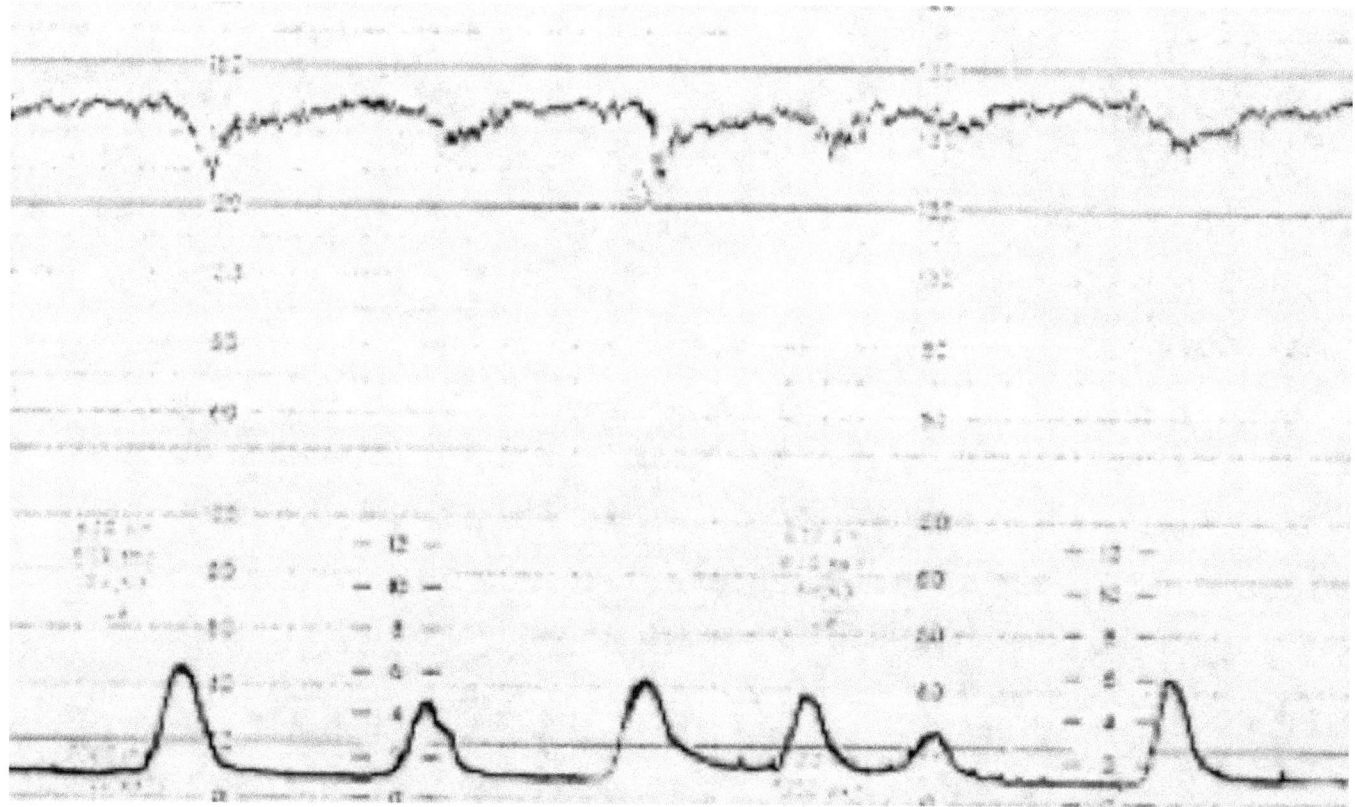

Fig. IV-8. Prueba de la oxitocina positiva, patológica. Hay Dips II tras las contracciones uterinas.

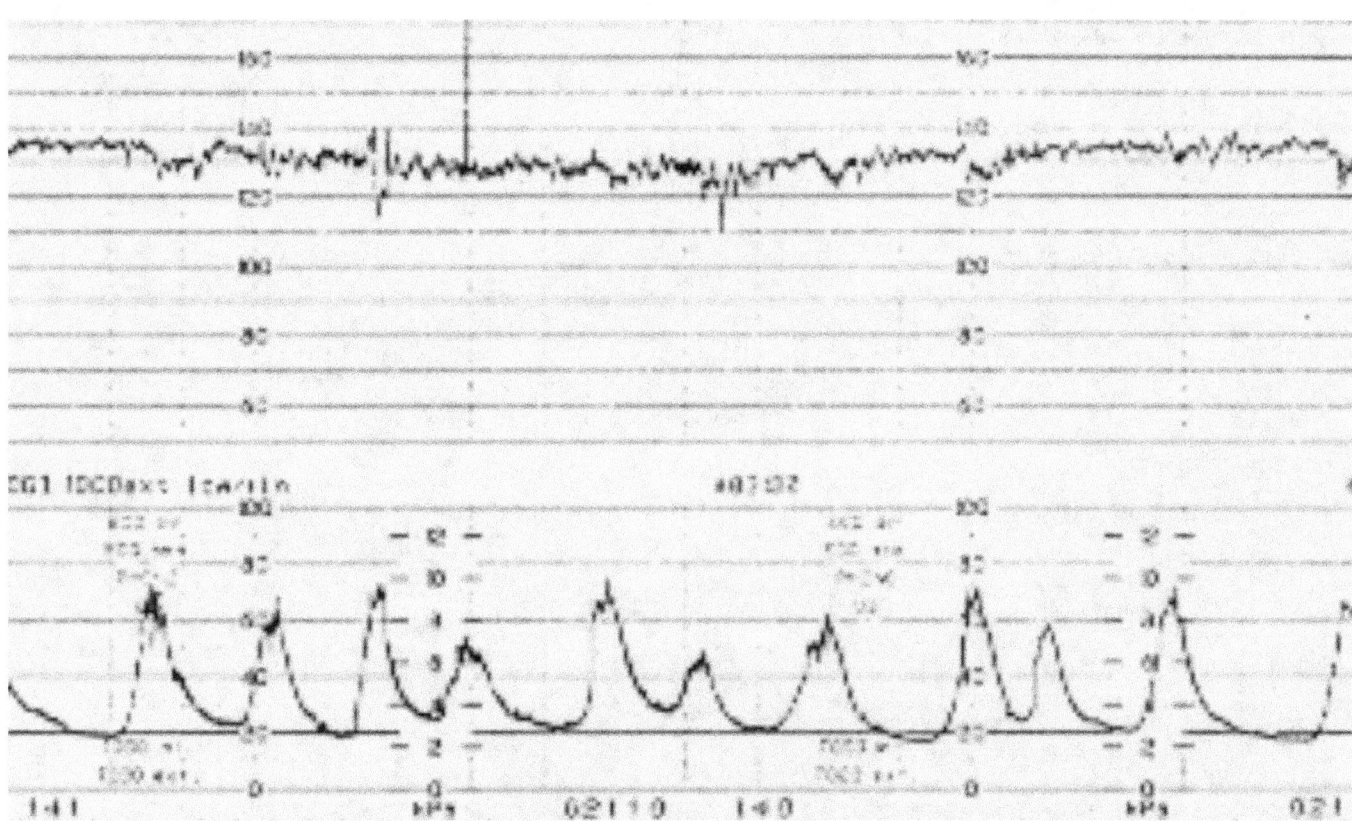

Fig. IV-9. Prueba Negativa o Normal. No hay Dips II, pero no hay ascensos transitorios de la FCF y la variabilidad está disminuida.

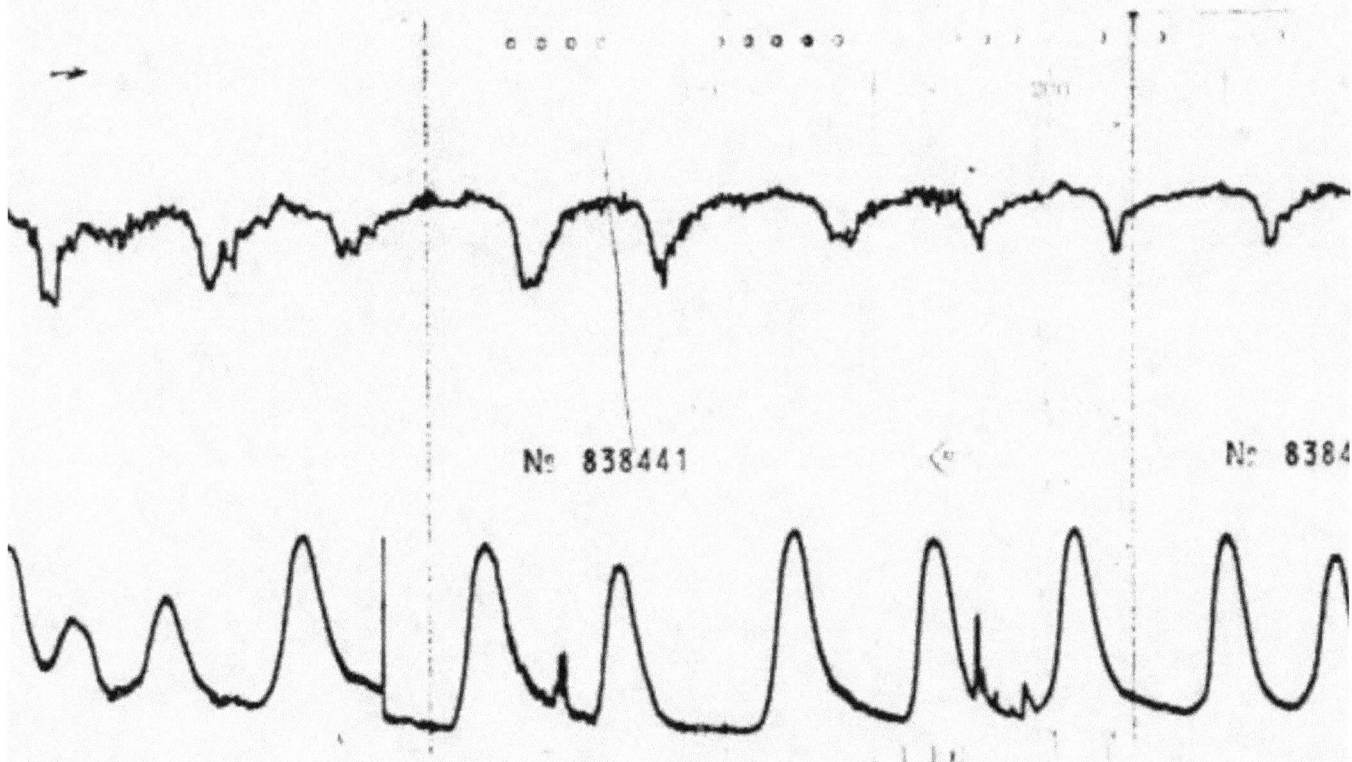

Fig. IV-10. Dip-II o deceleraciones tardías. Prueba de Oxitocina calificada como positiva. Ausencia de reactividad, taquicardia basal, ritmo silente y deceleraciones tardías. Trazado sugestivo de hipoxia fetal por insuficiencia de la reserva fetoplacentaria.

Fig. IV-11. Parámetros del Perfil Biofísico de Manning y Plat, 1980

Parámetro	Puntuación Normal (2 puntos)	Puntuación Anormal (0 puntos)
Movimientos Respiratorios (MFR)	Al menos un episodio de 30 seg. durante 30 min de observación	Ausencia o menor de 30 seg.
Movimientos Corporales (MFC)	Al menos 3 movimientos (cuerpo / miembros) en 30 min	Menos de 3
Tono (TF)	Al menos un episodio de extensión-flexión (miembros o tronco). Apertura y cierre de mano	Ausencia extensión-flexión parcial
Reactividad Fetal (CTG)	Al menos dos episodios de aceleraciones asociadas a movimientos fetales durante 20 min	Menos de dos aceleraciones
Líquido amniótico	Al menos una ventana de más de 2 cm	Menos de 2 cm

Resultado normal: 8-10 movimientos; Resultado dudoso: 5-7 movimientos; Resultado anormal: 0-4 movimientos.

Proyecto Docente "Ágora Médica" (www.agoramedica.com)
Campus online de Medicina Materno-Fetal «Caldeyro Barcia»
Diplomado en «Fundamentos, Indicaciones y Técnicas de Monitorización Biofísica Fetal en Embarazo y Parto»
Módulo IV. Monitorización fetal en el Embarazo
Unidad 1.1. Test Basal o Non Stress Test

1.1.

Test Basal o Non Stress Test

Manuel Gallo

ÍNDICE

* Concepto
* Historia
* Indicación
* Características
* Técnica
* Periodicidad del tes basal
* El test no estresante y el embarazo normal
* Test basal y posición de las Sociedades científicas

* Sinónimos
* Objetivo
* Contraindicaciones
* Variables estudiadas
* Criterios de valoración
* Utilidad
* Test basal y MBE
* Bibliografía recomendada

CONCEPTO

El Test Basal es un método de evaluación del estado de salud fetal durante el embarazo, basado en el estudio de las características de la Frecuencia Cardíaca Fetal, en condiciones basales, sin estrés materno ni fetal[1].

SINÓNIMOS

El Test Basal (TB) es igualmente conocido por otros nombres[2]: Monitorización Fetal No Estresante (MFNE), Monitorización No Estresante (MNE), Monitorización Biofísica No Estresante (MBNE), Prueba de la Reactividad Fetal (PRF), Test no estresante (TNS), Cardiotocograma basal (CTGB) y más comúnmente, con las siglas de su nombre en inglés, Non Stress Test (NST).

HISTORIA

La Monitorización electrónica de la FCF no estresante, es decir, el Test Basal (TB), empieza a esbozarse como método clínico de la evaluación fetal durante el embarazo, a partir del trabajo de Rochard y Schiffrin en 1976[3]. Desde entonces hasta nuestros días se ha utilizado profusamente en Test Basal y ha habido un aluvión de publicaciones en la bibliografía médica sobre su uso.

OBJETIVO

Su objetivo fundamental es la evaluación del estado de salud fetal durante el embarazo, identificando el feto que presumiblemente está sano y el feto que posiblemente pueda estar en situación comprometida, con el fin de establecer las medidas oportunas, según los protocolos establecidos, en uno y otro caso, para poder corregir la situación antes de que se produzcan daños irreversible en el feto.

INDICACIÓN

El Test Basal está indicado, fundamentalmente, en los embarazos de alto riesgo obstétrico (nivel de recomendación III-B). No existe evidencia para la indicación del Test Basal en las gestaciones de bajo riesgo, dado que no se ha podido demostrar su eficacia clínica (Grado de recomendación A). La Sección de Medicina Perinatal de la Sociedad Española de Ginecología y Obstetricia (SEGO) recomienda, en el *embarazo normal, de bajo riesgo obstétrico*, que, de forma *opcional*, se pueda realizar un Test Basal, para evaluación del estado de bienestar fetal, a partir de las 40 semanas del embarazo[4].

CONTRAINDICACIONES

No existen.

CARACTERÍSTICAS

El Test Basal es un método de evaluación fetal sencillo, fácil de realizar, rápido, cómodo para la paciente, no invasivo, de bajo coste, de fácil interpretación, reproducible y sin efectos secundarios ni contraindicaciones.

VARIABLES ESTUDIADAS

El Test Basal estudia la FCF, en condiciones basales, en relación con tres aspectos[1]:

a) Características de la Línea de Base de la FCF.
b) Existencia o no de aceleraciones transitorias de la FCF, en respuesta a los movimientos fetales.
c) Existencia o no de aceleraciones transitorias de la FCF, en respuesta a las contracciones uterinas espontáneas.

TÉCNICA

Es muy simple, ya que consiste en colocar a la paciente un monitor a fin de registrar, en condiciones basales, la FCF mediante ultrasonidos, la Contractilidad Uterina por métodos externos mediante un transductor de presión y los Movimientos Fetales (MF) mediante un pulsador que es accionado por la propia paciente al tener la sensación subjetiva del movimiento fetal o bien marcados directamente en el papel del registro cardiotocográfico.

Para que la técnica sea correcta, y evitar con ello los falsos positivos y negativos, es necesario que se cumplan una serie de requisitos:

a) *Posición de la paciente en semisentada o semifowler o en decúbito lateral*, evitando siempre la posición de decúbito supino, afín de que no se produzca el síndrome hipotensivo supino y las alteraciones consiguientes de la FCF. Además, es conocida la influencia de la posición materna en los MF y en la FCF.

b) *La paciente no debe acudir en ayunas a la realización del Test Basal*, ya que se ha demostrado que los MF son más frecuentes tras la ingesta, sobre todo de glucosa.

c) *Si la paciente es fumadora, debe transcurrir un intervalo entre el último cigarrillo y el Test Basal de al menos 1 hora*, ya que se ha demostrado que el tabaco produce efectos negativos en la FCF y en los MF[6].

d) *Si la paciente está sometida a un tratamiento farmacológico sedante, debe indicarlo* y si fuese posible, debe realizarse la prueba antes de la toma de dicho fármaco.

e) *La duración debe tener un mínimo de 20 minutos*[1]. Si tras este periodo se cumplen las condiciones exigidas para valorar el Test Basal, se puede dar por finalizado el mismo, pero si no ha habido suficientes MF, se debe proceder a estimular el feto por palpación del abdomen materno con el objetivo de «despertarlo» (el periodo de sueño fisiológico fetal dura alrededor de 20 minutos y el periodo de actividad alrededor de 40 minutos) o bien administrando a la embarazada una solución de glucosa. Tras estas maniobras, es necesario esperar otros 20 minutos antes de valorar el Test Basal. Se ha demostrado que la reactividad inducida por la movilización fetal tiene el mismo valor pronóstico que la espontánea.

CRITERIOS DE VALORACIÓN

Existen múltiples criterios y clasificaciones para valorar el Test Basal, basados todos ellos en la Reactividad Fetal y diferenciados entre sí en los parámetros que definen el Feto Reactivo, en función del número, amplitud y duración de las aceleraciones transitorias de la FCF.

No obstante, el más utilizado, en la práctica clínica, por su sencillez y eficacia, es el criterio de Schiffrin[7], el cual clasifica a los Test Basales en dos grupos: Test Basal Reactivo y Test Basal No Reactivo.

TEST BASAL REACTIVO

Es aquel que cumple los siguientes parámetros (Tabla IV-1 y Fig. IV-12 a Fig. IV-18):

1. FCF basal entre 120 y 160 latidos por minuto.
2. Variabilidad de la FCF mayor de 6 latidos por minuto.
3. Más de 5 MF en 20 minutos de registro.
4. Ascensos transitorios de la FCF de un mínimo de 15 latidos de amplitud y de un mínimo de 15 segundos de duración. Estos ascensos de la FCF deben acompañar a la mayor parte o a la totalidad de los MF y contracciones uterinas espontáneas que se observan en el registro cardiotocográfico.

TEST BASAL NO REACTIVO

Es aquel que cumple los siguientes parámetros (Tabla IV-2 y Fig. IV-19 a Fig. IV-24):

Tabla IV-1. Características del Patrón Reactivo

Línea de base de la FCF	120-160 lat/min
Variabilidad	>6 lat/min
Movimientos Fetales	Presentes, >5/20 minuto
Aceleraciones de la FCF	Presentes
*Amplitud	>15 lat/min
*Duracion	>5 segundos

Tabla IV-2. Características del Patrón No Reactivo

Línea de base de la FCF	120-160 lat/min
Variabilidad	>6 lat/min
Movimientos Fetales	Ausentes o <5/20 minuto
Aceleraciones de la FCF	Ausentes o
*Amplitud	<5 lat/min
*Duración	<5 segundos

1. FCF basal entre 120 y 160 latidos por minuto.
2. Variabilidad de la FCF mayor de 6 latidos por minuto.
3. Menos de 5 movimientos fetales en 20 minutos de registro o ausencia de los mismos.
4. Ascensos transitorios de la FCF de menos de 15 latidos de amplitud y de menos de 15 segundos de duración, o ausencia de estos ascensos.

PRESENCIA DE DECELERACIONES EN EL TEST BASAL

La presencia de desaceleraciones de la FCF, cuando se va a clasificar un test basal, pueden valorarse de la siguiente forma (Fig. IV-25 a Fig. IV-30):

a) Test basal No reactivo con desaceleraciones tardías después de las contracciones uterinas espontáneas. Es un patrón llamado «terminal» e indicativo de alto riesgo de muerte fetal intrauterina[9].

b) Test basal Reactivo, con desaceleraciones tardías o variables en relación con las contracciones uterinas. Es un patrón llamado «decelerativo», sin acidosis fetal[27], pero que si es repetitivo indica alto riesgo de sufrimiento fetal intraparto[10].

c) Test basal Reactivo o no Reactivo, con desaceleraciones variables de la FCF, en relación con los movimientos fetales. Es un patrón llamado «umbilical», ya que están relacionadas con anomalías en la posición del cordón umbilical[10].

d) Test basal Reactivo o no Reactivo, con desaceleraciones espontáneas de la FCF, sin relación con contracciones ni movimientos fetales. Están relacionadas con fetos con retardo de crecimiento intrauterino[1].

TEST DE CARRERA-DEXEUS

En nuestro medio es también muy utilizado el **Test de Dexeus**, un test basal mediante un sistema de puntuación, propuesto por Carrera en 1977[5] y que incluye 5 parámetros: Línea de base de la FCF, Variabilidad de la FCF, Cinética fetal, Reactividad de la FCF a los MF y Reactividad de la FCF a las contracciones uterinas espontáneas (Tabla IV-3).

De acuerdo con los valores numéricos obtenidos por esta puntuación, el Test Basal, según la clasificación de Carrera[5], se clasifica en 3 grupos:

a) **Test Normal**: cuando el test de Dexeus reúne 9 o 10 puntos.

Tabla IV-3. Test de Dexeus				
PARÁMETRO	0	1	2	Puntuac.
FCF	<100 o >180	100-120 o 160-180	120-160	
Fluctuación LB	<5	5-10 o >25	10-25	
Cinética fetal	Sin mov. o M/I <0,2	<20/h o M/I: 0.2-1	>20/h o M/I >1	
Reactividad de la FCF a los M.F.	Sin cambios	Respuesta tipo lambda o elíptico	Respuesta tipo omega o periódico	
Reactividad de la FCF a las contracciones espontáneas	Deceleraciones tardías	Trazado no reactivo o con deceleraciones precoces	Aceleraciones	
			TOTAL	

Tabla IV-4. Test de Herrera				
PARÁMETRO	0	1	2	Puntuac.
FCF	<100 >180	100-120 160-180	120-160	
Oscilaciones	<5	5-10 >25	10-25	
Cinética fetal	NO	<10/30'	10/30'	
Deceleraciones	Tardías o Precoces Persist.	Precoces o Inclasific.	NO	
Ascensos Transitorios	NO	<5/30' o Lambda-Elíptico	5/30'	
			TOTAL	

9-10: Normal; 7-8: Sospechoso (repetir a las 24-48 h o Prueba de oxitocina); 6: Patológico (P. De oxitocina y/o inducción).

b) *Test Prepatológico*: cuando el test de Dexeus es de 7-8 puntos.
c) *Test Patológico*: cuando el test de Dexeus es inferior a 7 puntos.

TEST DE HERRERA

En nuestro Hospital, también utilizamos el test de Herrera[8] que es una modificación del de Dexeus y cuyos parámetros podemos ver en la Tabla IV-4.

Se ha experimentado con un nuevo método de evaluación del Test Basal, basado en la computerización de la variabilidad de la FCF[11], con la supuesta ventaja de disminuir los falsos (+) y la escasa fiabilidad inter e intraobservador que tiene el Test Basal, pero los resultados aún no son concluyentes[12].

PERIODICIDAD DEL TEST BASAL

Es ampliamente aceptado que el margen de seguridad, en relación con el estado de salud fetal, que ofrece un resultado normal del test, es decir un test Reactivo, es de 7 días[1,2]. Se considera, de una forma empírica, que el estado fetal se deteriora en forma gradual, salvo problemas agudos, y que este periodo de tiempo de una semana es correcto para volver a repetir el Test Basal. No obstante, es correcta la afirmación de Fabre[1] cuando dice que un resultado Reactivo sólo indica que existe un buen estado fetal en el momento de la realización del test y, que por lo tanto, cualquier otro pronóstico se basa en la estimación de su probabilidad, recomendando acortar este periodo de tiempo semanal en casos determinados de alto riesgo obstétrico o cuando aparecen ciertas circunstancias que así lo aconsejen.

En el embarazo normal, de bajo riesgo obstétrico, que es nuestro tema, parece, pues, correcto el realizar un Test Basal, en forma opcional, con una periodicidad semanal, a partir de las 40 semanas, lo cual conllevaría a la práctica de 2 o a lo sumo 3 Tests basales, ya que si el embarazo llegase a las 42 semanas cumplidas, habría que aplicar un protocolo distinto por entrar en el apartado de alto riesgo obstétrico.

UTILIDAD DEL TEST NO ESTRESANTE BASAL

No cabe duda acerca de que la monitorización basal, en determinadas circunstancias, puede constituir un buen método para conocer el estado fetal. Sin embargo, son muchos los datos que sirven para cuestionar la sobreutilización de la que está siendo objeto así como su eficacia para todo tipo de embarazos.

La principal ventaja de la monitorización basal anteparto es la de poder diagnosticar el estado del feto en el momento de su realización. La situación crítica de reservas fetales secundaria a una insuficiencia placentaria aguda o crónica puede detectarse de forma fiable. Podemos considerar esta prueba como un indicador altamente sensible de la buena condición fetal. Así, un patrón de FCF normal tiene una correlación superior al 95% con un feto no hipóxico ni acidótico, si el nacimiento tuviese lugar en el momento de la monitorización. Se calcula que la incidencia de que acontezca la muerte fetal tras un trazado normal se sitúa en torno a 1-3/1.000 gestaciones.

Por el contrario, la especificidad es baja, presentando una alta tasa de falsos +, muchos de los cuales son el resultado de una incorrecta interpretación del trazado. Esto indica que se ha de ser prudente a la hora de adoptar decisiones respecto al embarazo basadas únicamente en esta prueba, tomando en cuenta las circunstancias que pueden influir sobre el trazado y completando el estudio con otros métodos de control fetal, fundamentalmente en el caso de patrones sospechosos.

La utilización sistemática de la monitorización basal en el embarazo normal ha sido y sigue siendo motivo de controversia. Hemos visto su gran utilidad para identificar al feto sano, el cual necesitará en muy pocas ocasiones de actuaciones promovidas por los resultados del monitor para obtener resultados positivos, generalmente casos de accidentes agudos durante su realización. En el embarazo normal, no ha podido ser demostrada la utilidad de su uso sistemático, tanto en relación al coste/beneficio, como a su eficacia clínica[2].

El test no estresante estará indicado fundamentalmente en los embarazos de alto riesgo obstétrico (HTA, CIR, diabetes...). Es en el control del feto estresado donde el monitor adquiere su máxima utilidad, ya que pueden observarse patrones demostrativos del empleo fetal de mecanismos compensatorios de la homeostasia. Esto nos permite disponer de una información relativamente temprana de cambios desfavorables en el bienestar fetal y poder intervenir en consecuencia a fin de mejorar los resultados perinatales. La capacidad de la monitorización de la FCF para predecir el feto enfermo es limitada, pero la existencia de ciertos patrones que indican un riesgo de obtener un resultado desfavorable es suficiente para decidir la finalización de la gestación con los datos obtenidos en esta técnica[1].

El porcentaje de test no reactivos en embarazos de alto riesgo oscila entre un 21-32%, frente al 6-11% de los embarazos de riesgo bajo. Este hecho, unido al alto porcentaje de falsos +, hace que la utilización sistemática de esta prueba en el control del embarazo normal sea al menos cuestionable.

EL TEST BASAL Y EL EMBARAZO NORMAL

El Test Basal es un método eficaz para evaluar el grado de bienestar fetal en los casos de embarazos de alto riesgo obstétrico[13,14], siendo recomendada su utilización en dichos casos por diversas Asociaciones y Organismos oficiales.

Sin embargo, su utilización sistemática en los embarazos normales, de bajo riesgo obstétrico, es un te-

Tabla IV-5. Incidencia del Test Basal Reactivo y No Reactivo, en caso de bajo y alto riesgo obstétrico, según diferentes autores				
	Bajo Riesgo		Alto Riesgo	
	Reactivo %	No Reactivo %	Reactivo %	No Reactivo %
Carrera(38)	91,10	8,80	66,16	32,57
García(39)	88,20	11,80	78,70	21,30
Solum(40)	93,50	6,50	77,60	22,40

ma de controversia permanente ya que, al contrario que en los embarazos de alto riesgo obstétrico, no ha podido ser demostrada claramente su utilidad, tanto en relación al costo/beneficio, como en relación a su eficacia clínica[15].

Existen muy escasas publicaciones[1,16], al contrario que en el alto riesgo obstétrico, en relación al uso del Test basal en gestantes de bajo riesgo obstétrico. En estos casos, los datos disponibles en relación a los resultados de los test difieren considerablemente, en relación a los obtenidos en pacientes de alto riesgo obstétrico, ya que mientras que en estas últimas el porcentaje de test no reactivos oscila entre el 21 y 32%, en casos de bajo riesgo es muy bajo, oscilando entre el 6 y 11% (Tabla IV-5).

Si tenemos en cuenta el inconveniente de los falsos (+) del test basal, estas cifras difícilmente justificarían su utilización sistemática en la clínica diaria, en los casos de embarazos de bajo riesgo. No obstante, sería conveniente la realización de estudios correctamente diseñados, para hacer una valoración real, tanto clínica como de coste/beneficio, de la eficacia del test basal en los embarazos normales, de bajo riesgo obstétrico.

TEST BASAL Y MBE

En relación con este tema y MBE, la única referencia que existe en la Cochrane Library, publicada en el nº 2 de 2001, en relación con el test basal durante el embarazo, es la publicada por Pattison y McCowan[17], en relación con el embarazo de mediano y alto riesgo, no existiendo ninguna en relación con el embarazo normal, de bajo riesgo. La conclusión es que no existe suficiente evidencia para evaluar el uso de la cardiotocografía fetal durante el embarazo.

TEST BASAL Y POSICIÓN DE LAS SOCIEDADES CIENTÍFICAS

La SEGO, en su protocolo sobre «Control del Bienestar Fetal Anteparto», actualizado en 2009[18], dice: «La calidad de la evidencia sobre la eficacia de la monitorización electrónica fetal antes del parto es débil, dado que procede de estudios realizados en las épocas iniciales de la monitorización fetal, cuando se introdujo como prueba para el control del bienestar fetal y, por tanto, es difícil vincularlos a la práctica actual».

Por ello, en base a la evidencia disponible, la realización de una cardiotocografía previa al parto de forma rutinaria no tiene efecto significativo sobre la mortalidad o morbilidad perinatales. Tampoco lo tiene sobre la incidencia de intervenciones o inducciones del trabajo de parto[19]. En las gestantes de bajo riesgo, su utilización sería opcional a partir de la semana 40 de gestación[4].

El RCOG, en su actualizacion de 2008[20], dice: «No existe evidencia para la indicación del test basal en las gestaciones de bajo riesgo, dado que no se ha podido demostrar su eficacia clínica» *(Grado de recomendación A)*.

La SOGC[21], en su última actualizacion de 2007, dice: «Aunque tampoco existe suficiente evidencia científica que justifique la utilización sistemática del test basal en los embarazos de riesgo, actualmente se puede considerar indicado su uso, individualizando las indicaciones para cada gestante» *(Nivel de recomendación III-B)*.

En la Fig. IV-12 podemos ver el esquema de la SEGO de 2009[18], sobre la utilización del Test No estresante.

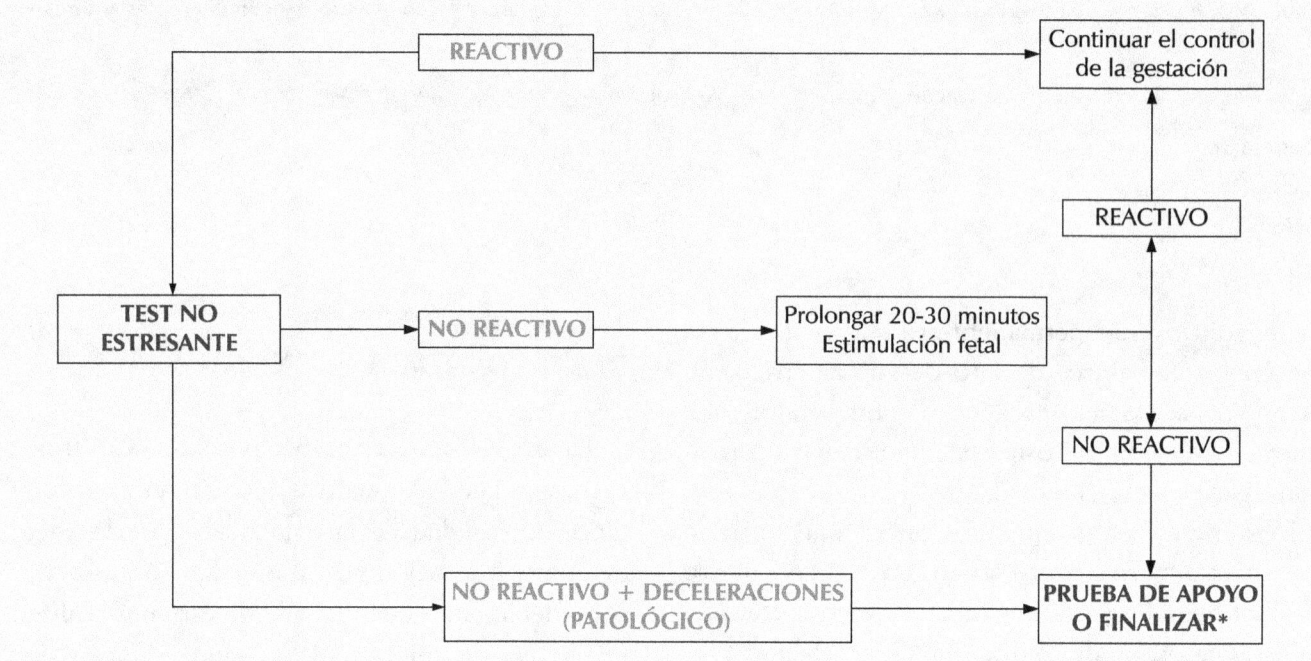

Fig. IV-12. Esquema de la SEGO (actualizado en 2009).
* La prueba de apoyo tras el test no estresante podrá ser, una prueba de estrés con contracciones, un perfil biofísico o un estudio Doppler.

BIBLIOGRAFÍA SELECCIONADA

1. Gallo M, Gallo JL, Espinosa A M, Ruoti Cosp M, Beltrán P, Herrera J. Test Basal o Non Stres Test. En: Monitorización Biofísica Fetal. Colección de Medicina Fetal y Perinatal. Volumen 6. Capítulo 2.1. M. Gallo (dirección y coordinación general). Gallo JL, Beltrán P, Ruoti Cosp M, Espinosa A (editores invitados). AMOLCA, Actualidades Médicas, C.A. 2011. pp 48-57.
2. Gálvez E. «Significación Clínica de la monitorización fetal no estresante (registro basal), valorada por el método de la reactividad». Tesis doctoral dirigida por Dr Botella Llusiá. Universidad Complutense de Madrid. Año 1982.
3. Rochard F, Schiffrin BS, Goupil F et al. Nonstressed fetal heart rate monitoring in the antepartum period. Am J Obstet Gynec 1976; 126:699.
4. Gallo M. El Test Basal. Manual de Asistencia al Embarazo Normal. Capítulo 20. Pp 365-385. De. E. Fabre. Sección de Medicina Perinatal de la S.E.G.O. 1993.
5. Carrera JM. Monitorización Fetal Anteparto. Salvat, Barcelona 1980.
6. Herrera J, Gallo M, Gálvez E y cols. Monitorización anteparto y cambios en el cardiotocograma producidos por el tabaco. Progr Obstet Ginec 1990; 33:412-419.
7. Schiffrin BS. Antepartum Fetal Heart Rate Monitoring. En: Intrauterine Axphysia and the Developping Fetal Brain. Gluck L (ed), 1977; 205-224.
8. Gallo M, Herrera J, Gálvez E y cols. Eficacia diagnóstica del Non Stress Test. Estudio comparativo entre el test de Schiffrin, test de Dexeus y test de Herrera. VI Reunión Nacional de Medicina Perinatal. Barcelona 1984.
9. Perez Hiraldo MP, Aisa F, Fabre E y cols. Test basal. Progr Obstet Ginec 1979; 22:315.
10. Visser GHA, Redman CWG, Huisjes Hj et al. Nonstressed antepartum rate monitoring: Implications of decelerations after sponta-neous contractions. Am J Obstet Gynecol 1980; 138:429.
11. Dawes GS, Visser GHA, Goodman JDS et al. Numerical analysis of the human fetal heart rate: the quality of ultrasound records. Am J Obstet Gynecol 1981; 141:43.
12. Schneider EP, Schulman H, Farmakides G et al. Clinical experience with Antepartum Computerized Fetal Heart Rate Monitoring. J Mater Fetal Invest 1992; 2:41-44.
13. Freeman RK, Anderson G, Dorchester W. A prospective multiinstitutional study of ante-partum fetal heart rate monitoring. I. Risk of perinatal mortality and morbidity according to antepartum fetal heart rate results. Am J Obstet Gynecol 1982; 143:771.
14. Schneider EP, Huston JM, Petrie RH. An assessment of the first decade's experience with antepartum fetal heart rate testing. Am J Obstet Gynecol 1988; 5:2.
15. Wood C, Renou P, Oats J et al. A controlled trial of fetal heart rate monitoring in a low risk obstetric population. Am J Obstet Gynecol 1981; 141:527.

16. Carrera JM, Martinez T, Petracco A y cols. Cardiotocografía basal prenatal. En: Monitorización Fetal Anteparto, Salvat, Barcelona 1980, pp:55-117.
17. Pattison N, McCowan L. Cardiotography for Antepartum fetal assessment (Cochrane Review). In: The Cochrane Library, 2, 2001. Oxford: Update Software.
18. SEGO. Protocolo de control del bienestar fetal anteparto. Actualizado en 2009. Sociedad Española de Obstetricia y Ginecología (SEGO). Madrid.
19. Martínez F, Briones E. Eficacia de la monitorización fetal preparto en embarazos de bajo riesgo. Agencia para la Evaluación de Tecnologías Sanitarias de Andalucía. Informe 5/2004.
20. RCOG. Antenatal care routine care for the healthy pregnant woman. National Collaborating Centre for Women's and Children's Health. National Institute for Health and Clinical Excellence. RCOG. 2008.
21. Liston R, Sawchuck D, Young D. Fetal health surveillance: antepartum and intrapartum consensus guideline. Society of Obstetrics and Gynaecologists of Canada. SOGC Clinical Practice Guideline 197. J Obstet Gynaecol Can. 2007; 29(Suppl 4): S3-56.

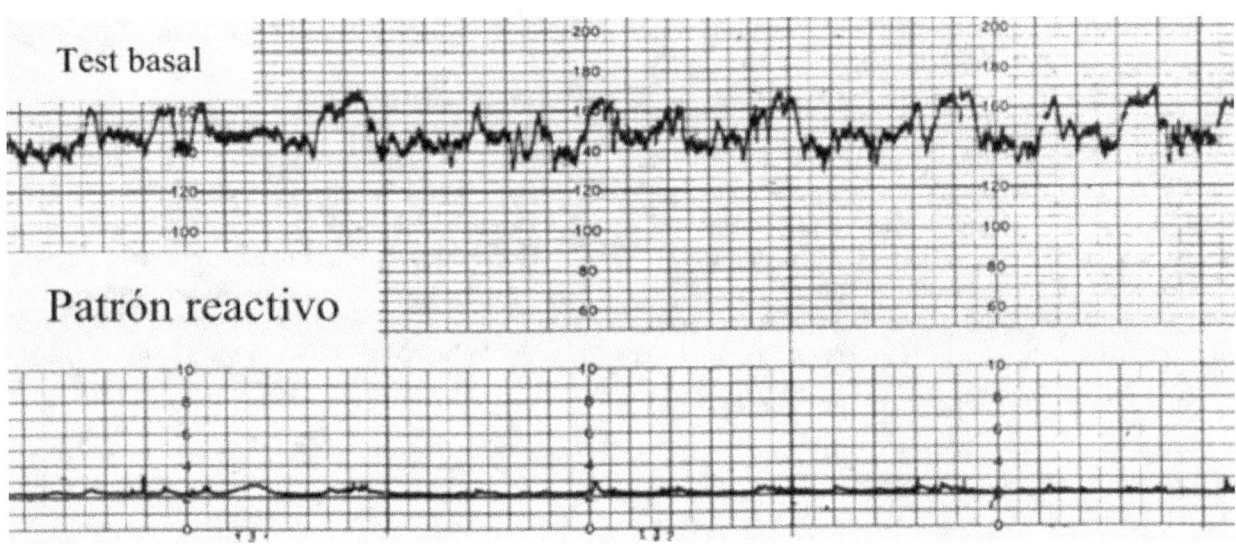

Fig. IV-13. Test basal reactivo.

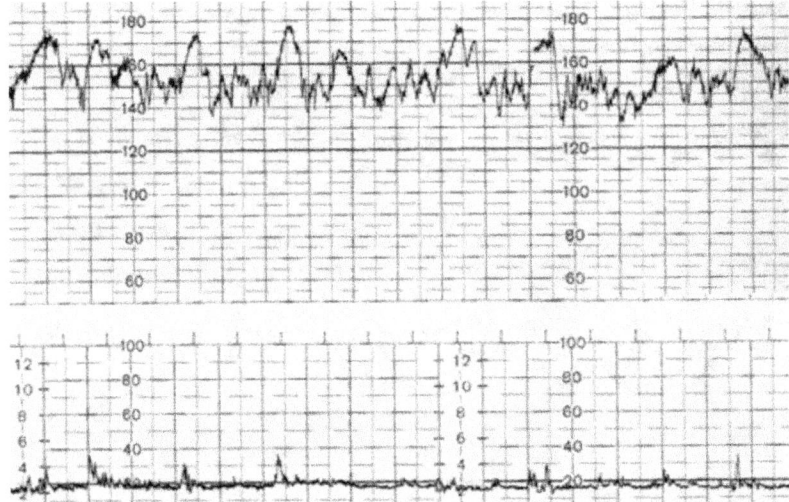

Fig. IV-14. Test basal reactivo.

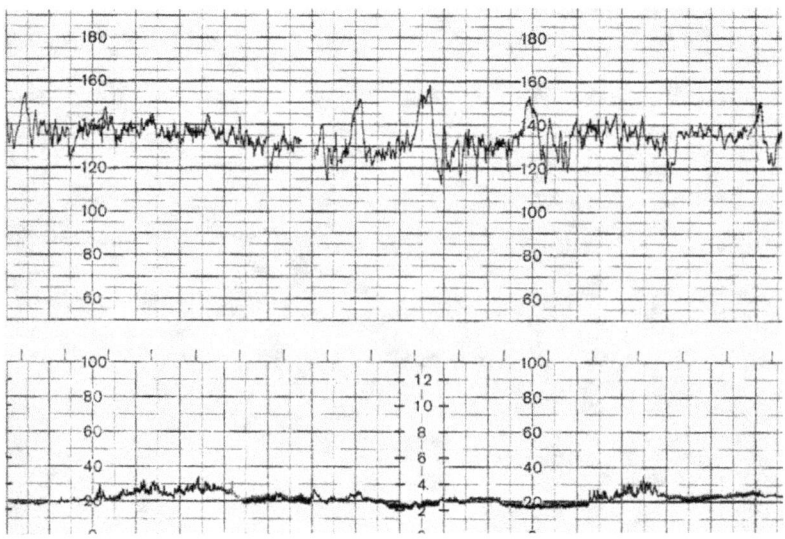

Fig. IV-15. Test basal reactivo.

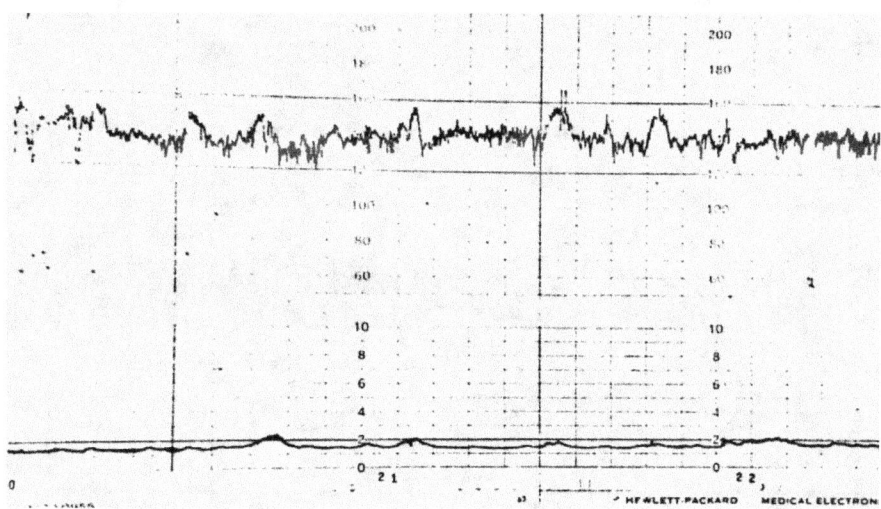

Fig. IV-16. Registro basal reactivo. Variabilidad moderada. Ritmo de medianas oscilaciones o tipo I de Hammacher con ascensos transitorios tipo omega. Trazado normal.

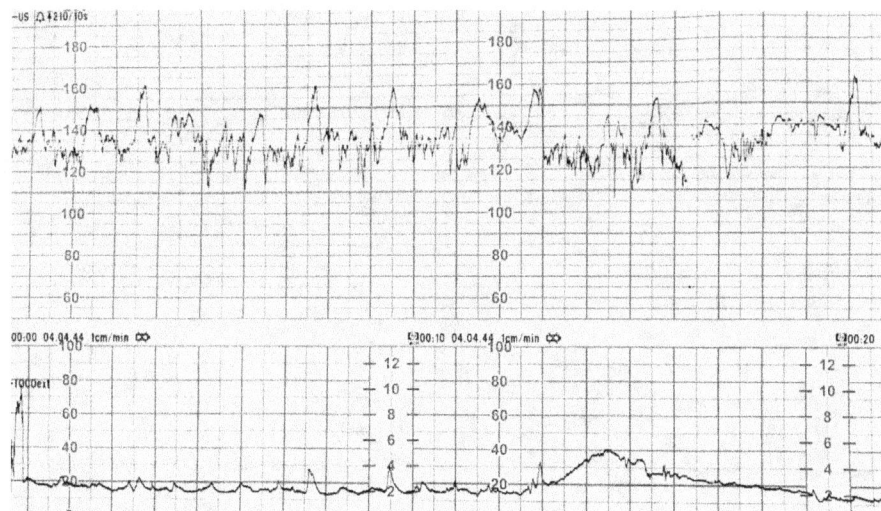

Fig. IV-17. Trazado reactivo con línea de base a 130 lpm, variabilidad moderada y ascensos transitorios tipo omega. Trazado normal.

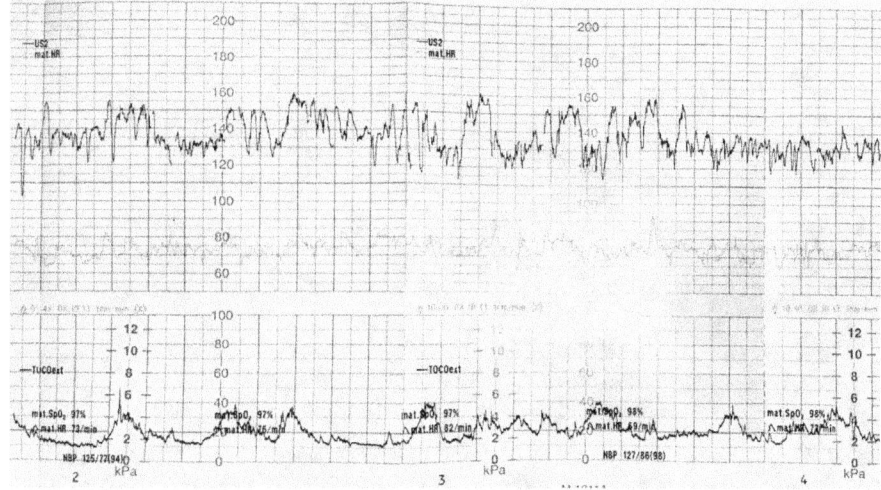

Fig. IV-18. Trazado reactivo tranquilizador con línea de base a 130 lpm, variabilidad moderada y ascensos transitorios tipo omega. Trazado normal.

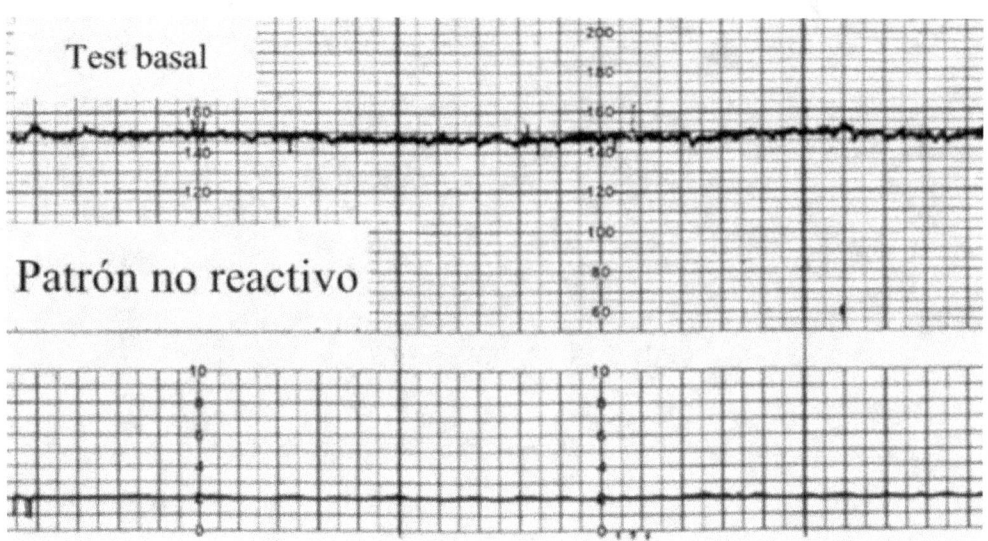

Fig. IV-19. Test basal no reactivo.

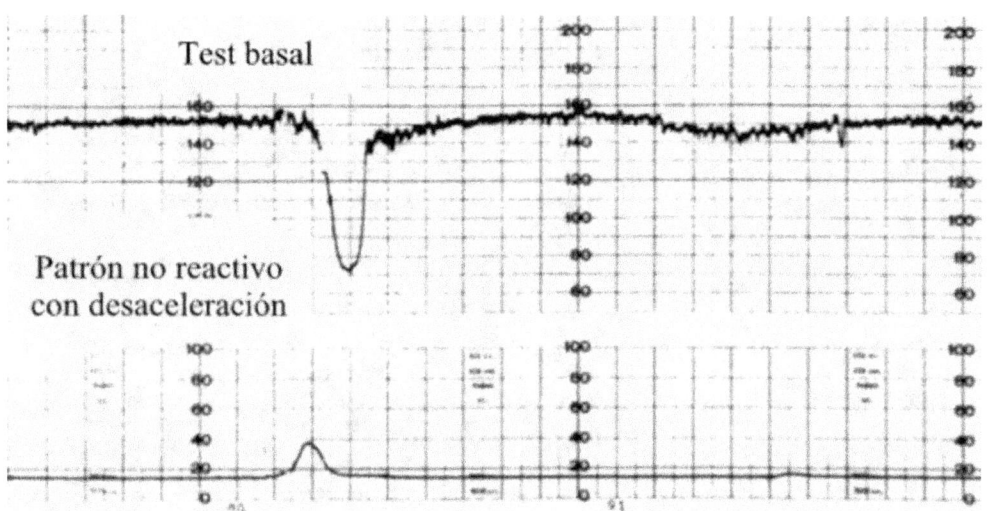

Fig. IV-20. Test basal no reactivo, con una deceleración.

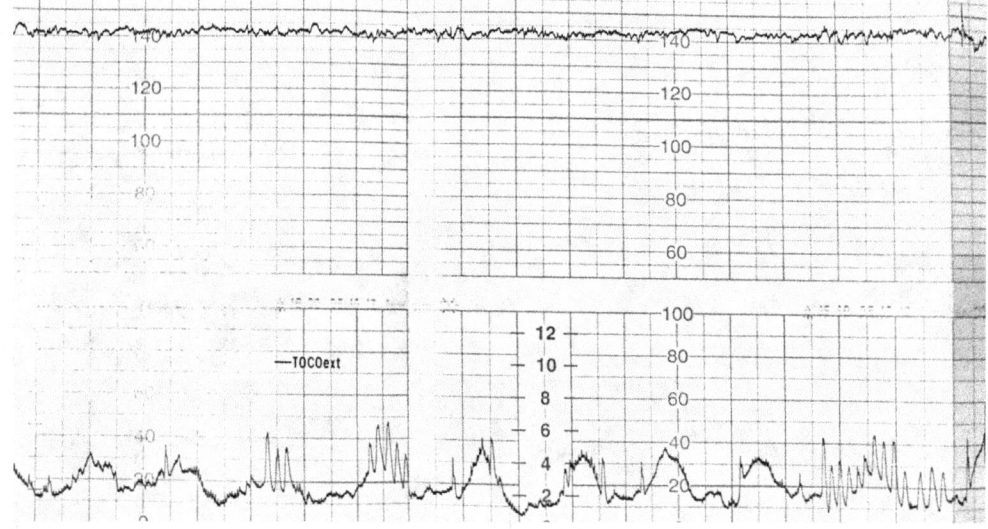

Fig. IV-21. Registro no reactivo correspondiente a un periodo de sueño fetal que se normalizó posteriormente.

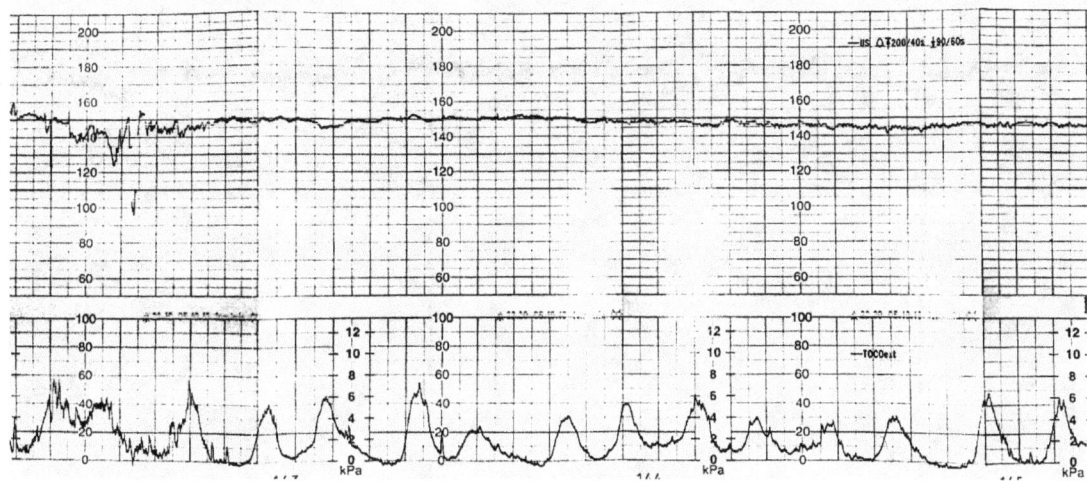

Fig. IV-22. Ritmo silente. Registro no reactivo y con ausencia de variabilidad. Trazado sospechoso – patológico aunque no haya deceleraciones en presencia de dinámica uterina.

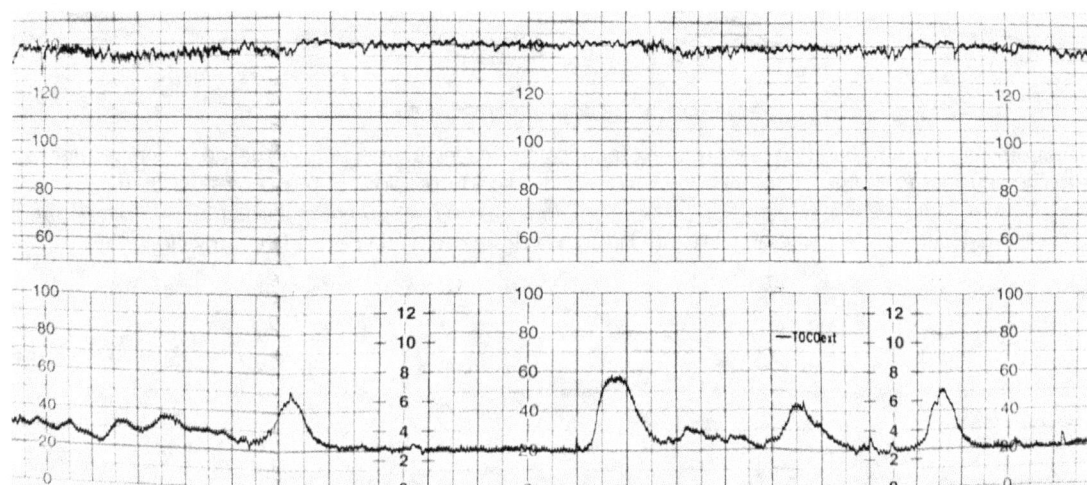

Fig. IV-23. Registro no reactivo y sin variabilidad/ ritmo silente. Trazado patológico en el caso de una gestosis severa que posteriormente demostró signos claros de insuficiencia de la reserva fetoplacentaria.

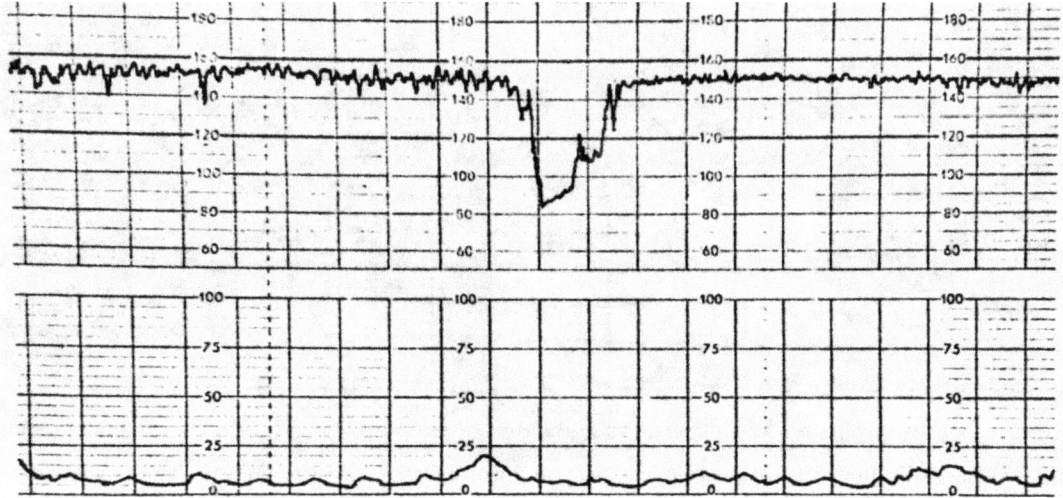

Fig. IV-24. Registro basal no reactivo, sugestivo de hipoxia de origen placentario, ya que con una pequeña contracción espontánea hace un dip II.

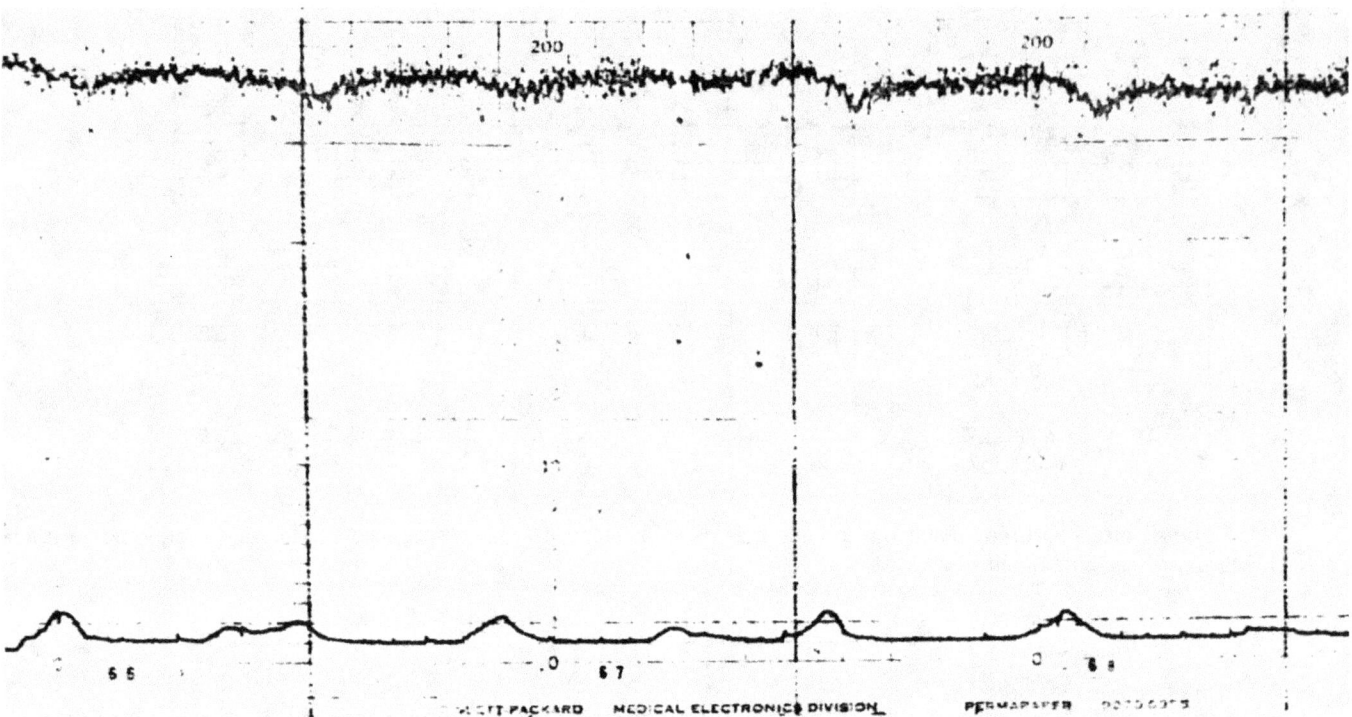

Fig. IV-25. NST patologico. Registro basal no reactivo con dinámica uterina incipiente, ante la cual aparecen pequeños dip II. además existe taquicardia basal grave (190 lpm) y ausencia de reactividad. Trazado patológico, muy sugestivo de hipoxia por insuficiencia de la reserva fetoplacentaria. La menor amplitud de las deceleraciones es un dato aún mas alarmante, por lo que puede expresar un «agotamiento» de los mecanismos defensivos fetales ante la hipoxia desencadenada por cada contracción.

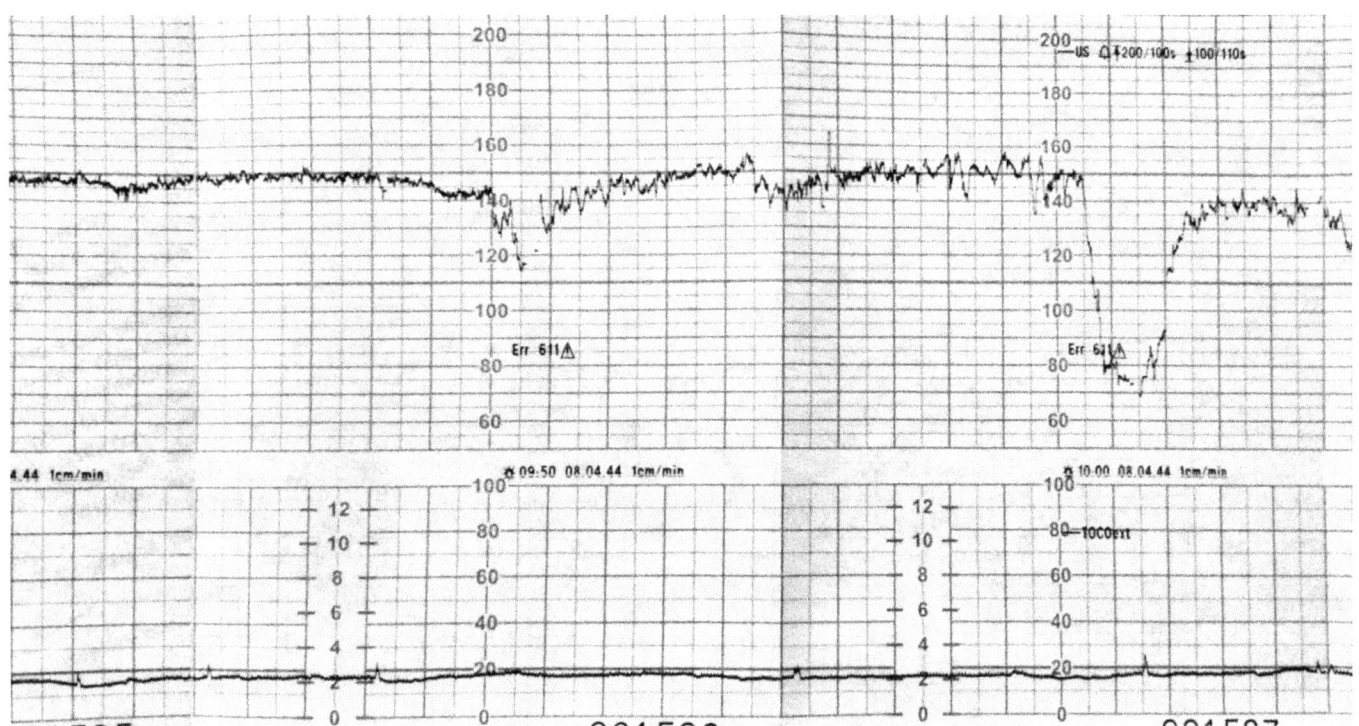

Fig. IV-26. NST patológico. Ritmo silente con deceleraciones y bradicardia transitoria o «calderon» sin presentar dinámica uterina. Trazado patológico, reflejo de posible insuficiencia de la reserva fetoplacentaria correspondiente a una gestación de 34 semanas con hta gestacional severa y restricción de crecimiento intrauterino con un feto en percentil 3 con doppler umbilical y cerebral patológicos y oligoamnios severo.

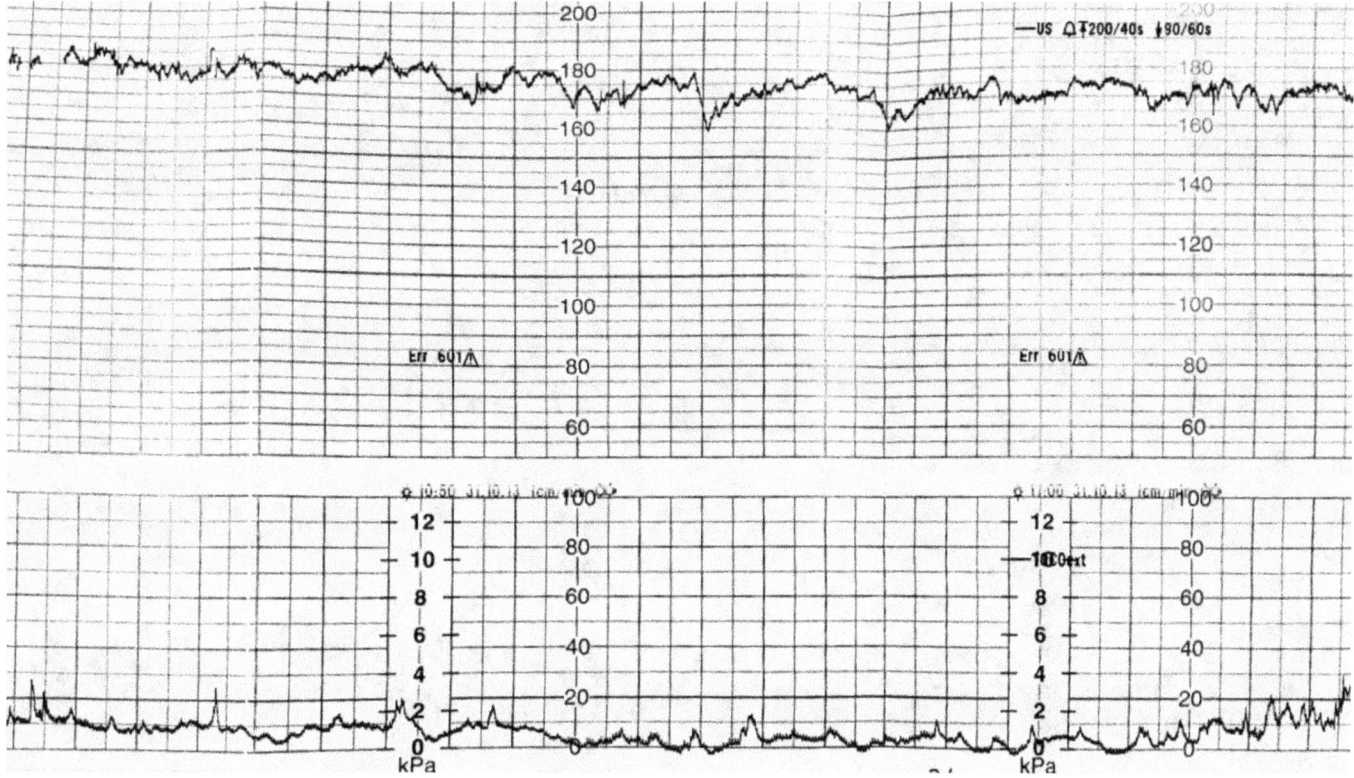

Fig. IV-27. NST sospechoso. Taquicardia basal moderada con variabilidad disminuida y alguna deceleracion, que obligaría a aclararse mediante pruebas de bienestar fetal adicionales (prueba de oxitocina o doppler fetoplacentario).

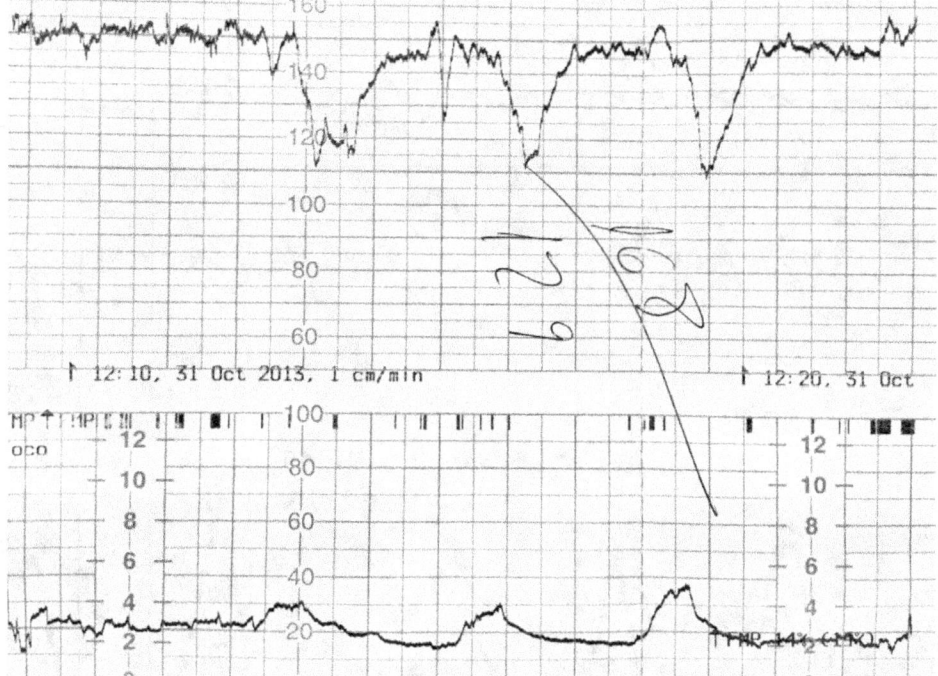

Fig. IV-28. Trazado sospechoso con FCF basal normal, variabilidad moderada, reactividad disminuida y deceleraciones tardias con escasa dinámica. Registro correspondiente a una gestación de 32+3 semanas, con gestosis severa (TA 168/129, proteinuria 23,4 g/l y sintomatología premonitoria en la gestante). El trazado continuó con un patrón similar por lo que se consideró patológico y, dadas las condiciones descritas, se indicó cesárea urgente objetivándose un desprendimiento parcial de placenta y se obtuvo un recién nacido de 1300 gr con Apgar 5/9 y pH de arteria umbilical de 7,12.

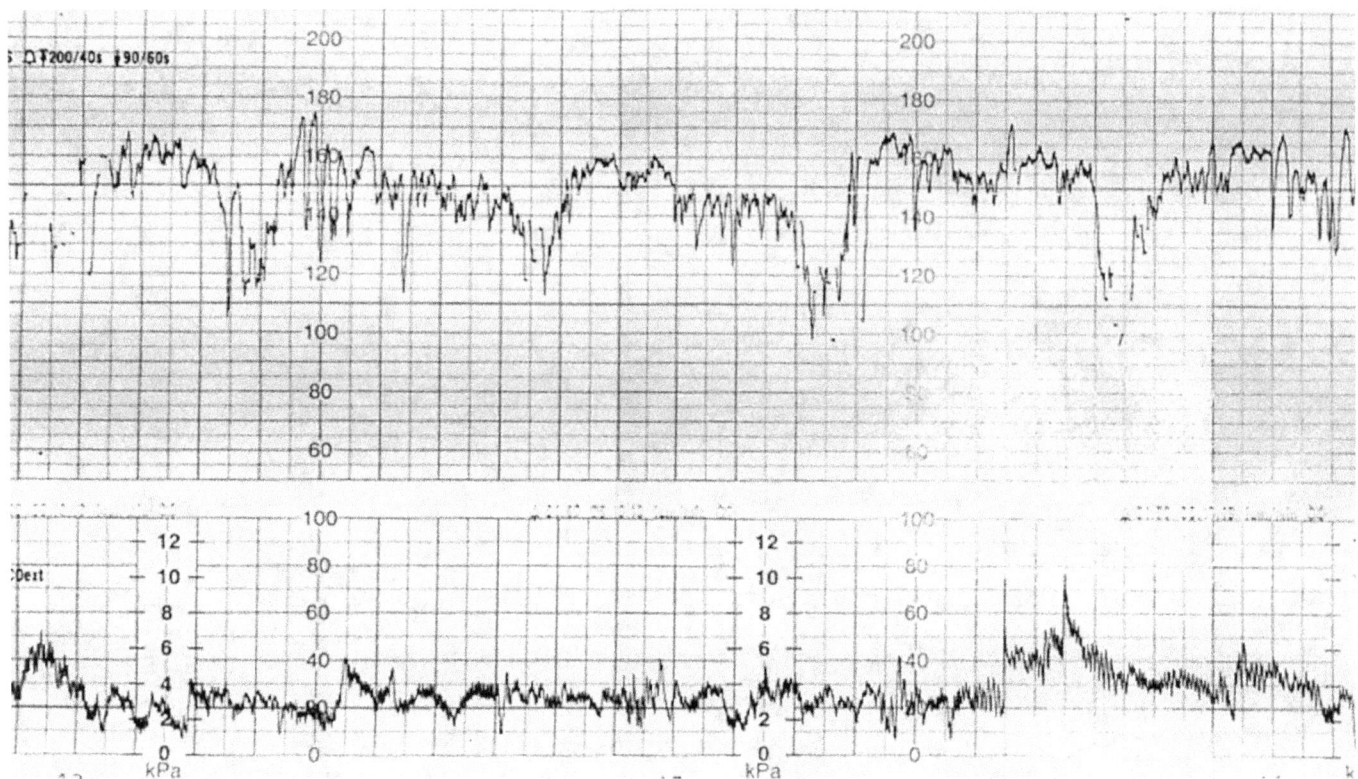

Fig. IV-29. Deceleraciones de morfología cambiante y no relacionadas con las contracciones, variabilidad moderada y no reactividad. Trazado sospechoso.

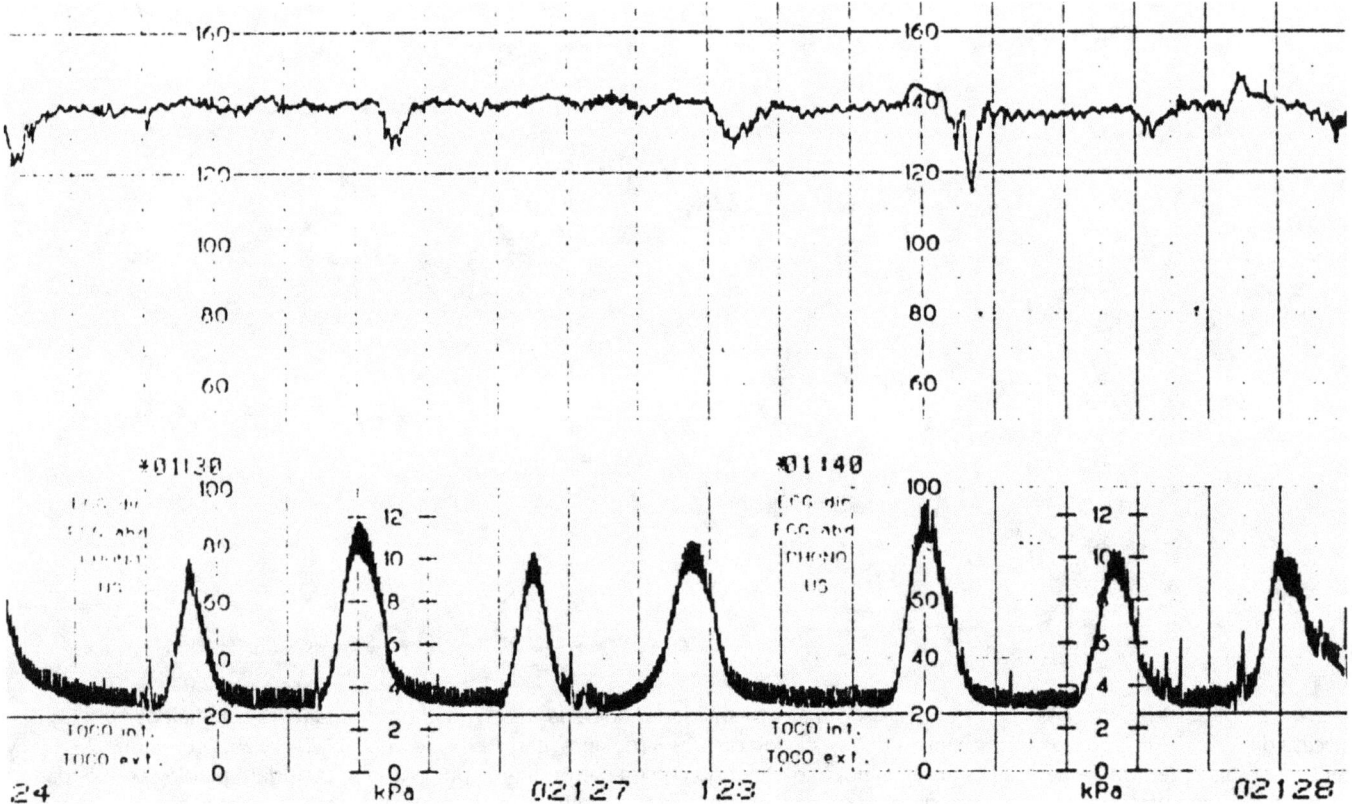

Fig. IV-30. Feto no reactivo, sin ascensos transitorios y con pequeñas desceleraciones tipo II tras cada contracción uterina.

Proyecto Docente "Ágora Médica" (www.agoramedica.com)
Campus online de Medicina Materno-Fetal «Caldeyro Barcia»
Diplomado en «Fundamentos, Indicaciones y Técnicas de Monitorización Biofísica Fetal en Embarazo y Parto»
Módulo IV. Monitorización fetal en el Embarazo
Unidad 1.2. Estimulación Vibroacústica Fetal (EVA)

1.2.
Estimulación Vibroacústica Fetal (EVA)

Manuel Gallo

ÍNDICE

* Concepto
* Técnica
* Bibliografía seleccionada
* Fundamento
* Interpretación de la prueba

CONCEPTO

El test de estimulación vibroacústica (EVA) es una prueba de bienestar fetal en la que se valoran las modificaciones cardiotocográficas de la frecuencia cardíaca fetal (FCF) tras la activación de un laringófono aplicado directamente sobre la pared abdominal materna a nivel del polo cefálico fetal[1]. El EVA es capaz de provocar el paso de una fase de sueño fetal a la vigilia activa (depende de la madurez del SNC fetal).

FUNDAMENTO

Se han objetivado respuestas fetales a los estímulos vibroacústicos a partir de la 26ª-28ª semana de embarazo[2]. Hay pocos estudios intraparto. En estudios realizados en animales de experimentación, se ha comprobado que el feto puede oír aquellos ruidos externos con intensidad superior a 65-70 dB. Al aplicar un laringófono directamente sobre la pared abdominal materna, se produce un sonido equivalente a 75-90 decibelios y, por lo tanto, se ha utilizado esta técnica para la realización de la EVA. En relación con el fenómeno fisiológico de habituación al estímulo, parece ser que, en experimentos realizados, entre las 26 y 28 semanas ningún feto mostró habituación al estímulo, mientras que el 87% lo hicieron a la 38ª-39ª semana.

TÉCNICA

Con la paciente monitorizada, se utiliza un laringófono que proporciona estímulos acústicos y vibratorios con una intensidad que oscila según las marcas entre 85 y 110 dB y una banda de frecuencias de 100 a 9.000 Hz. Se coloca en la pared abdominal, sin importar la presentación fetal, y se realiza una estimulación, única o repetida, y de duración variable durante unos segundos.

Este test se puede realizar durante el Test Basal, acortando la duración del mismo. En efecto, aunque probablemente este test no modifique la frecuencia de resultados perinatales adversos, sí consigue disminuir la tasa de patrones no reactivos, la duración del test no estresante y la frecuencia de utilización de la prueba estresante[3]. (Nivel de evidencia I-A). Además, al menos teóricamente, puede convertirse en un procedimiento de exploración neurológica intraútero, circunstancia que lo hace especialmente atractivo.

INTERPRETACIÓN DE LA PRUEBA

Clínicamente la respuesta fetal al EVA se traduce en una serie de cambios en los patrones de la frecuencia cardíaca, en la actividad somática, y en los movimientos respiratorios fetales.

a. *Respuesta Normal.* A partir de la 28ª semana la respuesta fetal inmediata al EVA, iniciada dentro de los primeros 60 segundos tras la estimulación con el laringófono, se objetiva en el registro cardiotocográfico en el 90.% de los casos en una aceleración transitoria de la FCF de 30 ± 9 latidos de amplitud y 271 ± 170 segundos de duración[4]. Es la respuesta considerada normal (Fig. IV-31 a IV-36).

b. *Respuesta Anormal.* No se producen los cambios fisiológicos mencionados anteriormente o se produce un descenso de la FCF como respuesta inmediata única al EVA, observada en un 0.4% de los casos. Es la respuesta considerada anormal. Su interpretación es doble: el feto no ha oído el sonido producido por el laringófono o su estado puede estar deteriorado. En este caso se aconseja repetir la estimulación vibroacústica y observar de nuevo el registro de la FCF, antes de tomar una decisión diagnóstica (Fig. IV-37).

BIBLIOGRAFÍA SELECCIONADA

1. Gallo M. Monitorización Biofísica Fetal. Ed. Amolca, 2011.
2. González NL, Parache J, Fabre E. Fisiopatología de la asfixia fetal. En: Fabre E, ed. Manual de asistencia al parto y puerperio normales. Zaragoza: INO Reproducciones SA,1995: 217-68.
3. Tan KH, Smyth R. Fetal vibroacoustic stimulation for facilitation of tests of fetal wellbeing. Cochrane Database of Systematic Reviews 2001, Issue 1. Art. No.: CD002963. DOI:10.1002/14651858.CD002963.
4. González NL y cols. Test de Estimulación Vibroacústica Fetal. En: Monitorización Biofísica Fetal (Gallo M, ed.). Capítulo 2.2, pp 58-67. 2011.

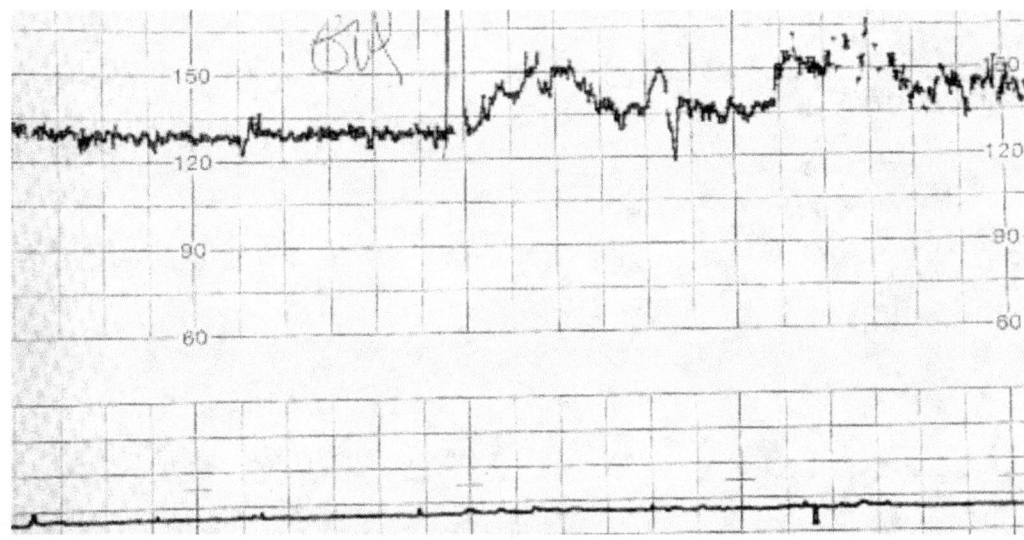
Fig. IV-31. Test negativo, normal. Ascensos transitorios de la FCF tras la estimulación acústica.

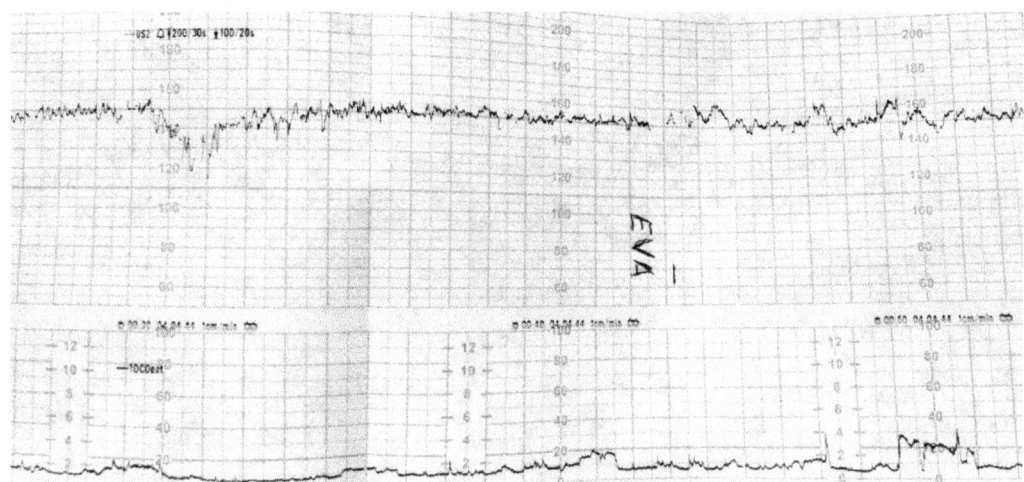
Fig. IV-32. Test de eva (estimulación vibroacústica) reactivo con una deceleración sin contracción al inicio del trazado. Trazado correspondiente a una gestación de 32 semanas con un RCIU severo con oligoamnios y doppler límites.

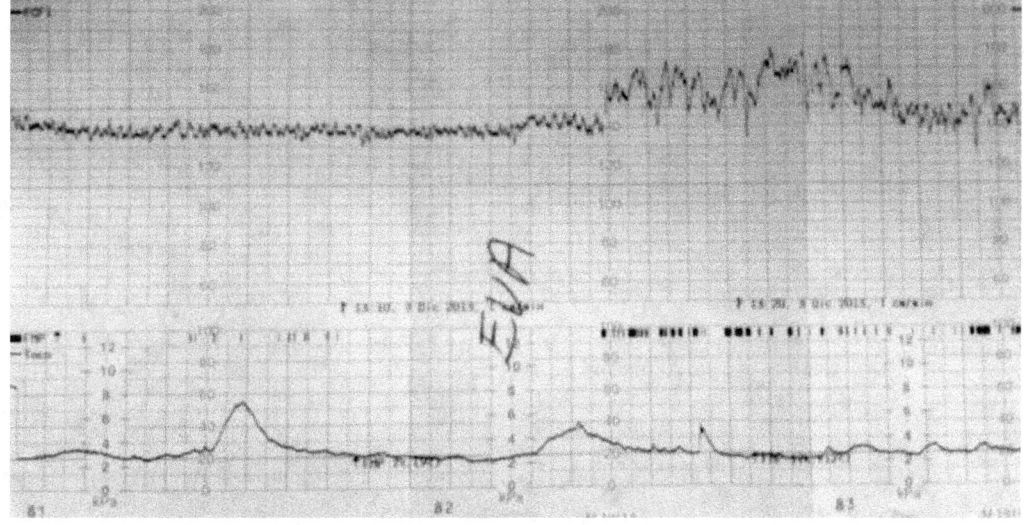
Fig. IV-33. Test Eva reactivo, normal con ascensos transitorios tras la estimulación acústica.

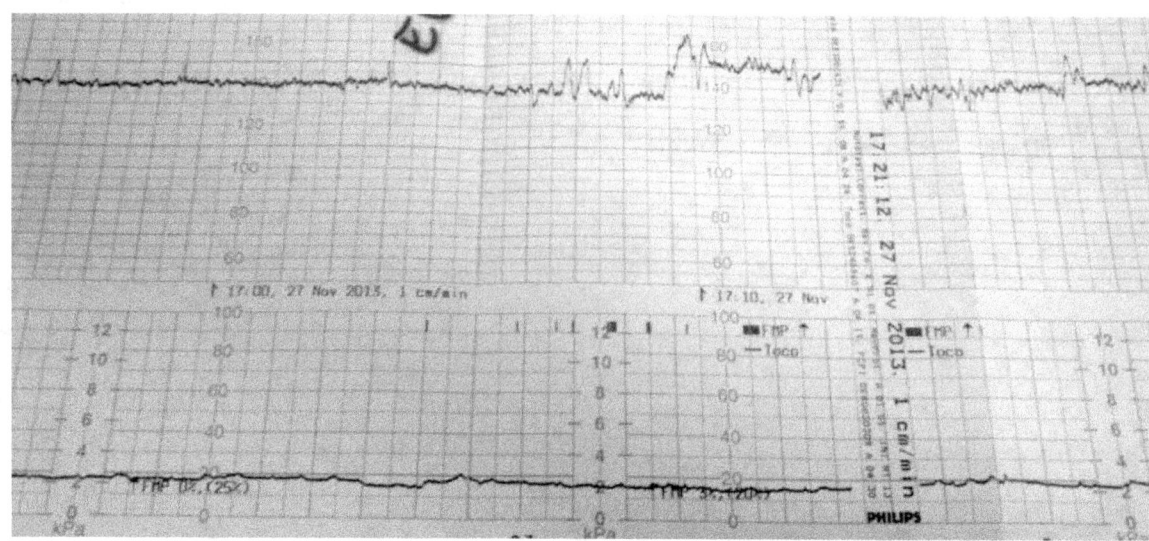

Fig. IV-34. Test de EVA (estimulación vibroacústica) reactivo, con ascensos transitorios tras la estimulación acústica.

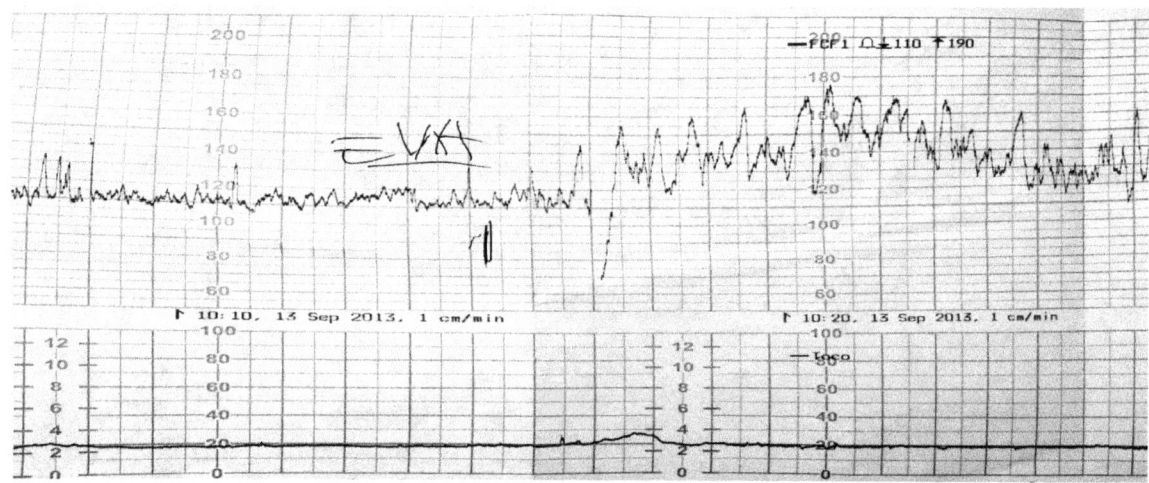

Fig. IV-35. Test de EVA (estimulación vibroacústica) reactivo que partía de un trazado con bradicardia leve y reactividad moderada pero que tras el estímulo aparece una reactividad marcada que se mantuvo.

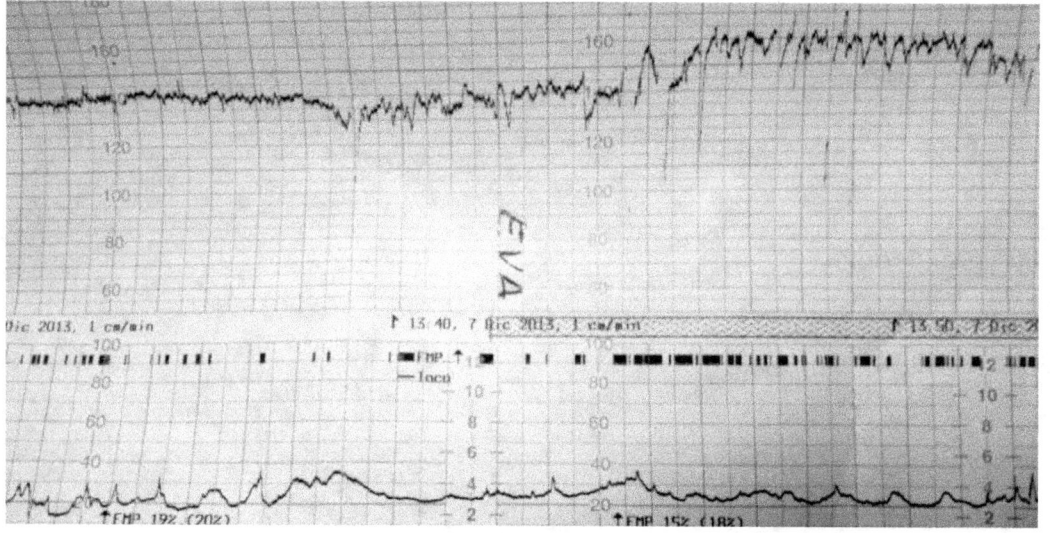

Fig. IV-36. Test de EVA (estimulación vibroacústica) tras el cual se produce un ascenso elíptico.

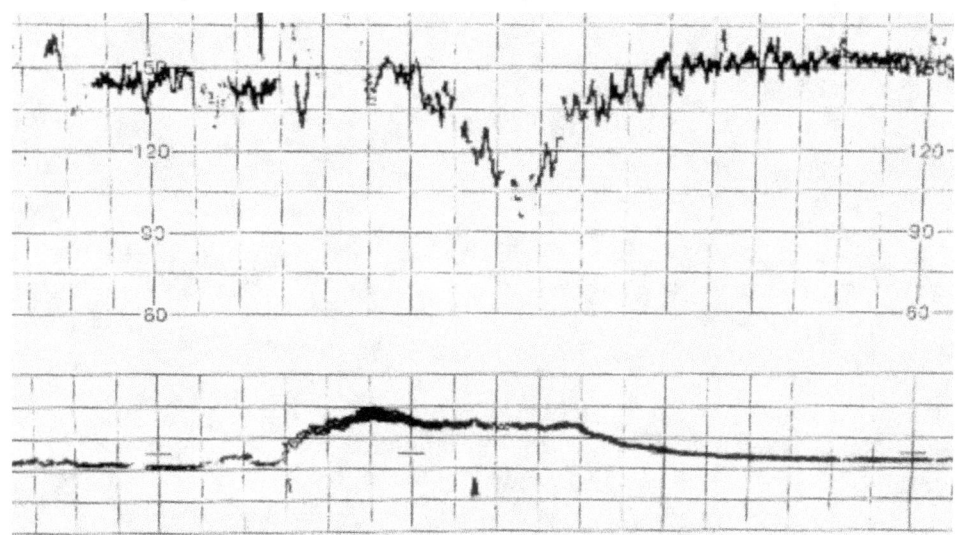
Fig. IV-37. EVA Negativo o Patológico, sin AT y con una deceleración de la FCF.

Proyecto Docente "Ágora Médica" (www.agoramedica.com)
Campus online de Medicina Materno-Fetal «Caldeyro Barcia»
Diplomado en «Fundamentos, Indicaciones y Técnicas de Monitorización Biofísica Fetal en Embarazo y Parto»
Módulo IV. Monitorización fetal en el Embarazo
Unidad 1.3. Prueba de Pose o de la Oxitocina

1.3.

Prueba de Pose o de la Oxitocina

Manuel Gallo

ÍNDICE

* Concepto
* Historia
* Fundamento
* Contraindicaciones
* Técnica
* Importancia de una interpretación correcta
* Significación clínica de la prueba positiva o patológica
* Edad gestacional y periodicidad de la prueba
* Alternativas a la infusión de oxitocina
* Bibliografía recomendada

* Sinónimos
* Objetivo
* Indicación
* Variables estudiadas
* Criterios de valoración
* Significación clínica de la prueba negativa o normal
* Significación clínica de la prueba sospechosa
* Efectos secundarios de la prueba
* Test de oxitocina y Sociedades científicas

CONCEPTO

La Prueba de la tolerancia a las contracciones uterinas es un método de evaluación del estado de salud fetal durante el embarazo, basado en el estudio de las características de la FCF, y concretamente en la presencia de Dips o deceleraciones tipo II o tardías, en relación con las contracciones uterinas. Es un buen método en la valoración del bienestar fetal por su bajo porcentaje de falsos negativos (1%), pero posee elevado número de falsos positivos (25%) y alrededor de un 1020% de pruebas prepatológicas.

SINÓNIMOS

Esta prueba es conocida por otros nombres como los siguientes: Prueba de Pose (llamada así en homenaje a su descubridor Serafín Pose, por la gran mayoría de la comunidad científica latinoamericana y concretamente por los que tuvimos el honor de formarnos en Perinatología en la Escuela de Montevideo del CLAP), Prueba de Oxitocina, Monitorización Estresante, Oxytocin Challenge Test (OCT), Oxytocin Stress Test (OST), Contraction Stress Test (CST), etc.

HISTORIA

Ya en 1888, Jaggard escribió en su libro de texto sobre Obstetricia, que la bradicardia fetal después de las contracciones de Braxton-Hicks era un signo de asfixia fetal[1]. Los primeros resultados científicos publicados sobre la respuesta de la FCF ante las contracciones uterinas fueron realizados simultáneamente por el grupo uruguayo de Pose[2] y el alemán de Hammacher[3] a finales de la década de los 60. En España, el primer trabajo publicado fue el de Sánchez Ramos en 1971[4], que fue el primero de Europa, conjuntamente con el británico Spurret, y la primera publicación americana fue la de Ray en 1972. Desde entonces, y sobre todo tras los trabajos realizados en USA por Freeman y Schiffrin, la prueba de la tolerancia fetal a las contracciones inducidas por la oxitocina se ha convertido en una prueba clásica en la evaluación del estado fetal durante el embarazo, aunque en la última década su uso se ha restringido a casos específicos por la mayor utilización del Test Basal[5] y, últimamente, por la introducción del Doppler[6].

OBJETIVO

Su objetivo fundamental es la evaluación del estado de salud fetal durante el embarazo, observando si contracciones uterinas de características similares a las de un parto normal producen o no Dips o deceleraciones de la FCF de tipo II.

FUNDAMENTO

La Prueba de la tolerancia fetal a las contracciones uterinas se fundamenta en dos pilares fundamentales de la fisiología obstétrica, descritos por la escuela uruguaya de Caldeyro-Barcia y Pose:

a) *Estasis del espacio intervelloso*[7], producido por la contracción uterina, al interrunpirse totalmente la circulación en el espacio intervelloso (EIV), siendo más duradera la interrupción correspondiente al lecho venoso. Como consecuencia de esta interrupción de la circulación en el EIV, se produce un descenso fisiológico de la PO_2 fetal (Fig. IV-39).

b) *Nivel crítico de oxígeno fetal y reserva respiratoria*[7]. El nivel de la PO_2 de un feto debe ser normal, alrededor de 24 mmHg[2], para que la reducción del flujo uteroplacentario que se produce en el momento de la contracción uterina no lo disminuya hasta el nivel crítico de 18 mmHg, que es el nivel por debajo del cual empiezan a aparecer en el registro de la FCF unos descensos transitorios llamados Dips II o tardíos. La reserva respiratoria fetal de oxígeno es la diferencia entre la PO_2 fetal en situación normal y el nivel crítico de 18 mmHg por debajo del cual el miocardio fetal entraría en hipoxia. Cuando el feto está en hipoxia, es decir, cuando el nivel de la PO_2 está por debajo del nivel crítico de 18 mmHg, el miocardio fetal entra en hipoxia y el corazón, en un intento de ahorrar oxígeno, produce una acción vagal como consecuencia de la estimulación del sistema nervioso parasimpático y a consecuencia de la cual se produce un descenso transitorio y tardío de la FCF, llamado Dips II.

En el esquema de Pose (Fig. IV-40), en la parte A, que corresponde a un feto normal, con la reserva de oxígeno alta en condiciones normales, las caídas de la PO_2 producida con cada contracción uterina normal no descienden por debajo del nivel crítico y, por lo tanto, no se altera la FCF y no aparecen Dips II. En la parte B, que corresponde a un feto con una reserva de oxígeno algo disminuida, la producción de Dips II dependerá de la intensidad de las contracciones uterinas; y en la parte C, que corresponde a un feto con muy escasa reserva de oxígeno, con una PO_2 ligeramente superior a los 18 mmHg, cada contracción uterina va a producir un Dips II, por la estimulación del vago.

Por lo tanto, esta es la base fisiopatológica sobre la que asienta la prueba de la tolerancia fetal a las contracciones uterinas, es decir, la evaluación de la reserva respiratoria fetal, observando la respuesta de la FCF ante contracciones uterinas similares a las que la embarazada puede tener en el parto.

INDICACIÓN

La Prueba de la tolerancia fetal a las contracciones inducidas por la oxitocina está indicada en todos aquellos casos en que se sospeche que el feto puede estar en una situación comprometida durante el embarazo y como es lógico, estará fundamentalmente indicada en los embarazos de alto riesgo obstétrico.

En la práctica clínica se utiliza la prueba cuando el test basal es no reactivo y queremos hacer una segunda evaluación del estado fetal, que nos confirme o descarte la primera, y también en algunos casos de embarazo prolongado o tras una exploración de Doppler anormal, con el fin, en todos los casos, de completar el estudio fetal.

CONTRAINDICACIONES

Absolutas

a) Amenaza de parto pretérmino, por la posibilidad de desencadenamiento del parto.
b) Edad gestacional <28 semanas.
c) Situación transversa fetal, por la posibilidad de rotura uterina y de prolapso de cordón umbilical al romperse las membranas ovulares con la contracciones.
d) Placenta Previa oclusiva, por la posibilidad de hemorragia producida por las contracciones.
e) Metrorragia del II-III trimestre (por placenta previa o sospecha de DPPNI).
f) Cesárea anterior corporal (clásica), por la posibilidad de rotura uterina.
g) Dos o más cesáreas anteriores, por la posibilidad de rotura uterina.
h) Rotura prematura de membranas, por la posibilidad de parto pretérmino.
i) Incompetencia cervical con cerclaje puesto, por la posibilidad de rotura rotura uterina y de desencadenamiento del parto.
j) Hipersensibilidad conocida a la oxitocina.
k) Presencia de pérdida de bienestar fetal agudo.

Relativas

a) Sobredistensión uterina: embarazo gemelar, polihidramnios.
b) Antecedente de trabajo de parto pretérmino.
c) Edad gestacional entre 28-31 semanas.

VARIABLES ESTUDIADAS

La Prueba de la tolerancia fetal a las contracciones inducidas por oxitocina estudia, fundamentalmente, dos variables: las deceleraciones tipo II de la FCF y las contracciones uterinas.

Dips II de la FCF

Son caídas transitorias de la frecuencia cardíaca fetal que empiezan tardíamente en relación al comienzo de la contracción uterina y el punto de máximo descenso de esta caída se produce entre 18 y 60 segundos después del vértice de la contracción[7]. La rama de caída tiene aproximadamente la misma pendiente o inclinación que la rama de ascenso, porque estos dips siempre están producidos por contracciones uterinas y éstas desde los 25 mmHg son simétricas, lo que viene a significar que la oclusión del EIV se ve simétricamente afectada al relacionar contracción con relajación. El dips II indica hipoxia fetal, causada por la reducción del flujo de sangre materna por el espacio intervelloso, producida por la contracción uterina y puede conducir, si son consecutivos, a una acidosis metabólica fetal.

Contracciones Uterinas

Las características de la contractilidad uterina durante la realización de una prueba de oxitocina son las siguientes:

a) Frecuencia de 2 a 5 contracciones en 10 minutos.
b) Intensidad de 30 a 60 mmHg. Una intensidad de 60 mmHg es equivalente al concepto de buena contracción uterina, que dura entre 50 y 65 segundos (medida por palpación externa abdominal) y en el acmé de la contracción no se puede deprimir con los dedos del explorador el fondo del útero, en aquella zona donde no esté el polo podálico o bien el cefálico.
c) Tono uterino menor de 12 mmHg.

También, y de forma complementaria, se estudian otras variables que ayudan a completar los criterios de clasificación de la prueba o a especificar los criterios de gravedad del resultado, y que son las siguientes:

- *Dips Variables de la FCF*. Son caídas transitorias de la FCF variables, que pueden o no tener relación con la contracción uterina y las ramas de descenso y ascenso nunca son simétricas en cuanto a su pendiente. En los casos en que la compresión es máxima y dura de 30-40 segundos, si es repetida, se puede producir hipoxia fetal.
- *Línea de Base de la FCF*. Según Caldeyro-Barcia[7], es la FCF medida en los intervalos entre descensos, espicas y ascensos transitorios. Su promedio, al final de la gestación, es de 143 lat/min. Sus valores normales oscilan entre 120 y 150 latidos por minuto1, considerándose **bradicardia y taquicardia** si la FCF es inferior o superior a éste rango de normalidad, durante un periodo de tiempo igual o superior a 10 minutos.
- *Variabilidad de la FCF*. La FCF es el resultado de mecanismos cardioestimuladores y cardioinhibidores y el equilibrio entre ambos sistemas establece la frecuencia cardíaca normal. Como resultado del citado equilibrio dinámico, la FCF muestra oscilaciones o fluctuaciones rápidas, latido a latido, conocidas con el nombre de variabilidad de la FCF a corto plazo. La variabilidad puede ser de 4 tipos, según la clasificación de Hammacher[1]:
  - *Tipo 0 o silente* (<5 lat/min).
  - *Tipo I u ondulatoria baja* (5-10 lat/min).
  - *Tipo II u ondulatoria* (10-25 lat/min).
  - *Tipo III o saltatoria* (>25 lat/min).

La variabilidad tipo I y II es considerada normal, mientras que el tipo 0 puede corresponder a hipoxia fetal (siempre hay que descartar un periodo fisiológico de sueño fetal y el efecto de los fármacos sedantes) y el tipo III es difícil de valorar, ya que se cree que las causas que provocan los cambios de la FCF son potencialmente peligrosas para el feto.

Ascensos Transitorios de la FCF

Son aumentos de la línea de base de la FCF, en forma transitoria, asociados a múltiples causas, aunque a los que se asigna mayor valor pronóstico son los relacionados con los movimientos fetales. Existen múltiples clasificaciones de ellos, pero la más conocida es la de Aladjen[1]:

- *AT Omega* (incremento promedio de FCF de 13 ± 5 lat/min y duración media de 27 ± 12 segundos).
- *AT Lambda* con incremento más descenso de la FCF y relacionados con la patología funicular (incremento de 13 ± 6 lat/min, duración de 34 ± 14 segundos y descenso de 10 ± 4 lat/min).
- *AT Elípticos* (incremento de 17 ± 5 lat/min y duración de 87 ± 40 segundos).
- *AT Periódicos*, sucesión de AT Omegas (incremento de 14 ± 6 lat/min y duración de 83 ± 39 segundos).

Los AT Omega y AT Periódicos son considerados de buen pronóstico fetal. El AT Lambda está relacionado con una oclusión temporal del cordón umbilical, por circular de cordón u otra causa y el AT Elíptico está relacionado con un estímulo hipóxico, especialmente cuando conduce a un cambio en la línea de base de la FCF[1].

Movimientos Fetales (MF)

Los MF fueron considerados a partir de los trabajos de Sadovsky[1] como un parámetro eficaz en el estudio del bienestar fetal. *Su asociación con las aceleraciones transitorias de la FCF es el punto clave del Test Basal.* Timor-Tritsch ha comunicado que el 99,8% de los MF de más de 3 segundos de duración están relacionados con ascensos de la FCF. Además, la relación entre los MF y la forma de respuesta de la FCF está en función con el grado de maduración fetal, predominando la respuesta bradicárdica antes de las 28 semanas y la taquicárdica después.

Parece ser que existe un patrón de cinética fetal a lo largo del embarazo e incluso a lo largo de cada día de la vida fetal, aunque los resultados son muy variables. Los MF se han clasificado de distintas formas, aunque la más aceptada es la que los divide en múltiples (M) e individuales (I), predominando los múltiples, sin que su diferenciación tenga una especial importancia en la interpretación del Test Basal.

TÉCNICA

Es muy simple, ya que consiste en colocar a la paciente un monitor a fin de registrar, en condiciones basales al principio y tras la infusión de oxitocina después, la FCF mediante ultrasonidos, la Contractilidad Uterina por métodos externos mediante un transductor de presión y observar la relación existente entre ambas variables.

Normalmente, las contracciones uterinas deben ser inducidas y para ello utilizamos la infusión de oxitocina mediante una bomba de infusión, que es el método ideal, o mediante un microgotero para calcular la dosis de oxitocina. Normalmente se prepara un suero glucosado de 500 cc con 3 UI de oxitocina (Syntocinón) y se comienza la infusión después de un lapso de tiempo de unos 15-20 minutos de registro basal para observar la FCF en condiciones basales y también si la paciente presentase contracciones uterinas espontáneas. La infusión de oxitocina debe comenzarse por la dosis mínima, 1 miliUnidad/minuto, observando en todo momento la respuesta uterina a la oxitocina y debe aumentarse la dosis en función de la respuesta uterina, cada 15-20 minutos, hasta conseguir una buena contractilidad, es decir, aquella que cumpla los requisitos antes mencionados para que podamos valorar la prueba.

Para que la técnica sea correcta, y evitar con ello los falsos positivos y negativos, es necesario que se cumplan una serie de requisitos:

a) ***Posición de la paciente en semisentada o semifowler o en decúbito lateral***, evitando siempre la posición de decúbito supino, afín de que no se produzca el síndrome hipotensivo supino por la compresión de la vena cava o de la arteria aorta en el llamado «efecto Poseiro»[1] y las alteraciones consiguientes de la FCF. Para evitar el efecto Poseiro, es muy importante realizar una toma de la tensión arterial de la paciente antes de la prueba y luego durante la misma cada 15 minutos. También es conocida la influencia de la posición materna en los MF y en la FCF.

b) ***La paciente no debe acudir en ayunas a la realización de la Prueba***, ya que se ha demostrado que los MF son más frecuentes tras la ingesta, sobre todo de glucosa.

c) ***Si la paciente es fumadora, debe transcurrir un intervalo entre el último cigarrillo y el Test Basal de al menos 1 hora***, ya que se ha demostrado que el tabaco produce efectos negativos en la FCF y en los MF.

d) ***Si la paciente está sometida a un tratamiento farmacológico sedante, debe indicarlo*** y si fuese posible, debe realizarse la prueba antes de la toma de dicho fármaco.

e) ***La duración debe ser la necesaria para que se cumplan los requisitos de la contractilidad uterina***. El tiempo medio de duración óptimo es de 90-120 minutos[1]. Una vez obtenidas las contracciones uterinas, la infusión de oxitocina debe retirarse y, sin embargo, el registro cardiotocográfico debe continuar hasta que desaparezca la contractilidad uterina, hecho que sucede en 30-40 minutos.

CRITERIOS DE VALORACIÓN

Existen múltiples criterios y clasificaciones para valorar la Prueba de la Oxitocina, pero destacaremos aquí los dos más importantes:

- Escuela Uruguaya del CLAP[2]:
  - ***Prueba Negativa o Normal***. Aquella en la que, tras conseguir 10 contracciones de las características mencionadas, no aparecen en el registro de la FCF Dips II o están presentes en menos de 2. (Fig. IV-41 y Fig. IV-42).
  - ***Prueba Positiva o Patológica***. Aquella en la que, tras conseguir 10 contracciones de las características mencionadas, aparecen en el registro de la FCF 3 o más Dips II. (Fig. IV-43 a Fig. IV-50).
- Escuela Americana[8]:
  - ***Prueba Positiva o Patológica***. Aquella en la que aparecen en forma persistente deceleraciones tardías de la FCF con la mayoría de las contracciones uterinas, incluso si la frecuencia es menor de 3 en 10 minutos. Usualmente, pero no necesariamente, asociada con una variabilidad de la FCF escasa y con ausencia de ascensos de la FCF con los MF.
  - ***Prueba Negativa o Normal***. Aquella en la que no aparecen deceleraciones tardías de la FCF con las contracciones uterinas. Usualmente, pero no necesariamente, asociada con una buena variabilidad de la FCF y con presencia de ascensos de la FCF con los MF.
  - ***Prueba Sospechosa***. Aquella en la que aparecen algunas deceleraciones tardías de la FCF, pero no con todas las contracciones uterinas. La variabilidad de la FCF es normal o está disminuida y los ascensos de la FCF con los MF pueden estar presentes. (Fig. IV-51).
  - ***Prueba con Hiperestimulación Uterina***. Aquella en la que las contracciones uterinas se inducen con una frecuencia menor de 2 minutos o una duración mayor de 90 segundos o hay hipertono uterino. Si en este caso no hay deceleraciones tardías, la prueba es interpretada como negativa, pero si hay deceleraciones tardías, la prueba no es interpretable debido a que el estres es considerado excesivo, incluso cuando la reserva uteroplacentaria es normal.
  - ***Prueba Insatisfactoria***. Aquella en la que la calidad del registro no es suficiente para asegurar que no hay deceleraciones tardías o cuando la frecuencia de las contracciones ute-

rinas es menor de 3 en 10 minutos o cuando tras 2 horas de registro cardiotocográfico no se han conseguido contracciones uterinas. Este resultado puede ser debido a diversas circunstancias: obesidad de la paciente, polihidramnios, excesivos movimientos maternos o fetales e hipo fetal. (Fig. IV-52).

IMPORTANCIA DE UNA INTERPRETACIÓN CORRECTA

La prueba de Pose debería tener sensibilidad y especificidad altas, es decir, bajo número de falsos resultados. La escuela de Granada[9] aconseja un criterio calificatorio moderno de la prueba, valorando, por una parte, la presencia aislada de Dips II y por otra parte de Dips umbilicales, encontrando que de esta forma aumenta la sensibilidad y la especificidad diagnóstica de la prueba, en relación al estado de acidosis fetal tomando como referencia el valor de ph <7,20 (Tabla IV-6).

Igualmente aconsejan que las pruebas sean valoradas metódicamente y por personas con sólida formación en monitorización fetal, ya que la sensibilidad y la especificidad de los resultados es muy diferente en relación a la experiencia del informador[1].

SIGNIFICACIÓN CLÍNICA DE LA PRUEBA NEGATIVA O NORMAL

Es ampliamente aceptado el hecho de que la prueba negativa es sinónimo de bienestar fetal, indicando que el feto tiene bajo riesgo de mortalidad fetal durante los 7 días siguientes a la prueba[1,2].

Los falsos negativos de la prueba de la oxitocina son alrededor del 1%, según el estudio realizado por Evertson sobre 1.739 pacientes procedentes de 14 grupos de trabajo. En el metaanálisis de Thacker[10], los falsos negativos fueron, por lo general, inferiores al 10%.

Cuando se produce una muerte fetal en la semana siguiente a la prueba de oxitocina negativa, generalmente, es debida a anomalías congénitas, desprendimiento precoz de placenta, accidente del cordón umbilical o a cambios súbitos del estado metabólico materno-fetal, situaciones todas ellas difícilmente predecibles con las pruebas que tenemos a nuestro alcance para la evaluación del estado fetal anteparto. También existen casos, tras una prueba de oxitocina negativa, de registros patológicos de la FCF durante el parto y la mayoría de ellos son debidos a distocias de la contractilidad uterina.

SIGNIFICACIÓN CLÍNICA DE LA PRUEBA POSITIVA O PATOLÓGICA

La prueba de la oxitocina es positiva o patológica con una incidencia que varía del 1,2% al 40%, según diversos estudios clínicos realizados[1]. Una prueba positiva indica una alta posibilidad de que se produzca una muerte fetal o de obtener un recién nacido deprimido. No obstante, es extraordinariamente importante antes de calificar la prueba como positiva o patológica el descartar los hechos que pueden dar lugar a un falso positivo de la prueba, que se pueden presentar desde un 20% hasta un 57% de los casos. En el metaanálisis de Thacker[10], realizado sobre 30 estudios, la incidencia de falsos positivos fue mayor del 50%. Estas situaciones son las siguientes:

a) Hiperestimulación de la contractilidad uterina. Esta es, a veces, difícilmente detectable por los métodos habituales de registro externo, o en las pacientes obesas.

Tabla IV-6.

	Criterio Clásico	Criterio Moderno (Dips II)	Criterio Moderno (Dips V)
Sensibilidad	41,2%	100,0%	71,4%
Especificidad	71,4%	84,3%	92,3%

b) Efecto Poseiro, por compresión de la arteria aorta materna por el útero contraído con la consiguiente producción de una hipotensión materna y una bradicardia fetal. En estos casos es de obligado cumplimiento, antes de calificar la prueba como patológica, cambiar la posición de la madre a decúbito lateral izquierdo y esperar la respuesta de la FCF ante nuevas contracciones uterinas en dicha posición, incluso después de haber suspendido temporalmente la infusión de oxitocina.
c) Ansiedad materna o efecto del tabaco sobre el feto, al disminuir el flujo uterino.
d) Confusión de los Dips Variables con los Dips II o tardíos. Los Dips variables ocurren en el 10-30% de las pruebas y no deben ser confundidos con Dips II, cuya incidencia es menor.

Un concepto que debe quedar perfectamente claro es que existe un acuerdo general, basado en evidencias razonables, los clásicos estudios de Pose y Caldeyro[11] y Myers, de que los Dips II o tardíos verdaderos indican hipoxia fetal.

La conducta clínica ante una prueba de la oxitocina positiva dependerá, lógicamente, de la etapa del embarazo en que ha sido realizada y de la madurez fetal, aceptándose, por lo general, que si el feto está maduro el embarazo debe finalizar, bien por inducción monitorizada o por cesárea electiva tras la evaluación detallada del caso.

En nuestra casuística antes referida[1], cuando calificamos una prueba como positiva, el 28% de ellas fueron seguidas por cesárea electiva y el 72% por inducción de parto monitorizada y de estos partos inducidos finalizaron por cesárea por registro cardiotocográfico patológico el 70%, lo cual conduce a unas cifras totales de finalización por cesárea más de un 80% de los casos, con una prueba de oxitocina positiva, cifras coincidentes con la mayoría de los autores.

SIGNIFICACIÓN CLÍNICA DE LA PRUEBA SOSPECHOSA

Existe acuerdo general en que una prueba de oxitocina sospechosa no puede predecir el estado fetal y que lo correcto es repetir la prueba en 24-48 horas para establecer un diagnóstico definitivo. No obstante, la significación clínica de la prueba sospechosa es variable en relación con los resultados comunicados en la literatura, ya que para unos autores se equipara a una prueba negativa y para otros a una prueba positiva.

EDAD GESTACIONAL Y PERIODICIDAD DE LA PRUEBA

En la práctica clínica, la prueba de tolerancia fetal a las contracciones uterinas se comienza a realizar a partir de la semana 32, aunque algunos autores defienden su uso a partir de la semana 28, pero no antes por razones obvias, ya que la viabilidad fetal es muy escasa antes de las 28 semanas.

En el caso de necesitar una nueva prueba para la evaluación del estado fetal, se acepta generalmente que el tiempo entre una prueba y otra, con resultado negativo, es de una semana, aunque cada caso debe considerarse en forma individual, excepto en los casos de prueba sospechosa que debe repetirse en las 24 horas siguientes.

EFECTOS SECUNDARIOS DE LA PRUEBA DE TOLERANCIA A LAS CONTRACCIONES

La prueba puede tener efectos secundarios[1,12], aunque de muy rara presentación, pero que es preciso tener en cuenta, con el fin de utilizarla correctamente, habiéndose descrito los siguientes:

a) Desencadenamiento del parto prematuro en las 24 horas siguientes a la prueba, aunque otras series niegan este hecho.
b) Hipertonía uterina, que puede ocurrir en el 7% de las pruebas y que en algunos casos puede conducir a abruptio de placenta.

ALTERNATIVAS A LA INFUSIÓN DE OXITOCINA

No siempre es necesaria la estimulación con oxitocina, ya que las contracciones uterinas se presentan espontáneamente del 12 al 32% de las pacientes a las que se les va a realizar la prueba. Un tema de discusión es si el valor predictivo de una prueba con contracciones espontáneas es igual a la prueba con contracciones inducidas por oxitocina, siendo la tendencia general a considerarlas igualmente efectivas[1].

Como la infusión de oxitocina no está completamente exenta de complicaciones, se han desarrollado algunas técnicas para sustituirla, de forma que se consiga el mismo objetivo, que es la producción de contracciones uterinas. Una de ellas, propuesta por Freeman es la de realizar la prueba inmediatamente después de una amniocentesis, aprovechando la actividad uterina que en algunos casos se produce.

También otra alternativa natural ha sido la estimulación del pezón con la consiguiente producción de oxitocina endógena materna y la aparición de contracciones uterinas, destacando en nuestro país el trabajo desarrollado por Solano[13], aunque el inconveniente que tiene, aparte del método, es que la contractilidad uterina que produce es muchas veces incoordinada y la duración de la prueba es más larga de lo habitual.

TEST DE OXITOCINA Y SOCIEDADES CIENTÍFICAS

En la Fig. IV-38, podemos ver el esquema de la SEGO[14], actualizado en 2009, sobre el Test Estresante o prueba de la oxitocina.

BIBLIOGRAFÍA SELECCIONADA

1. Gallo M, Gallo JL, Espinosa A, Ontano M, Beltrán P. Prueba de Pose o de la Oxitocina. En: Monitorización Biofísica Fetal. Colección de Medicina Fetal y Perinatal. Volumen 6. Capítulo 2.3. M. Gallo (dirección y coordinación general). Gallo JL, Beltrán P, Ruoti Cosp M, Espinosa A (editores invitados). AMOLCA, Actualidades Médicas, C.A. 2011. pp 68-79.
2. Pose S, Castillo JB, Rojas EO and Caldeyro-Barcia R. Test of fetal tolerance of induced uterina contractions for the diagnosis of chronic distress. In: Perinatal Factors Affecting Human Development. P.A.H.O. Scientific Publication nº 185, 1969.
3. Hammacher K. The clinical significance of cardiotocography. 1st European Perinatal Congress Medicine. Berlin 1969. Huntinglod PK, Huter KA, Saling E (eds). Theme Verlag Stuttgart.

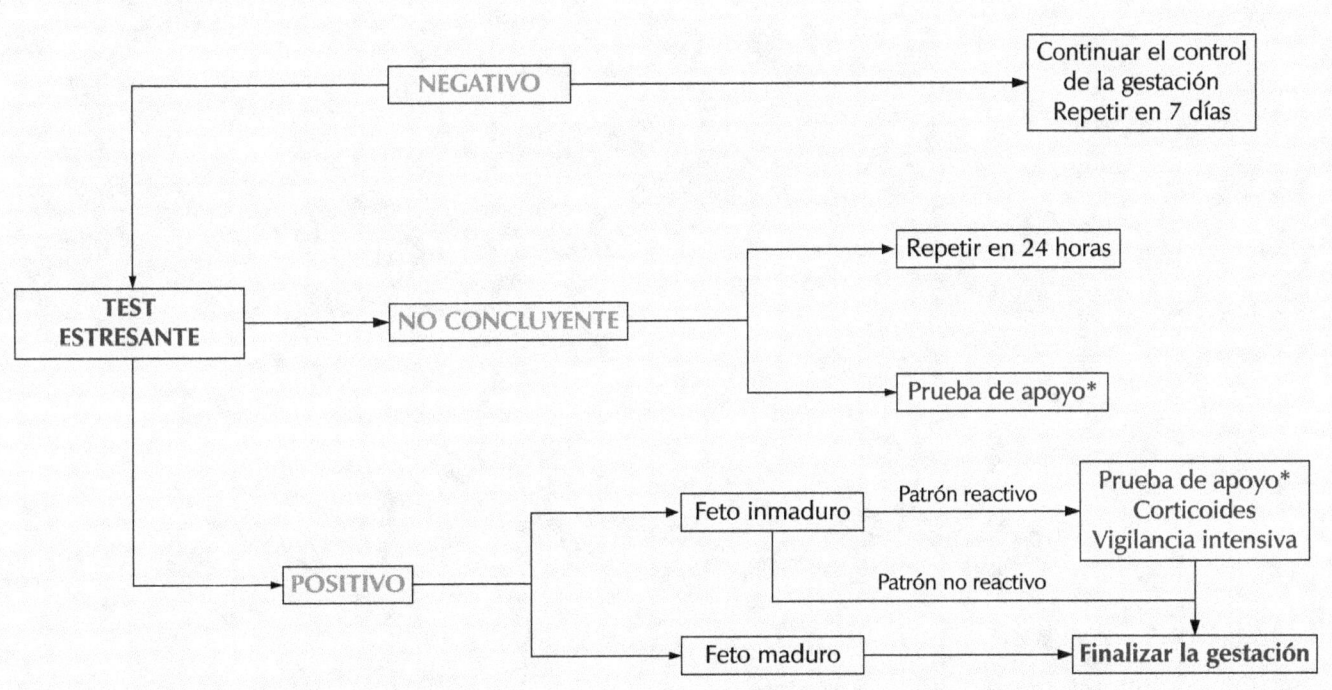

Fig. IV-38. Esquema de la SEGO de 2009 sobre la utilización de la prueba de la oxitocina.

4. Sanchez Ramos JE, Santísimo JL y Cruces E. La prueba de la oxitocina en el diagnóstico del estado fetal anteparto. Acta Ginecol 1971; 22:679.
5. Gallo M. El Test Basal. En: Manual de asistencia al Embarazo Normal. ed. E. Fabre. Sección de Medicina Perinatal de la SEGO, 1993. Capítulo 20, pp.369-85.
6. Gallo M. Doppler Materno-Fetal. Colección de Medicina Fetal y Perinatal. Volumen 5. M. Gallo (dirección y coordinación general). Palermo M, Espinosa A (editores invitados). AMOLCA, Actualidades Médicas, C.A. 2010.
7. Caldeyro-Barcia R. Monitorización Fetal. Monografia C.L.A.P. Montevideo 1976.
8. Freeman RK and Garite TJ. Antepartum fetal monitoring: The optimum method and role. In: Controversies in Obstetrics and Gynecology, ed. Zuspan F. W.B. Saunders, Philadelphia 1983, pp.21-28.
9. Navarrete L, García A, Chung C y cols. La prueba de Pose con registrador externo y su relación con el pronóstico fetal. Prog Obstet Ginecol 1980; 23:67.
10. Thacker SB and Berkelman RL. Assessing the diagnostic accuracy and Efficacy of selected antepartum fetal surveillance techniques. Obstet Gynecol Survey 1985; 41:121-141.
11. Caldeyro-Barcia R, Poseiro JJ, Isa JC y cols. Resultados obtenidos con la prueba de Pose. Publicación Científica del CLAP nº 750, 1977.
12. Scanlon JW, Suzuki K, Shea E. Clinical and neurobehavioral effects of repeated intrauterine exposure to oxytocin: A prospective study. Am J Obstet Gynecol 1978; 132:294.
13. Solano F. Una alternativa al Test de oxitocina clásico como prueba biofísica prenatal estresante. Tesis Doctoral. Universidad de Extremadura, 1986.
14. SEGO. Protocolo de control del bienestar fetal anteparto. Actualizado en 2009. Sociedad Española de Obstetricia y Ginecologia (SEGO). Madrid. Disponible en: <www.prosego.com>.

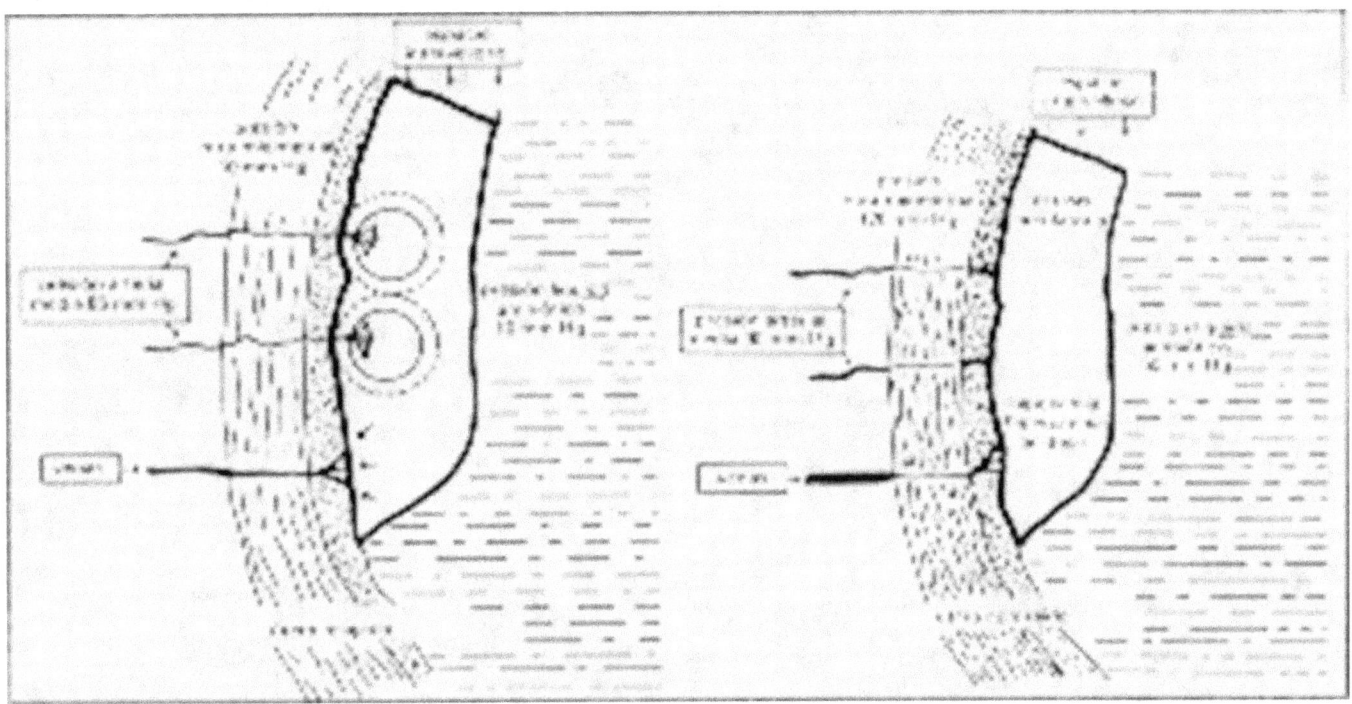

Fig. IV-39. Clásico esquema de Caldeyro-Barcia. A la izquierda representación esquemática de las condiciones circulatorias cuando el útero está relajado; a la derecha con la contracción uterina se produce un estasis circulatorio del espacio intervelloso.

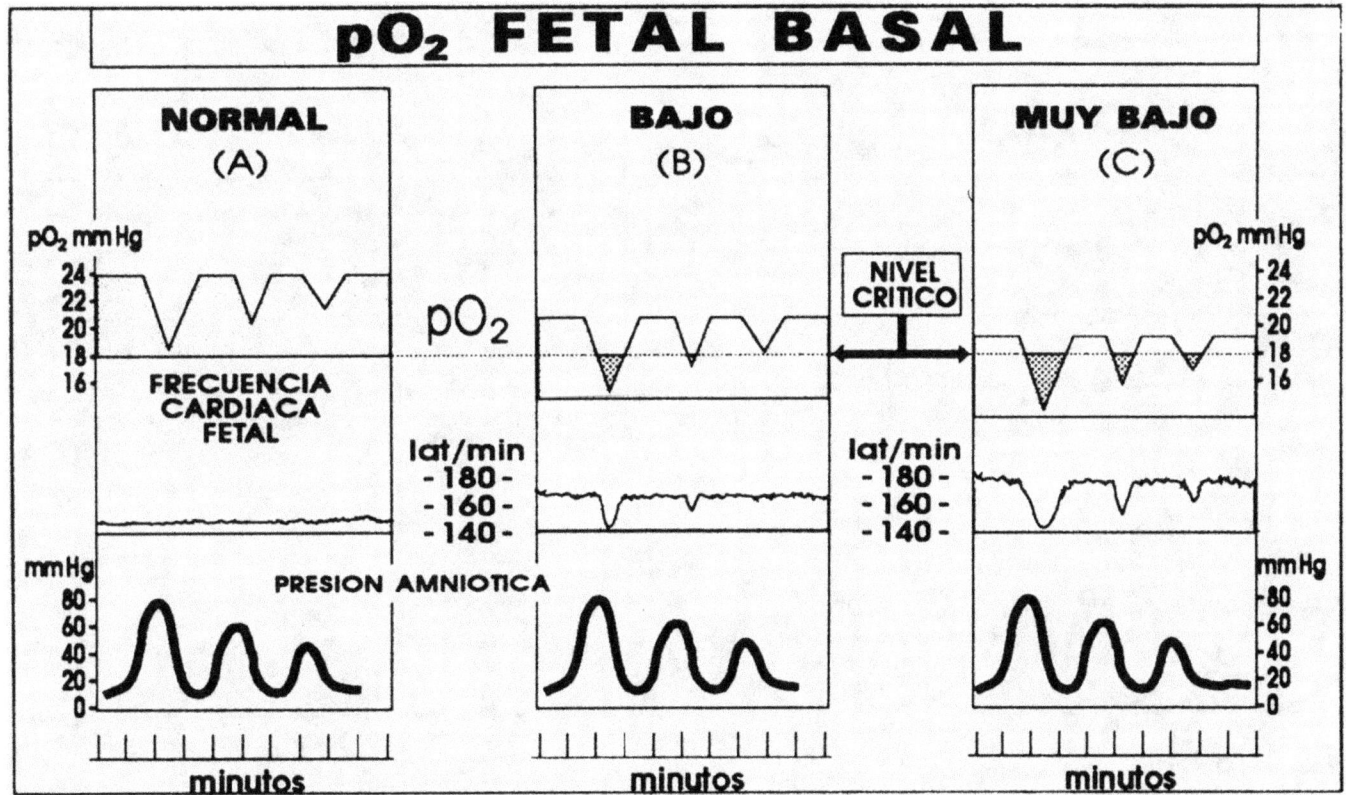

Fig. IV-40. Clásico esquema de Caldeyro-Barcia sobre la relación entre la pO_2 fetal y la producción de Dips II de la FCF.

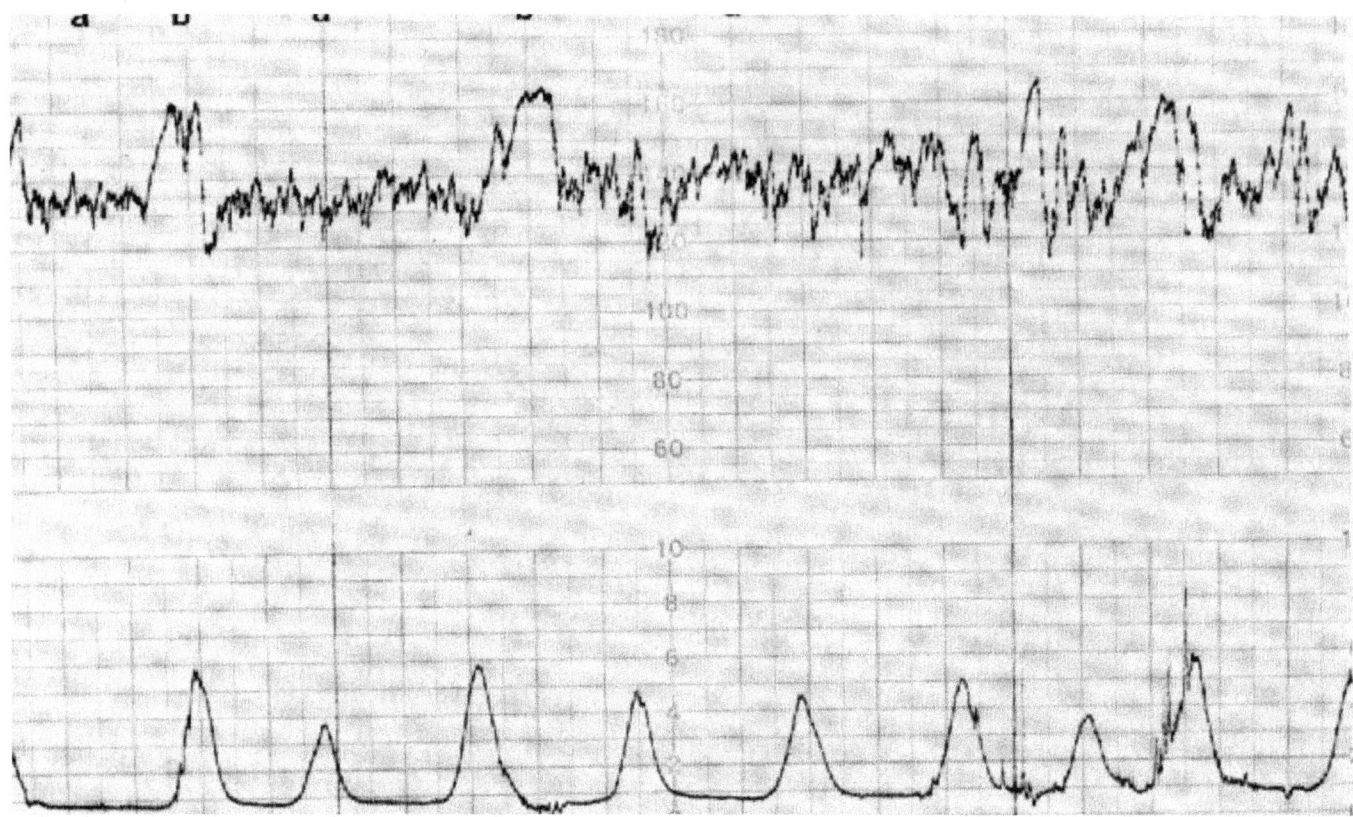

Fig. IV-41. Prueba Negativa o Normal. No hay Dips II y además la FCF presenta una variabilidad tipo II y ascensos transitorios.

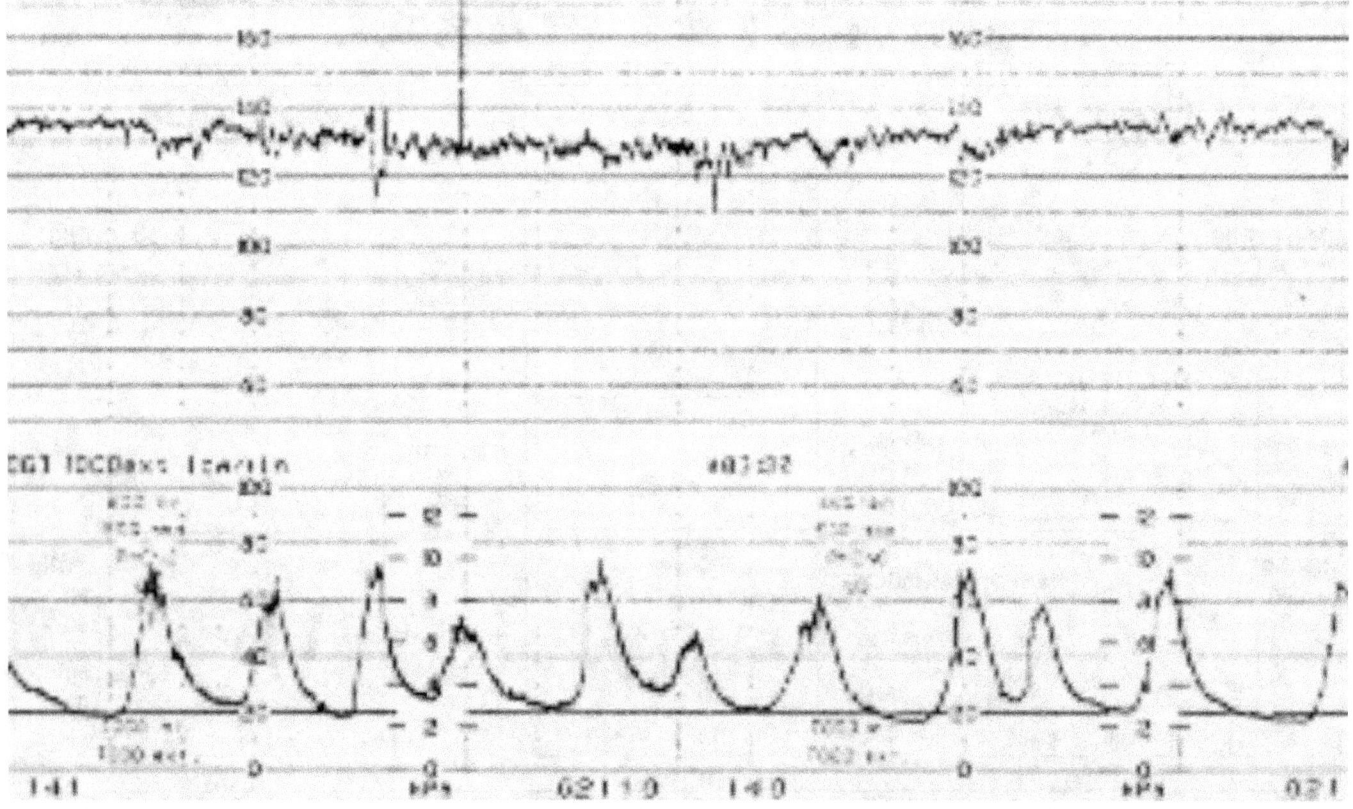

Fig. IV-42. Prueba Negativa o Normal. No hay Dips II, pero no hay ascensos transitorios de la FCF y la variabilidad está disminuida.

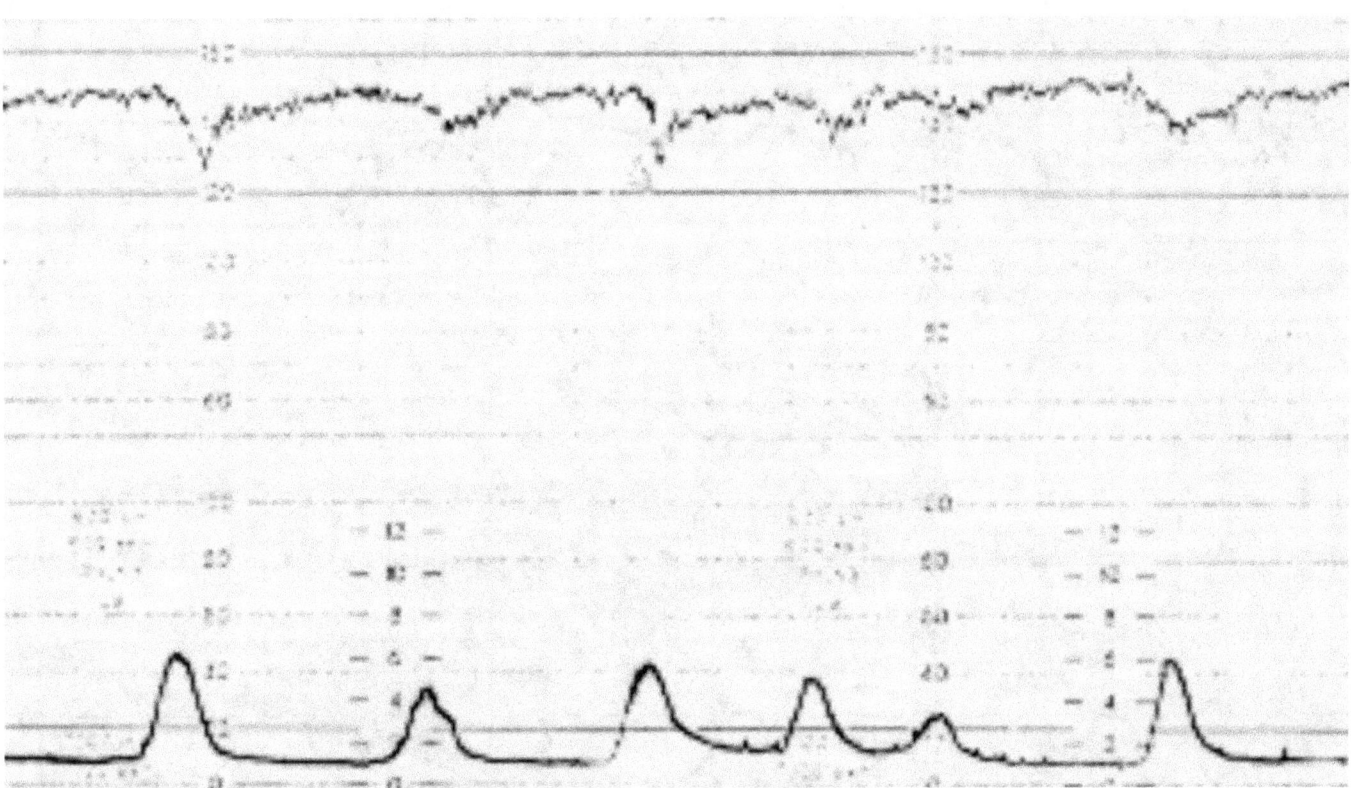

Fig. IV-43. Prueba Positiva o Patológica. Hay Dips II, y además no hay ascensos transitorios de la FCF y la variabilidad está disminuida.

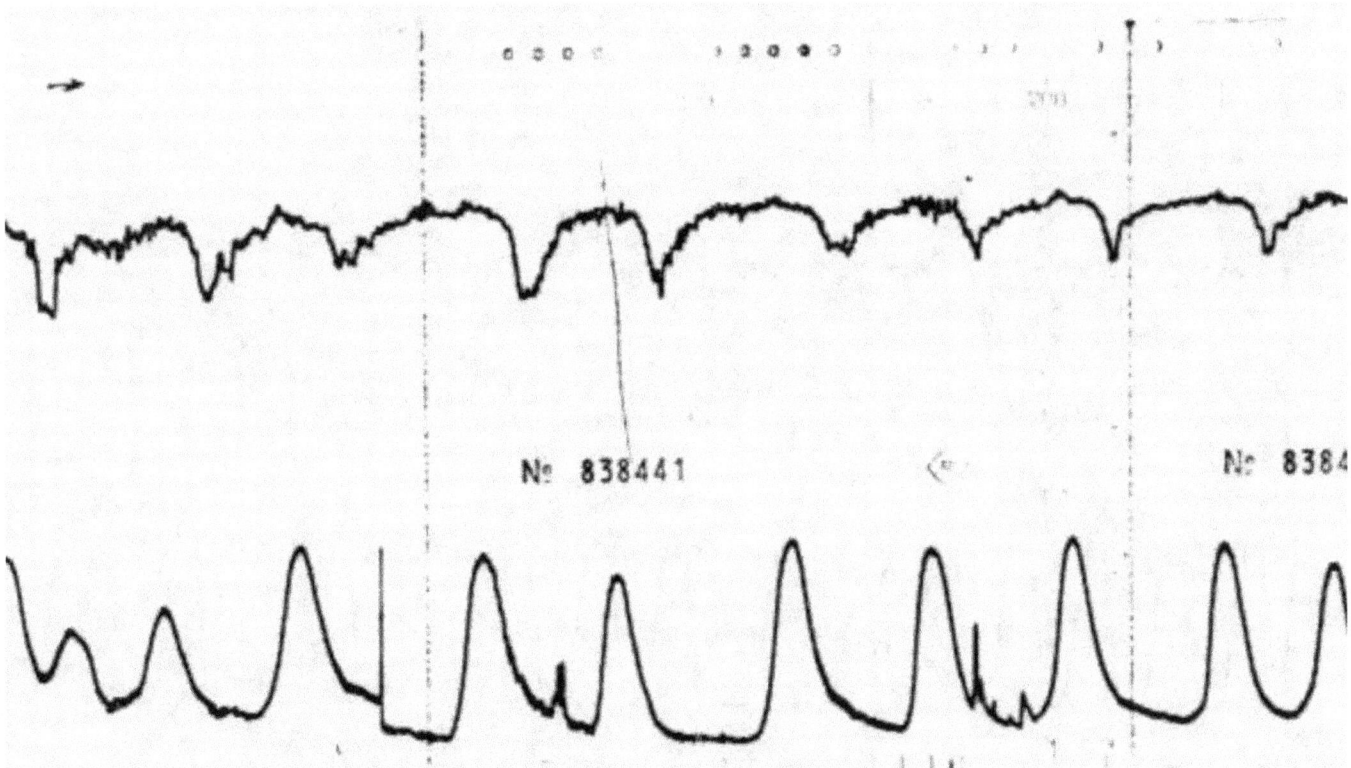

Fig. IV-44. DIP-II o Deceleraciones Tardías. Prueba de Oxitocina calificada como positiva. Ausencia de reactividad, taquicardia basal, ritmo silente y deceleraciones tardías. Trazado sugestivo de hipoxia fetal por insuficiencia de la reserva fetoplacentaria.

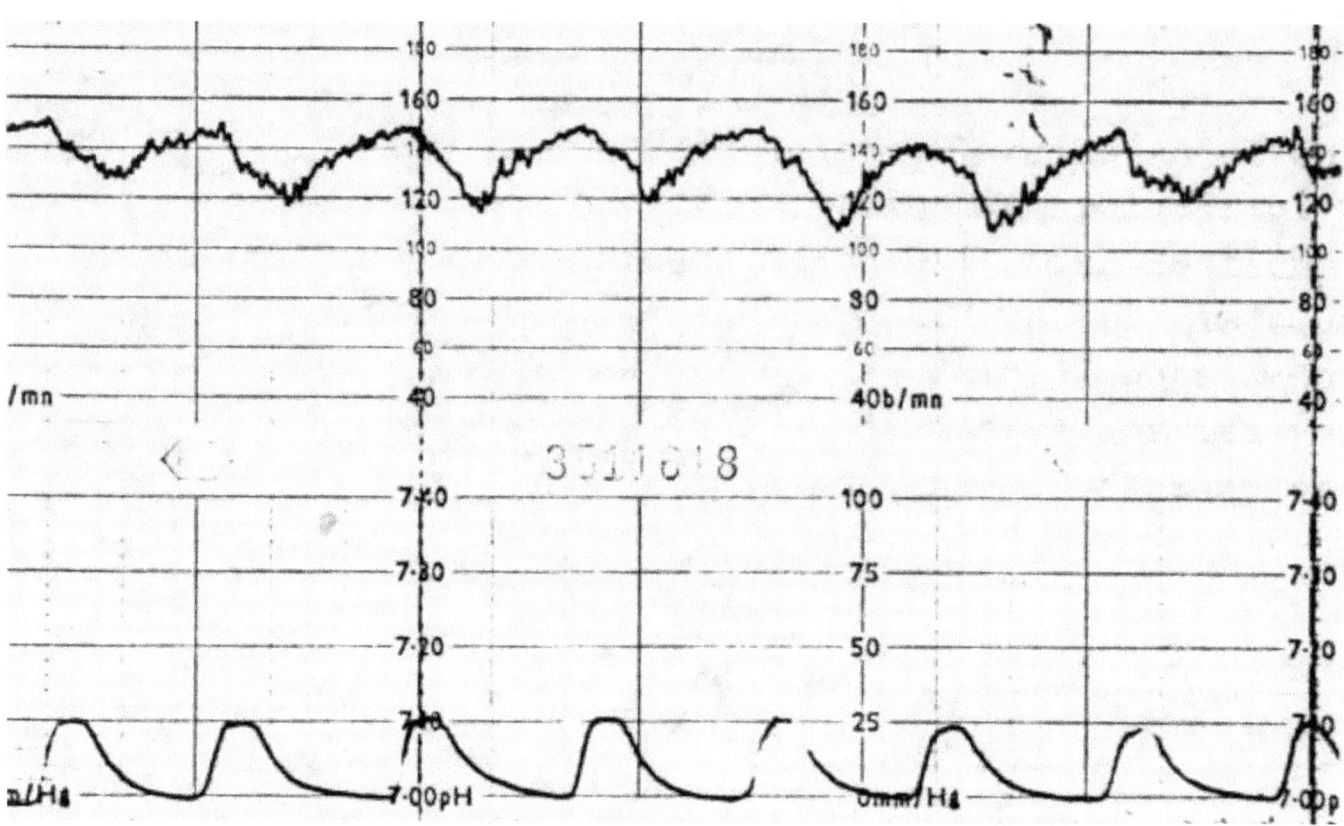

Fig. IV-45. Dip-II o deceleraciones tardías de repetición. Patrón sugestivo de hipoxia fetal de origen placentario.

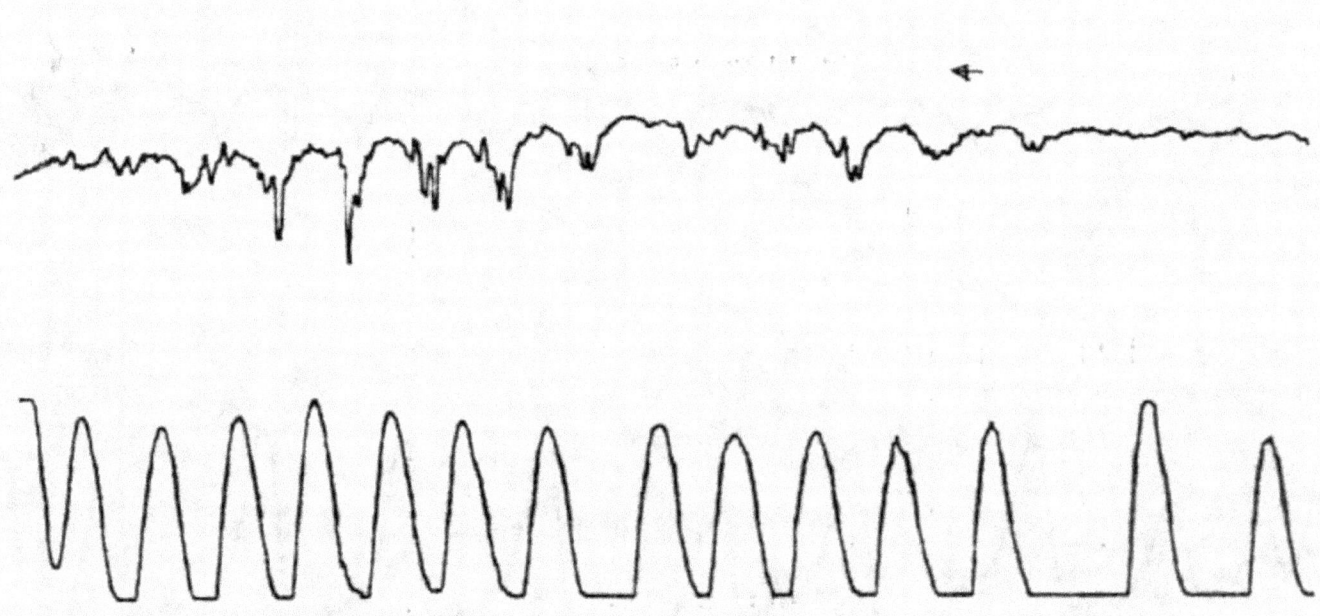

Fig. IV-46. Dip-II o Deceleraciones Tardías en el curso de una fase de Hiperdinamia (Polisistolia). Al regularse la dinámica, persiste una taquicardia basal moderada (175 lpm) junto a un ritmo silente, expresión de la fase de estrés sufrida por el feto ante la hiperdinamia. Posteriormente el trazado se normalizó.

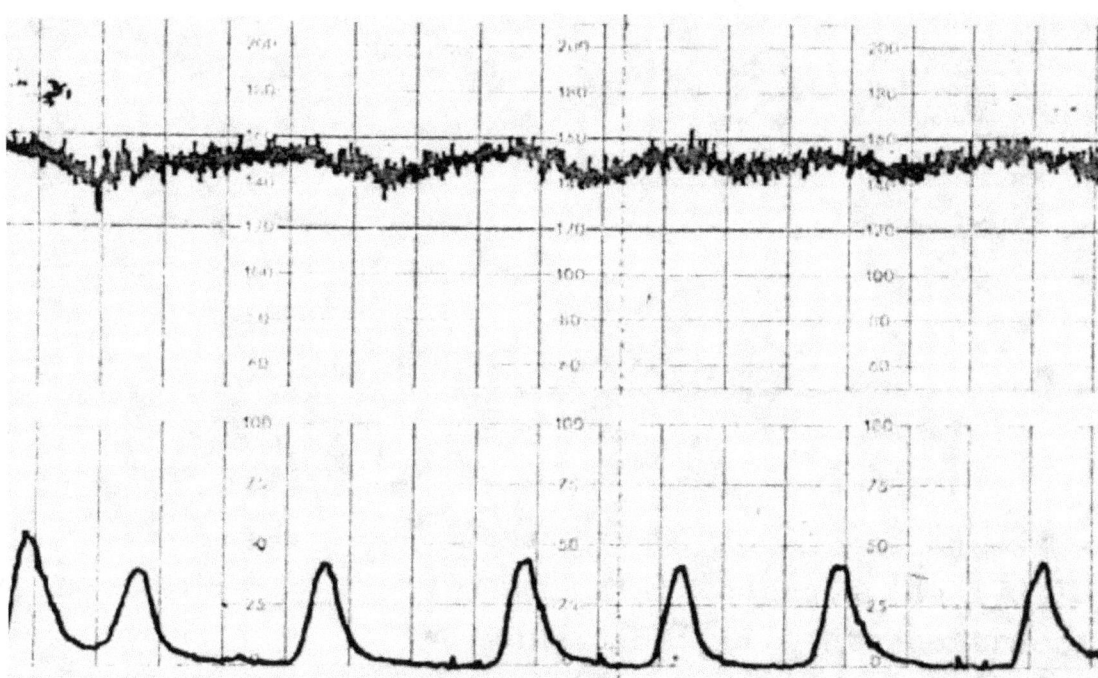

Fig. IV-47. Trazado correspondiente a una Prueba de Oxitocina, en la que aparecen pequeños DIP II con cada contracción, así como una taquicardia basal leve (150 lpm); sin embargo la variabilidad es buena, con oscilaciones en el límite de medianas a grandes (I-II de Hammacher). Este dato engañó al observador, quien no consideró que la FCF estaba siendo recogida mediante ultrasonidos, y que por lo tanto la variabilidad del trazado podía estar falsamente aumentada. Al repetir la monitorización 24 horas después, el feto había fallecido intraútero.

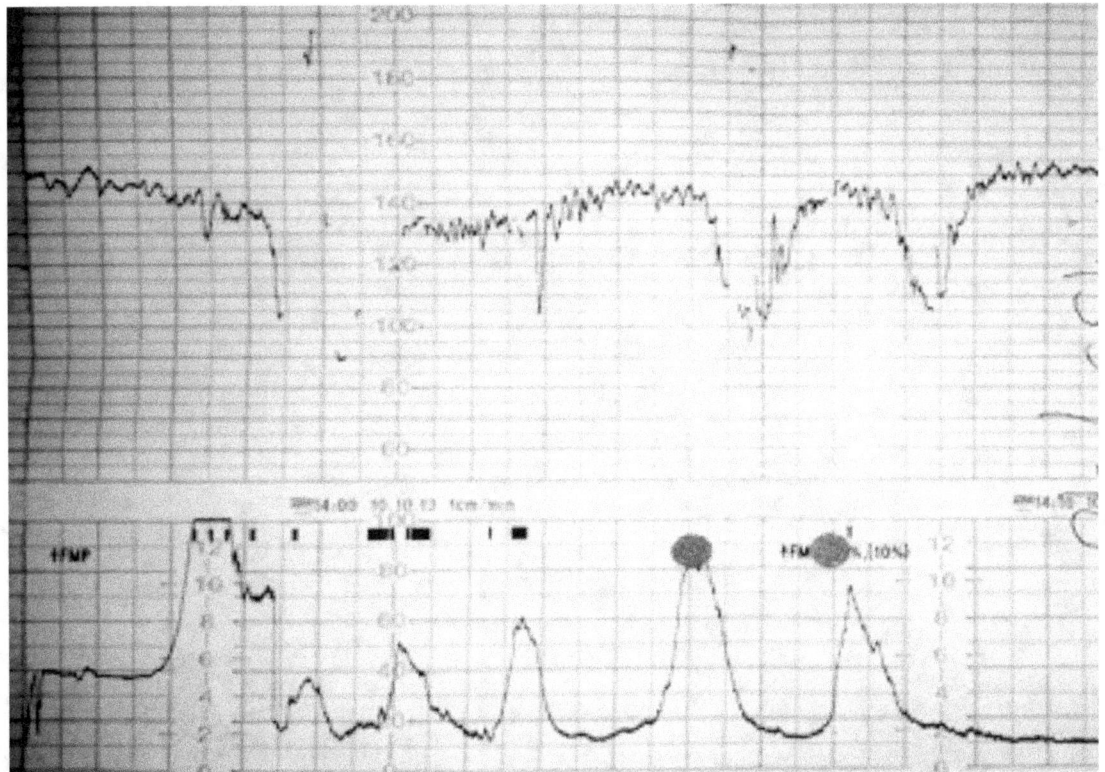

Fig. IV-48. Dip II en prueba de oxitocina positiva. Trazado patológico reflejo de insuficiencia fetoplacentaria en una gestación de 33 semanas con un rciu y preeclampsia severa.

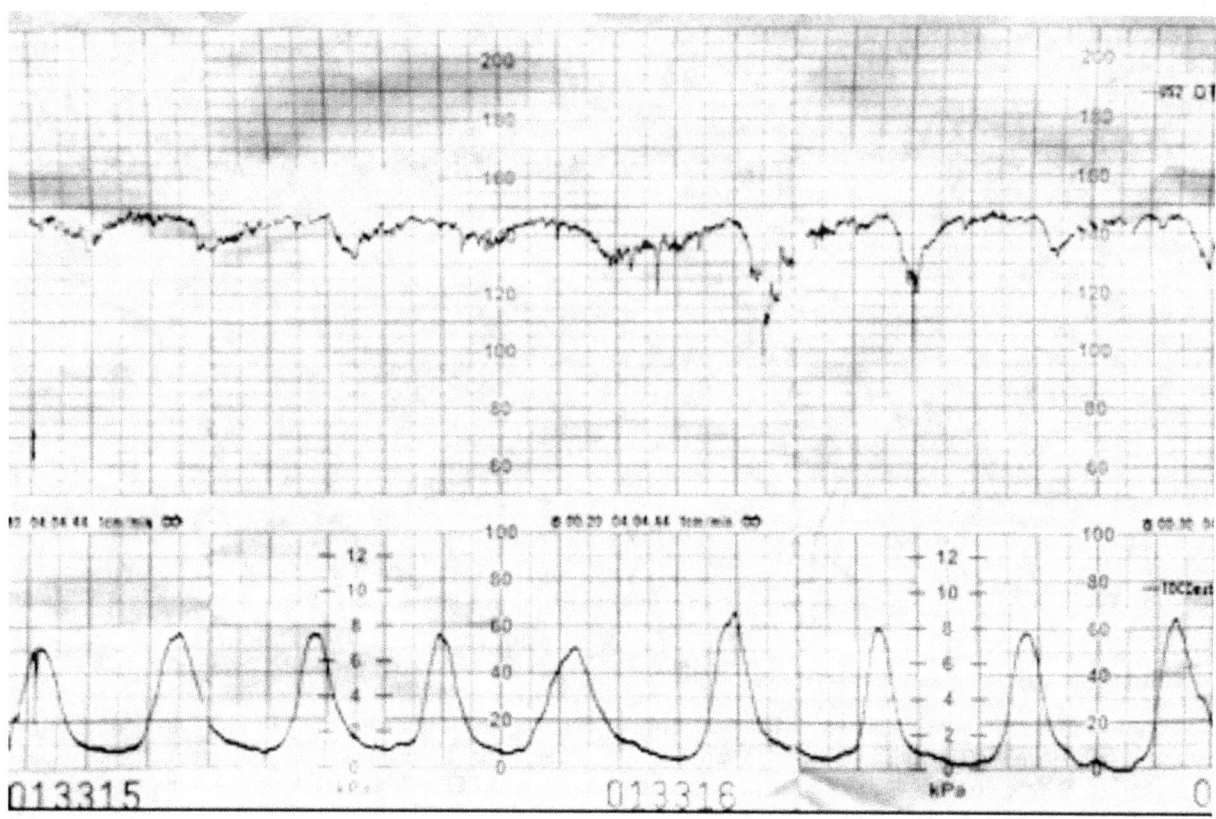

Fig. IV-49. Prueba de oxitocina positiva con Dip tipo II. Patrón sugestivo de hipoxia fetal de origen placentario.

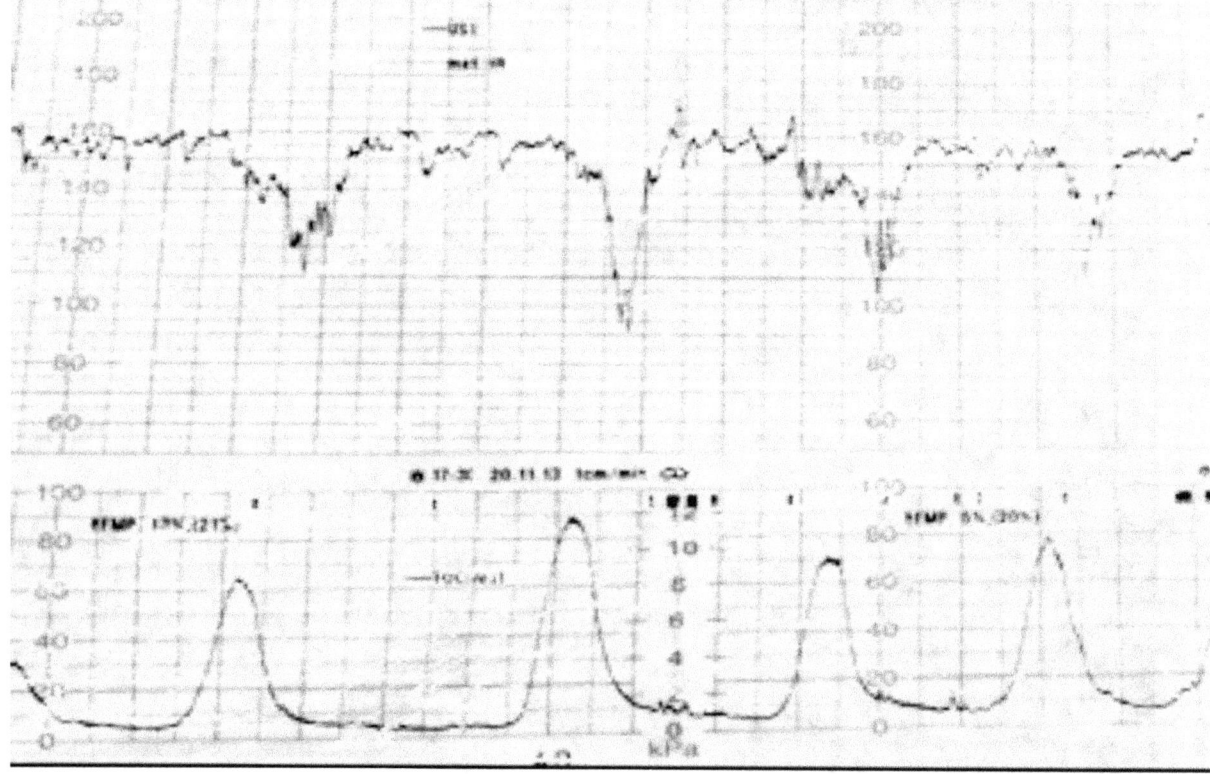

Fig. IV-50. DIP II en prueba de oxitocina positiva. Patrón sugestivo de hipoxia fetal por insuficiencia placentaria. Cesárea por interés fetal. Apgar 7/8. pH 7.1.

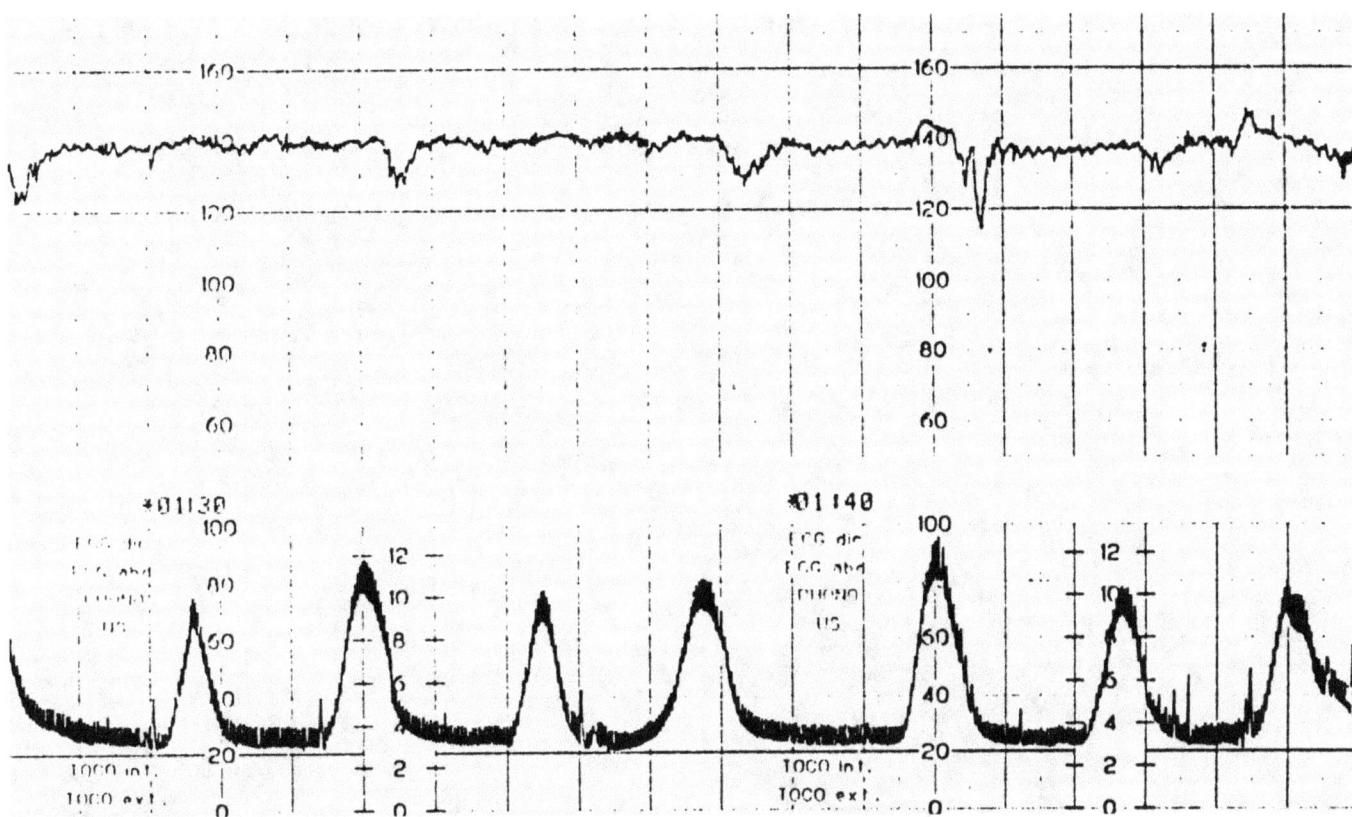

Fig. IV-51. Prueba Sospechosa. Los Dips son de tipo variable. Sería conveniente repetirla en 24-48 horas.

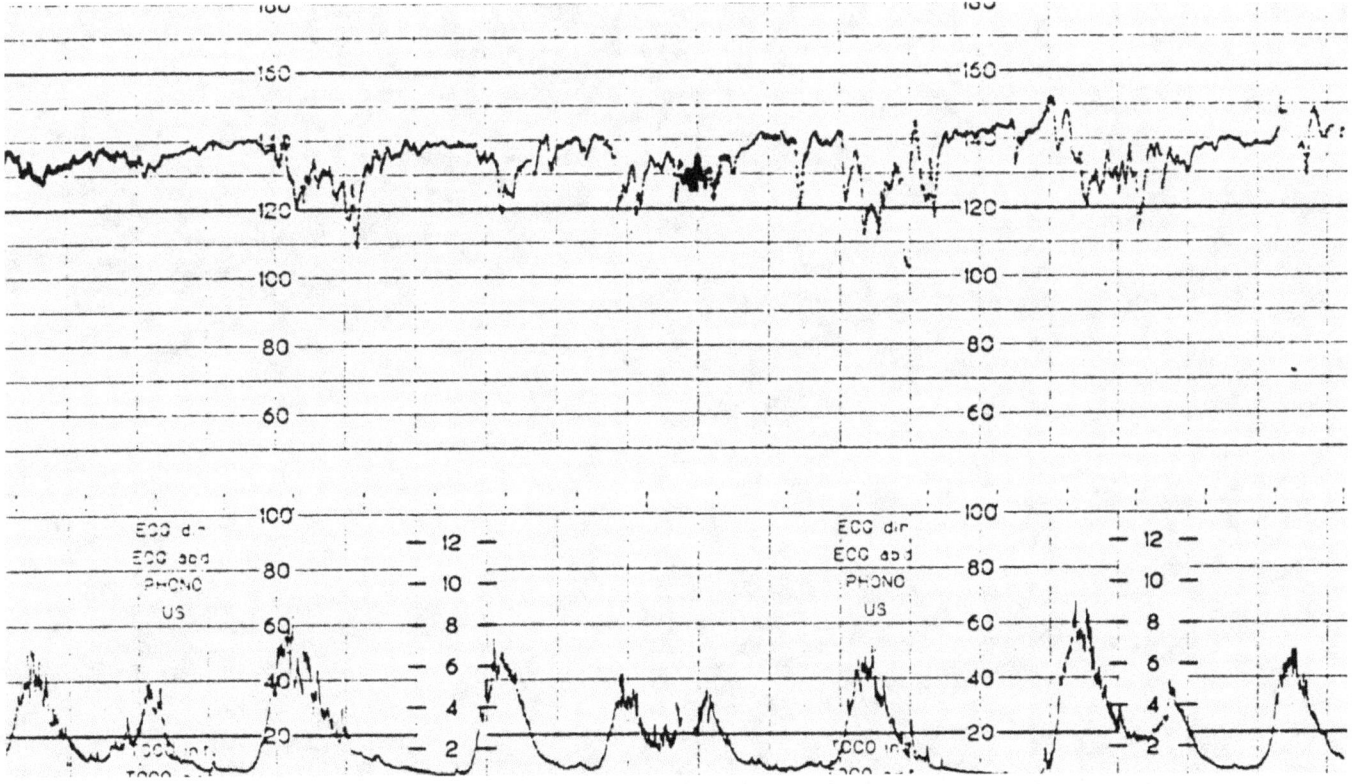

Fig. IV-52. Prueba de Valoración Confusa. Sería positiva para la escuela de Pose, por existir 3 Dips II en 10 contracciones, pero sospechosa para la escuela de Freeman por no ser repetitivos los Dips tardíos con todas las contracciones.

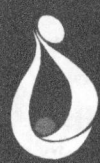

Proyecto Docente "Ágora Médica" (www.agoramedica.com)
Campus online de Medicina Materno-Fetal «Caldeyro Barcia»
Diplomado en «Fundamentos, Indicaciones y Técnicas de Monitorización Biofísica Fetal en Embarazo y Parto»
Módulo IV. Monitorización fetal en el Embarazo
Unidad 1.4. Perfil Biofísico Fetal

1.4.

Perfil Biofísico Fetal

Manuel Gallo
José Luis Gallo

ÍNDICE

* Introducción
* Tipos de Perfil Biofísico Fetal
* Fisiopatología
* Perfil Biofísico Fetal de Manning
* Perfil Biofísico Progresivo de Carrera
* Indicaciones del perfil biofísico fetal
* Bibliografía

* Definición del Perfil Biofísico Fetal
* Origen del Perfil Biofísico Fetal
* Valoración del Perfil Biofísico Fetal
* Perfil Biofísico Fetal de Vintzileos
* Resultados Perinatales
* Perfil Biofísico y Sociedades Científicas

INTRODUCCIÓN

En los últimos 25 años se ha acumulado un profundo conocimiento del feto humano y de su hábitat inmediato. Al igual que ocurrió con la salud materna a principios de este siglo, la salud fetal o fetología se considera ahora no sólo como un apasionante campo de investigación, sino también como una disciplina clínica con gran capacidad para influir favorablemente en la calidad de la descendencia humana. De hecho, ya no se considera al feto como un apéndice materno que finalmente será expulsado según el juego de determinadas fuerzas biológicas que actúan sobre él; por el contrario, el feto ha logrado la categoría de *segundo paciente (y en muchas ocasiones de primer paciente)*, que por lo general se enfrenta a riesgos de morbilidad y mortalidad muy superiores a los de la madre.

Fruto de dicha consideración del «feto como paciente», se han desarrollado diversas técnicas en un intento de evaluar el estado de salud o compromiso embrionario y fetal. Estas comprenden: 1) ultrasonografía, 2) amniocentesis, biopsia corial y cordocentesis; 3) doppler; 4) vigilancia del bienestar fetal mediante pruebas estresantes y no estresantes del corazón del feto, y 5) vigilancia durante el parto de la actividad cardíaca fetal, contracciones uterinas y propiedades bioquímicas de la sangre fetal.

DEFINICIÓN DEL PERFIL BIOFÍSICO FETAL

Podemos definirlo como un modo de cuantificar el riesgo fetal por medio del estudio de diversas variables biofísicas. El método se basa en la suposición de que las actividades biofísicas del feto son un reflejo de la actividad y la energía del SNC, y como tales, reflejan el estado de oxigenación fetal. Sobre tal base, es esencial conocer dichas respuestas a la hipoxemia y a la acidemia, para interpretar los resultados de las puntuaciones del perfil biofísico del feto.

TIPOS DE PERFIL BIOFÍSICO FETAL

Existen tres tipos diferentes de sistemas de puntajes en la literatura: el primero es el descrito por Manning y cols. en 1980, el segundo fue diseñado por Vintzileos y cols. en 1983, y finalmente, en España, en 1987, Carrera, introdujo el llamado «perfil biofísico progresivo», un nuevo sistema de monitorización biofísica que agrupa la mayoría de los procedimientos biofísicos de control fetal descritos en la literatura, pero siguiendo un sistema de niveles o escalones, lo que evita su uso indiscriminado en todos los embarazos, propiciando una adaptación progresiva y racional de las diversas técnicas a cada grado de riesgo.

ORIGEN DEL PERFIL BIOFÍSICO FETAL

Históricamente, los intentos iniciales para evaluar la salud fetal se basaban principalmente en la medición de varios marcadores bioquímicos en suero u orina materna, como fosfatasa alcalina placentaria, lactógeno placentario humano y estriol. Los exámenes de función placentaria, como los que miden el índice de depuración metabólica de sulfato de dehidroepiandrosterona, evalúan la unidad fetoplacentaria y, en consecuencia, constituyen una medida indirecta de la salud fetal. Por otro lado, estas pruebas bioquímicas, en las que inicialmente se habían puesto notables esperanzas, perdieron prestigio no sólo debido a la dificultad en la medición e interpretación sino, lo que es más importante, porque tienen baja sensibilidad y especificidad.

Con la introducción del test no estresante (NST) y la prueba de la oxitocina o de Pose para monitorizar fetos en riesgo, y la mejoría concomitante en la asistencia neonatal, la mortalidad perinatal ha caído drásticamente a menos de 6 por 1.000 nacidos vivos. Por otro lado, la relación de mortinatos con muerte neonatal cambió de 1:2 en 1970 a 2:1 en 1980, por lo que la prevención del mortinato se convirtió en un desafío mayor en la obstetricia moderna. Estas pruebas, NST y Prueba de Pose, predicen el resultado normal razonablemente bien; sin embargo, son menos precisas en la predicción del pobre resultado juzgado por los puntajes de Apgar e indicadores similares.

Con el advenimiento de la ecografía de tiempo real, la medicina fetal se ha desplazado claramente de la confianza en marcadores bioquímicos y clínicos maternos inespecíficos de enfermedad fetal potencial (como medición de la altura uterina y peso materno, entre otros) al examen más específico y directo del feto con ecografía. La ventaja de la ecografía de alta resolución es la capacidad para ver el feto y monitorizar sus actividades y respuestas a distintos estímulos, incluidos entre ellos la hipoxia fetal y las alteraciones de las medidas del rendimiento del sistema nervioso central como los patrones de la frecuencia cardíaca fetal, el movimiento fetal y el tono fetal, que se han observado en fetos humanos y animales.

Por último, la introducción de la velocimetría Doppler permite evaluar la circulación fetoplacentaria y uteroplacentaria en forma no invasiva. El enfoque primario para la aplicación fetal comprende el uso de índices Doppler que reflejen la pulsatilidad y la velocidad telediastólica de la onda Doppler. La experiencia clínica acumulada señala una relación significativa entre los índices Doppler anormales y las complicaciones del embarazo y resultados adversos. Esta relación no define necesariamente la utilidad del Doppler en la asistencia clínica, pero se advierte que existen enormes probabilidades para emplearla como medio de vigilancia fetal.

Así pues, el estudio prenatal del feto se basa en la actualidad, fundamentalmente, en tres técnicas biofísicas: *el registro electrónico de la frecuencia cardíaca fetal (FCF), la ecografía de tiempo real y la velocimetría Doppler*. El principal problema que presenta este enfoque biofísico del estudio fetal, utilizando recursos instrumentales tan variados en su concepción como en su potencial información, reside en la dificultad de estructurar finalmente un diagnóstico y un pronóstico unitarios. Sin embargo, este dilema diagnóstico puede resolverse observando múltiples variables biofísicas mientras se extiende el período de observación más allá del ciclo sueño-vigilia.

Esta hipótesis fue suficientemente fascinante como para haber conducido al desarrollo de un Perfil Biofísico combinado del feto, concepto introducido por Manning para denominar un nuevo método con el objetivo de identificar a los neonatos que pueden presentar riesgo de tener un resultado deficiente del embarazo y poder realizar evaluaciones adicionales del bienestar, inducir el trabajo de parto o realizar una cesárea para facilitar el nacimiento.

FISIOPATOLOGÍA

En general, las razones más importantes para efectuar pruebas prenatales son:

- La predicción del posible futuro riesgo fetal para indicar una supervisión intensiva, que debe efectuarse de una forma rutinaria ya en fases tempranas del embarazo.
- Establecer el pronóstico del estado actual del feto para indicar el parto o la necesidad de la subsiguiente reanimación por un neonatólogo. Esto puede estar indicado en cualquier momento del embarazo cuando se supone que el feto es un feto de alto riesgo, pero posiblemente viable, así como en embarazos prolongados.

Los casos de muerte preparto en una población no seleccionada son alrededor del 65% de toda la mortalidad perinatal. Las causas de nacimientos de fetos muertos incluyen asfixia intrauterina crónica, anomalías congénitas y complicaciones agudas, por ejemplo, desprendimiento prematuro de placenta e infección. Claramente, los métodos precisos para la detección de la asfixia fetal en desarrollo, si estuvieran disponibles, reducirían tanto la pérdida fetal como la neonatal. En consecuencia:

- La prueba preparto ideal debe ser sumamente sensible y específica, ya que la baja sensibilidad puede provocar muerte fetal por asfixia (un re-

sultado falso negativo) y la baja especificidad puede producir una intervención inadecuada en el feto normal (un resultado falso positivo), que conduce a su vez a posible morbilidad y mortalidad fetal, neonatal o materna iatrogénicas.
- La prueba también debe ser capaz de identificar un feto con anomalías mayores incompatibles con la vida extrauterina, evitando la intervención quirúrgica innecesaria, especialmente ya que se observa una incidencia elevada de patrones anormales de frecuencia cardíaca en fetos con anomalías mayores. A la inversa, se observa una incidencia elevada de anomalías (hasta un 30%) en poblaciones seleccionadas cuyas frecuencias cardíacas fetales preparto se muestran anormales.

La sensibilidad de las áreas específicas del SNC a la hipoxemia es desconocida, pero se ha especulado que puede existir variación. Se dice que las actividades biofísicas que aparecen primero en el desarrollo fetal son las últimas en desaparecer bajo la influencia de la asfixia progresiva, la que, cuando es suficientemente severa, hace que cesen todas las actividades biofísicas. Por ejemplo, el hipotético *centro del tono fetal* (área corticosubcortical), que es el primero en funcionar (7,5 a 8,5 semanas), es la última función en desaparecer durante la asfixia que empeora progresivamente. La ausencia de tono fetal se asocia, en efecto, con el índice más alto de muerte perinatal (42,8%). Por otra parte, el *centro fetal de reactividad de frecuencia cardíaca* madura alrededor de las 28 semanas y, en consecuencia, debe ser más sensible a la asfixia y debe ser la primera actividad biofísica afectada. Entre los dos extremos citados se situarían el *centro de los movimientos corporales fetales* (de aparición más precoz y, por tanto, menos sensible a la hipoxia) y el *centro de los movimientos respiratorios fetales* (embriogénicamente de desarrollo más tardío y, por consiguiente, más susceptible al estímulo hipóxico).

El efecto sobre el perfil biofísico dependerá del grado, duración, cronicidad y frecuencia del insulto. Con asfixia fetal sostenida, la redistribución de sangre al feto puede conducir a reducción o cese total de la perfusión de los pulmones y riñones, con producción disminuida de orina y del flujo líquido pulmonar, que conducen al oligohidramnios.

Los efectos de la asfixia fetal sobre las variables biofísicas son de dos tipos:

- *Efectos agudos*: Tras un insulto agudo, el feto muestra movimientos respiratorios, tono, movimiento fetal y reactividad de FCF (NST) disminuidos.
- *Efectos crónicos*: Tras asfixia repetitiva o crónica, el feto habitualmente muestra oligohidramnios como único hallazgo.

Las drogas que deprimen la actividad del SNC, como sedantes (barbitúricos, diazepam), analgésicos (morfina, meperidina) y anestésicos (halotano), habitualmente reducen o producen abolición de las actividades biofísicas fetales, mientras que los estimulantes del SNC y la hiperglucemia a menudo producen actividades biofísicas fetales aumentadas. En consecuencia, es esencial un conocimiento del uso de drogas para la correcta interpretación de los resultados.

Las actividades biofísicas fetales son iniciadas por la compleja actividad eléctrica encefálica fetal integrada que varía dependiendo del ciclo sueño-vigilia del feto. La presencia de actividad biofísica normal indica que la porción del SNC que controla la actividad está intacta y funcionando y, en consecuencia, no está hipoxémica. Sin embargo, la ausencia de una actividad dada es mucho más difícil de interpretar, ya que puede reflejar depresión patológica o periodicidad normal de los ciclos sueño-vigilia. Se sabe que la periodicidad es de corta duración (20 a 80 minutos) o de larga duración, similar a los ritmos circadianos observados en la vida extrauterina.

VALORACIÓN DEL PERFIL BIOFÍSICO FETAL

El número de actividades biofísicas fetales que pueden estudiarse por ecografía bidimensional de tiempo real son importantes e incluyen:

1. Actividades biofísicas generales como movimientos corporales, movimientos respiratorios y tono fetal.
2. Actividades específicas como succión, deglución, micción y movimientos reflejos.
3. Estados de sueño, reconocidos por monitoreo del movimiento de los ojos fetales.
4. Frecuencia Cardíaca Fetal.
5. Flujo sanguíneo en los vasos umbilicales.
6. El ambiente intrauterino en el que ocurren estas actividades, incluyendo volumen de líquido amniótico; arquitectura, grado y patología placentaria y posición del cordón.
7. Patrones peristálticos, movimientos con finalidad y reflejos fetales provocados, como la respuesta de sobresalto, valorada utilizando una laringe artificial. El grado de actividades biofísicas que pueden incorporarse no está limitado por la capacidad técnica sino por las limitaciones de tiempo.

PERFIL BIOFÍSICO FETAL DE MANNING

Manning y su grupo, valoran inicialmente cuatro variables biofísicas mediante el empleo del ultrasonido dinámico: movimientos respiratorios, movimientos corporales manifiestos, tono fetal y volumen de líquido amniótico. Añaden a las cuatro anteriores una quinta variable, la FCF, registrada durante los métodos de ultrasonido Doppler. Cada variable se valora como normal o anormal con arreglo a criterios fijos y después de un lapso de observación de hasta 30 minutos (Tabla IV-7).

Los movimientos fetales se definen como episodios de movimiento del tronco y las extremidades, juntos o por separado. El tono fetal se describe por extensión y flexión de los miembros, de preferencia por observación de apertura o cierre del puño fetal. Los movimientos respiratorios del feto se definen como un episodio de movimiento de la pared del tórax y del abdomen que dure como mínimo 30 segundos. El trazado fetal reactivo de la FCF (normal) se define por la observación de 2 episodios, como mínimo, de aceleración fetal que excedan de 15 lpm y que duren más de 15 segundos, acompañados de movimientos fetales en un lapso de 40 minutos. La valoración del volumen de líquido amniótico se hace midiendo el eje vertical del depósito mayor de líquido.

Un principio fundamental de la medición del perfil biofísico es que la prueba es completa siempre que se observen todas las variables normales. En la experiencia clínica acumulada por Manning el lapso promedio para completar una puntuación normal es menor de 8 minutos. Menos del 2% de todas las pruebas necesitaron un lapso de observación de 30 minutos completos. Para facilitar el señalamiento de los datos se asigna a cada variable una puntuación arbitraria de 2 si es normal, o de 0 si es anormal, con arreglo a los criterios mencionados (Tabla IV-7). La puntuación de los resultados de esta prueba varía desde 10 puntos (todas las variables normales) a 0 puntos (todas las variables son anormales).

El protocolo de manejo clínico, según el propio Manning, se resume en la Tabla IV-8.

PERFIL BIOFISICO FETAL DE VINTZILEOS

Por su lado, Vintzileos y cols., sugirieron que el grado placentario se incluyera en el puntaje del perfil biofísico compuesto pues, aunque en sí el grado placentario no es una variable biológica, evalúa el medio ambiente fetal. En su estudio, las pacientes con placentas Grado III tenían una incidencia aumentada de patrones anormales de FCF intraparto y desprendimiento prematuro de placenta. Basándose en ello, este autor formula en 1983 un nuevo perfil biofísico en el que, además de incluir las cinco variables valoradas por Manning, considera también el grado placentario. Cada variable se valora como normal o anormal en función de unos determinados criterios, asignándosele a cada una un puntaje de 2 si es normal y de 0 si es anormal, pero además se establece para cada variable una situación intermedia que es puntuada como 1 (Tabla IV-9). Las bases neurovegetativas del perfil biofísico fetal las podemos observar en la Tabla IV-10.

Tabla IV-7. Perfil biofísico de Manning

Parámetro	Puntuación	
	Normal (2 puntos)	Anormal (0 puntos)
Movimientos Respiratorios (MFR)	Al menos un episodio de 30 seg durante 30 min de observación.	Ausencia o menor de 30 seg.
Movimientos Corporales (MFC)	Al menos 3 movimientos (cuerpo / miembros) en 30 min	Menos de 3
Tono (TF)	Al menos un episodio de extensión-flexión (miembros o tronco). Apertura y cierre de mano	Ausencia extensión-flexión parcial
Reactividad Fetal (CTG)	Al menos dos episodios de aceleraciones asociadas a movimientos fetales durante 20 min	Menos de dos aceleraciones
Líquido amniótico	Al menos una ventana de más de 2 cm	Menos de 2 cm

De Manning y Plat, 1980.
Resultado normal: 8-10 movimientos; Resultado dudoso: 5-7 movimientos; Resultado anormal: 0-4 movimientos.

Tabla IV-8. Protocolo de manejo según el puntaje del perfil biofísico

Puntaje	Interpretacion	Manejo
10	Feto normal, bajo riesgo de asfixia	Repetir la prueba a intervalos semanales. Repetir 2 veces a la sem en diabéticas y pacientes con 42 o más sem de gestación.
8	Feto normal, bajo riesgo de asfixia	Repetir la prueba a intervalos semanales. Repetir 2 veces a la sem en diabéticas y pacientes con 42 o más sem de gestación. El oligoamnios es una indicación de parto.
6	Sospechar asfixia crónica	Repetir la prueba en 4-6 h. Parto si se presenta oligoamnios.
4	Sospechar asfixia crónica	Si 36 sem o más y es favorable entonces parto. Si menos de 36 sem y L/E <2, repetir la prueba en 24 h. Si el puntaje repetido es 4, parto.
0-2	Fuerte sospecha de asfixia crónica	Extender el tiempo de la prueba hasta 120 min. Si el puntaje persiste 4, parto, sin tener en cuenta la edad gestacional.

PERFIL BIOFISICO PROGRESIVO DE CARRERA

Actualmente se investiga la combinación de las puntuaciones obtenidas en las escalas de perfil biofísico con otras pruebas. La flujometría Doppler ha aportado datos interesantes sobre la asociación de altas resistencias vasculares placentarias y crecimiento intrauterino retardado. Los estudios comparativos del perfil biofísico fetal y el estudio de la onda de flujo en arteria umbilical han generado resultados que se complementan. La posible combinación de estas dos técnicas de estudio puede ser de gran interés en el feto inmaduro con restricción del crecimiento. Por otro lado, la información adicional obtenida por medio de ultrasonografía en tiempo real, aun no constituyendo parte integral del perfil biofísico, es un elemento de suma importancia en la valoración fetal anteparto.

El diseño de perfil biofísico realizado por Manning, así como sus variantes, como la introducida por Vintzileos, son actualmente objeto de críticas que tienen por base su metodología, al agrupar parámetros de significación fisiopatológica muy distante, sus carencias, al no incluir datos biométricos o flujométricos, y su elevado costo. Esto ha llevado a que autores como Carrera elaboren programas de evaluación del perfil

Tabla IV-9. Puntaje del perfil biofísico según Vintzileos

	Puntaje	
TEST NO ESTRESANTE	2	5 o mas aceleraciones de la FCF como mínimo de 15 lpm en amplitud y como mínimo de 15 seg de duración asociadas con movimientos fetales en un período de 20 minutos
	1	2 a 4 aceleraciones asociadas con movimientos fetales en un período de 20 minutos.
	0	1 o menos aceleraciones en un período de 20 minutos.
MOVIMIENTOS FETALES	2	Como mínimo 3 episodios groseros (tronco y extremidades) de movimientos fetales en 30 minutos. Los movimientos simultáneos de extremidades y tronco se cuentan como un movimiento único.
	1	1 o 2 movimientos fetales en 30 minutos.
	0	Ausencia de movimientos fetales en 30 minutos.
MOVIMIENTOS RESPIRATORIOS FETALES	2	Como mínimo un episodio de respiración fetal al menos de 60 seg de duración en un período de observación de 30 minutos.
	1	Como mínimo un episodio de respiración fetal que dura 30 a 60 seg en 30 minutos.
	0	Ausencia de respiración fetal o respiración que dura menos de 30 seg en 30 minutos.
TONO FETAL	2	Como mínimo un episodio de extensión de las extremidades con retorno a la posición de flexión y también un episodio de extensión de la columna vertebral con retorno a la posición de flexión.
	1	Como mínimo un episodio de extensión de las extremidades con retorno a la posición de flexión o un episodio de extensión de la columna vertebral con retorno a la posición de flexión.
	0	Extremidades en extensión. Movimientos fetales no seguidos por retorno a la flexión. Mano abierta.
VOLUMEN LIQUIDO AMN.	2	Líquido evidente en toda la cavidad uterina. Un bolsillo de 2 cm o másde diámetro vertical.
	1	Un bolsillo que mide menos de 2 cm y más de 1 cm de diámetro vertical.
	0	Apretujamiento de las partes fetales. El bolsillo mas grande mide nenos de 1 cm de diámetro vertical.
GRADO PLACENTARIO	2	Grado placentario =, I, II
	1	Placenta posterior difícil de evaluar.
	0	Grado placentario III

Tabla IV-10. Perfil biofísico: Bases neurovegetativas

Parámetro	Centro Regulador	Orden de aparición del reflejo	Orden de desaparición hipoxemia
Tono fetal	Córtex-área subcirtical	1 (7,5-8,5 sem.)	4
Movimientos corporales	Núcleos del córtex	2 (9 semanas)	3
Movimientos respiratorios	Superficie ventral del IV ventrículo	3 (20-21 sem.)	2
Reactividad cardíaca fetal	Hipotálamo posterior. Médula.	4 (24-26 sem.)	1

Vintzileos y cols. 1987.

biofísico basados en criterios de «progresividad». El Perfil Biofísico Progresivo de Carrera (Tabla IV-11) se divide en tres perfiles de posible aplicación sucesiva, cuya complejidad instrumental y su coste van incrementándose; perfil basal (Tabla IV-12), perfil funcional (Tabla IV-13 a IV-15) y perfil hemodiná-

Tabla IV-11. Perfil Biofísico Progresivo (PBP)

Inspección	Evaluación Funcional	Evaluación Hemodinámica
Ecografía	Ecografía Cardiotocografía Doppler funicular	Ecografía Doppler uterino Doppler fetal
Biometría Fetal	Movimientos fetales	Patrón hemodinámico uteroplacentario
Líquido amniótico	Tono	Patrón hemodinámico fetal
Placenta	Patrón CTG Reflejos (EVA)	*Aorta *Carótida primitiva *Cerebral media
EVA ecográfico	OVF umbilical	
Perfil Basal	*Perfil Funcional*	*Perfil Hemodinámico*

Tabla IV-12. Perfil Basal

Parámetro	Puntuación		
	0	1	2
Área cefálica (AC)	< X -2 DE	< X -1 DE y > X - 2 DE	> X -1 DE y < X + 2 DE
Área abdominal (AA)	< X -2 DE	< X -1 DE y > X - 2 DE	> X -1 DE y < X + 2 DE
Líquido amniótico (ILA)	< 5	5 - 8	> 8
Placentra (grados)	IV	III	II
Respuesta cinética (EVA)	Sin respuesta	Movimientos lentos o escasos	Movimientos abundantes. Flexión de tronco y/o extremidades

Normal: 9-10; dudoso: 7-8; anormal: < 7. ILA: Indice del líquido amniótico. (Instituto Dexeus, 1989)

Tabla IV-13. Perfil Funcional

Parámetro	Puntuación		
	0	1	2
Patrón CTG (P. Dexeus)	< 7	7-8	9-10
Irritabilidad refleja (EVA)	< 7	7-8	9-10
Tono	Ausencia	Movimientos escasos	Movimientos rápidos. Cierre y apertura de manos.
Doppler	< 5 P	< 10 P	> 10 P
Umbilical (OVF)		> 5 P	

Normal: 9-10; dudoso: 7-8; anormal: < 7. (Instituto Dexeus, 1989).

Tabla IV-14. Prueba cardiotocografica de Dexeus

Parámetro	Puntuación		
	0	1	2
FCF (línea de base)	<100 o >180	100-120 o 160-180	120-160
Variabilidad	< 5	5-10 o >25	10-25
Cinética fetal	Sin movimientos	<20 mov./h	>20 mov./h
Reactividad de la FCF	Sin cambios	Respuesta tipo lambda o elíptico	Respuesta tipo omega o periódico
Reactividad de la FCF a las contracciones espontáneas	Desaceleraciones tardías	No reactivo o con desaceleraciones precoces	Aceleraciones

Normal: 9-10; dudoso: 7-8; anormal: < 7. (JM Carrera, 1977).

Tabla IV-15. Evaluación cardiotocográfica de la prueba de Estimulación Vibroacústica			
Parámetro	Puntuación		
	0	1	2
Movimientos	Sin movimientos	Movimientos lentos	Movimientos rápidos
Variabilidad de la FCF	Sin cambios	Incremento < 15 lat./min	Incremento > 15 lat./min
Duración de las desaceleraciones	> 15 seg	0-15 seg	Sin desaceleraciones
Aceleraciones	Sin aceleraciones	Incremento < 15 lat./min o < 15 seg	Incremento > 15 lat./min > 15 seg
Líneas de base	Sin cambios	Incremento < 15 lat./min o < 1 min	Incremento > 15 lat./min > 1 min

Normal: 9-10; dudoso: 7-8; anormal: < 7.

Tabla IV-16. Perfil Hemodinámico		
Inspección	Evaluación Funcional	Evaluación Hemodinámica
OVF de arcuata (IC)	> P10	< P10
OVF de umbilical (IC)	> P10	< P10
OVF de aorta descendente (IP)	1,5 - 2,5	> 2,5
OVF de carótida común	No flujo diastólico	Flujo diastólico
OVF de cerebral media	Escaso flujo diastólico	< 1,25

OVF: onda de velocidad de flujo. IC: índice de conductancia.
IP: índice de pulsatilidad. (Instituto Dexeus, 1989).

mico (Tabla IV-16). Así, en las gestaciones sin riesgo sólo en los casos en los que el perfil basal esté alterado se realiza el perfil funcional, cuyo resultado concluirá la necesidad o no de realizar el tercer perfil, o hemodinámico.

RESULTADOS PERINATALES

El primer estudio en el que se demuestra una correlación clara entre las puntuaciones registradas sobre el perfil biofísico fetal y la mortalidad perinatal fue realizado por Manning en 1981 sobre 216 embarazos de alto riesgo. En él ningún feto con puntuación 10 murió, mientras que en aquellos casos en los que el perfil biofísico fetal fue puntuado como 0 se alcanzó una mortalidad perinatal cercana al 600 por mil.

Baskett y cols. realizaron un estudio prospectivo similar sobre 2.400 embarazos catalogados de alto riesgo, obteniendo resultados sobre mortalidad perinatal entre el 0,3 por mil en aquellos casos con puntuaciones de 10 en la escala de perfil biofísico, y el 292 por mil en aquellos otros con puntuaciones de 0.

Platt y cols. confirman el valor predictivo de una puntuación baja en la escala de perfil biofísico fetal tras realizar un estudio sobre 286 gestantes. Con el objetivo de valorar el poder predictivo positivo de las puntuaciones obtenidas en las escalas de perfil biofísico, realizan un estudio randomizado en el que comparan 279 embarazadas con valoración del perfil biofísico fetal, con otras 361 gestantes controladas mediante monitorización no estresante de la frecuencia cardíaca fetal. No encuentran diferencias significativas en el valor predictivo negativo, sensibilidad ni especificidad de ambas pruebas. La mortalidad perinatal en el grupo controlado según las escalas de perfil biofísico fetal fue del 5 por mil, frente al 7 por mil obtenido en el grupo con control de la frecuencia cardíaca fetal mediante el test no estresante. Sólo encuentran, por tanto, diferencias estadísticamente significativas entre el perfil biofísico fetal y el test no estresante a la hora de valorar el poder predictivo positivo de un resultado anormal.

Vintzileos y cols. obtienen una elevada correlación entre puntuaciones bajas sobre la escala de perfil biofísico, y patrones anormales de la frecuencia cardíaca fetal intraparto, sufrimiento fetal y mortalidad perinatal. Sus resultados confirman el gran valor de predicción de un resultado normal para un buen pronóstico neonatal. Considerando los diferentes parámetros por separado, observan cómo la ausencia de movimientos fetales resulta ser el mejor elemento de predicción de patrones anormales de la frecuencia cardíaca fetal durante el parto, y un tono muscular disminuido, el mejor elemento para predecir la mortalidad perinatal.

La experiencia prenatal más amplia ha sido comunicada por Manning en 1990. Sobre un total de 26.780 embarazos de alto riesgo, valora la relación entre la puntuación del último perfil biofísico fetal, y la morbimortalidad perinatal, observando una relación lineal inversa altamente significativa entre la puntuación del último perfil biofísico y los marcadores de morbilidad utilizados (Apgar menor de 7 al quinto minuto y pH en vena umbilical menor de 7,20, entre otros), y una relación inversa, pero exponencial con respecto a la mortalidad perinatal. En 1995, Manning publica los resultados de su método, como podemos ver en la Tabla IV-17.

INDICACIONES DEL PERFIL BIOFÍSICO FETAL

Entre las indicaciones planteadas para la realización del PBF, se encuentran las pacientes de alto riesgo perinatal, quedando esa indicación limitada al los embarazos cerca del término, a la inducción del parto previsiblemente exitosa o cuando hay una indicación de cesárea. Es una prueba recomendada para la evaluación del bienestar fetal, nivel 1-A.

Los resultados obtenidos indican que la valoración del perfil biofísico fetal es un método sensible para identificar al feto normal y al que sufre deterioro, permitiendo en este caso establecer distintos grados de afectación. A pesar del gran avance que supone, es un método aún incompleto para la valoración fetal, no definiendo con claridad el deterioro existente en ciertas situaciones patológicas como crisis hiperglucémicas o convulsiones fetales. Esta prueba es de mayor utilización en los EEUU, pero menor en Europa. Actualmente, hay evidencia insuficiente para apoyar su empleo como una prueba de bienestar fetal en embarazos de riesgo elevado.

PERFIL BIOFÍSICO Y SOCIEDADES CIENTÍFICAS

En la Fig. IV-53, podemos ver el esquema de la SEGO, actualizado en 2009, sobre el Perfil Biofísico Fetal.

La Sociedad de Obstetricia y Ginecología del Canadá, en sus recomendaciones sobre el perfil biofísico fetal dice:

1. El Perfil Biofísico Fetal es recomendado para la evaluación del bienestar fetal en embarazos con riesgo incrementado de resultado perinatal adverso, y donde existan medios y personal experto para realizarlo (recomendación I-A).
2. Cuando se obtenga un Perfil Biofísico anormal, el médico responsable debe ser informado inmediatamente. La conducta posterior será determinada por un estudio de la situación clínica global de la paciente (recomendación III-B).

Podemos concluir que las escalas de perfil biofísico fetal vienen a mejorar el rendimiento global de aquellas pruebas que tan sólo valoran una variable aislada. El perfil biofísico fetal se caracteriza por una elevada especificidad, lo cuál indica que un resultado normal refleja con precisión el estado de un feto normal. Por otro lado, sus componentes identifican con gran exactitud la presencia de fetopatías, diferenciando los riesgos fetales de los maternos, y permitiendo por tanto, asumir un enfoque más selectivo (menos rutinario) de los problemas obstétricos en base al auténtico riesgo fetal.

Tabla IV-17. Mortalidad perinatal en la semana siguiente a la realización del perfil biofísico*

Puntuación del perfil	Interpretación	Mortalidad perinatal a la semana	Conducta
10/10 8/10 (LA normal) 8/8 (NST no realizada)	Riesgo de asfixia fetal extremadamente raro	1/1000	Intervención por factores obstétricos y maternos.
8/10 (LA anormal)	Probable compromiso fetal crónico	89/1000	Determinar si hay evidencia de función renal fetal y membranas intactas. Si es así, el parto a término está indicado. En el feto pretérmino de 34 semanas vigilancia intensiva es aconsejada para maximizar la madurez fetal.
6/10 (LA normal)	Test equívoco, posible asfixia fetal	Variable	Repetir test en 24 hr
6/10 (LA anormal)	Probable asfixia fetal	89/1000	Parto del feto a término. En el feto pretérmino de 34 semanas vigilancia intensiva es aconsejada para maximizar la madurez fetal.
4/10	Alta probabilidad de asfixia fetal	91/1000	Parto por indicaciones fetales.
2/10	Asfixia fetal casi cierta	125/1000	Parto por indicaciones fetales.
0/10	Asfixia fetal cierta	600/1000	Parto por indicaciones fetales.

*Modificado de Manning.

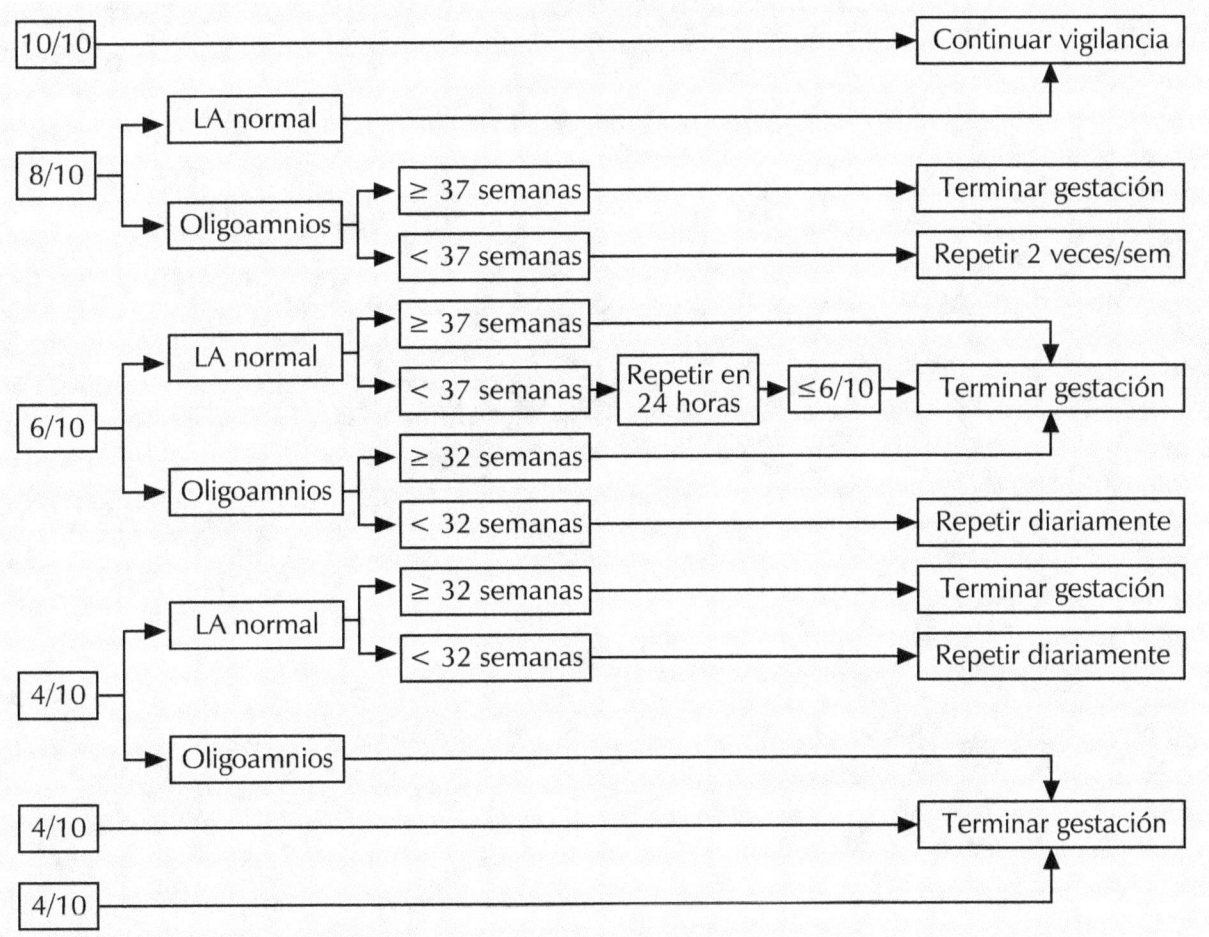

Fig. IV-53. Control del bienestar fetal anteparto. Perfil biofísico (SEGO 2009).

BIBLIOGRAFÍA

1. Manning FA, Platt LC. Antepartum fetal evaluation. Development of a fetal biophysical profile. Am J Obstet Gynecol 1980; 136:786-96.
2. Ventzileos AM, Campbell WA, Ingardia CJ *et al*. The bio-physical profile and its predictive value. Obstet Gynecol 1983; 62: 271.
3. Carrera JM, Mallafre J, Torrents y cols. Perfil Biofísico Progresivo. En: Doppler en Obstetricia. Editorial Masson-Salvat, Barcelona 1993.
4. Gallo M. Monitorización Biofísica Fetal. Colección de Medicina Fetal y Perinatal. Volumen 6. M. Gallo (dirección y coordinación general). Gallo JL, Beltrán P, Ruoti Cosp M, Espinosa A (editores invitados). AMOLCA, Actualidades Médicas, C.A. 2011.

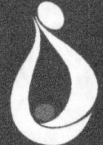

Proyecto Docente "Ágora Médica" (www.agoramedica.com)
Campus Online de Medicina Materno-Fetal «Caldeyro Barcia»
Diplomado en «Fundamentos, Indicaciones y Técnicas de Monitorización Biofísica Fetal en Embarazo y Parto»

Módulo V.
Monitorización Fetal en el Parto

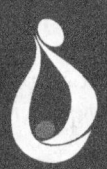

Proyecto Docente "Ágora Médica" (www.agoramedica.com)
Campus online de Medicina Materno-Fetal «Caldeyro Barcia»
Diplomado en «Fundamentos, Indicaciones y Técnicas de Monitorización Biofísica Fetal en Embarazo y Parto»
Módulo V. Monitorización Fetal en el Parto
Unidad 2. Monitorización Biofísica Fetal en el Parto

2

Monitorización Fetal en el Parto

2-1. Registros Normales
2-2. Registros Sospechosos
2-3. Registros Patológicos
2-4. Pulsioximetría
2-5. Sistema STAN 31
2-6. Sistema MONICA
2-7. Otros sistemas computarizados de la FCF
2-8. Monitorización Bioquímica Fetal y Neonatal

ÍNDICE

* Introducción
* Tipos de Monitorización Biofísica Intraparto
* Bibliografía recomendada
* Indicaciones
* Clasificación de los Registros Cardiotocográficos Fetales

INTRODUCCIÓN

La Monitorización Fetal, introducida por Caldeyro[1] en los años 60, es hoy día aceptada y utilizada universalmente, siendo inconcebible una Maternidad actual que no cuente con monitores fetales para el control del feto durante el embarazo y parto. Su inocuidad, sencillez y eficacia como técnica diagnóstica ha sido probada[2]. Hoy día nadie discute, en forma razonada, la relación existente entre menor mortalidad perinatal y mayor monitorización fetal.

El objetivo principal de la vigilancia anteparto e intraparto es disminuir las tasas de morbimortalidad fetal y materna[3-5]. Para ello, se estudia al feto en un intento de seleccionar aquellos que se encuentran en una situación comprometida debido a hipoxia, con la intención de corregirla o evitarla antes de que se produzcan efectos irreversibles. Sin embargo, son numerosos los factores que intervienen en el desarrollo de la lesión hipóxica, de tal forma que la relación entre la acidosis metabólica y el daño cerebral resulta compleja. Además, hoy conocemos que muchas de las lesiones cerebrales ocurren durante el embarazo y son previas al parto.

A pesar de ello, con la vigilancia fetal intraparto se debe ser capaz de detectar a los fetos en situación de riesgo, para poner en marcha medidas que intenten mejorar su resultado perinatal.

INDICACIONES

Lo ideal hoy día sería monitorizar todos los partos. No obstante, cuando bien porque el número de pacientes sea muy elevado o bien los medios técnicos tanto de material como de personal no alcancen a ello, deberemos seleccionar aquellas pacientes que bien por patología materna o fetal presenten mayor riesgo.

Se acepta de forma generalizada que, durante el parto, el feto se encuentra en una situación de riesgo de daño hipóxico. Además, la hipoxia inducida experimentalmente se ha asociado a cambios predecibles de la FCF. Por ello, *es recomendable la vigilancia de la FCF en todas las gestantes.*

El uso sistemático de la monitorización fetal electrónica de la FCF durante el parto de gestantes de alto o bajo riesgo sólo ha demostrado como beneficio significativo una disminución de las convulsiones neonatales, sin influir en las tasas de mortalidad perinatal y a expensas de un aumento de los partos operatorios[6].

A pesar de esto, la auscultación intermitente de la FCF no ha ganado terreno a la monitorización electrónica, debido a las dificultades inherentes al procedimiento. Por ello, en la actualidad el trabajo de parto se controla con procedimientos electrónicos en prácticamente todos los casos, sobre todo los de alto riesgo, según la SEGO[7].

TIPOS DE MONITORIZACIÓN BIOFÍSICA INTRAPARTO

Son los siguientes[5]:

1. Registro electrónico externo de la FCF (Fig. V-1).
2. Registro electrónico interno de la FCF (Fig. V-2).
3. Pulsioximetria (Fig. V-3).
4. Registro del ECG fetal (Stan-31) (Fig. V-4).
5. Sistema Mónica (Fig. V-5).
6. Registro de PO_2 continuo (Fig. V-6).
8. Registro de Ph continuo (Fig. V-7 y Fig. V-8).

La monitorización continua y simultanea de la FCF y de la dinámica uterina permite disminuir notablemente la morbimortalidad perinatal. A pesar de ello, no es un método absoluto, ya que lo que observaremos serán las alteraciones que sufre la FCF como respuesta del organismo fetal a ciertas situaciones patológicas, adoptando distintas morfologías, que en caso de duda deberán ser siempre contrastadas con la combinación de la medición del pH de sangre fetal, bien mediante la técnica de la micromuestra de Saling o mediante su medición de forma continua.

CLASIFICACIÓN DE LOS REGISTROS CARDIOTOCOGRÁFICOS FETALES

La correcta clasificación de los registros cardiotocográficos durante el embarazo y el parto, es un punto de fundamental importancia médico-legal en este tema. Es un tema muy complejo, ya que ha habido múltiples clasificaciones en la literatura mundial, procedentes de escuelas o sociedades científicas.

Cada vez nos vamos acercando más a la clasificación uniforme y compartida, sobre todo cuando son las sociedades científicas las que elaboran el documento, pero siempre encontramos algún «pero» que puede hacer confuso el hecho de clasificar correctamente un registro cardiotocográfico durante el embarazo o parto.

A modo de resumen vamos a exponer dos tablas del ACOG sobre las definiciones de los patrones de la frecuencia cardíaca fetal (Tabla V-1) y la interpretación del ritmo cardiaco fetal en 3 grados (Tabla V-2).

Hoy día debemos hablar, según la clasificación del NICE en 2008[8] y adaptada por la SEGO en 2008[7], (Tabla V-3) de registros cardiotocográficos fetales de 3 tipos:

a. Normales (Fig. V-9 y Fig. V-10).
b. No tranquilizadores y sospechosos de pérdida de bienestar fetal (Fig. V-11y Fig. V-12).
c. Patológicos (Fig. V-13 y Fig. V-14).

BIBLIOGRAFÍA SELECCIONADA

1. Caldeyro-Barcia R. y cols. Monitorización Fetal. Publicación Científica del C.L.A.P. nº 481. Montevideo, 1979.
2. Fabre E y cols. Vigilancia Fetal Intensiva. Filosofía, Costo y Beneficio. En: Monitorización Fetal Anteparto. Capitulo 14. Ed. Salvat, Barcelona 1980.
3. Gallo M. Test Basal. En: Manual de asistencia al embarazo normal. Sección de Medicina Perinatal de la Sociedad Española de Ginecología y Obstetricia (SEGO), Ed: E. Fabre. Capitulo 20: 571-584. Madrid, 2001.
4. Gallo M y cols. Control del Bienestar Fetal Anteparto. Métodos Biofísicos y bioquímicos. En: Tratado de Obstetricia, Ginecología y Medicina de la Reproducción (capitulo 42: 367-379). SEGO. Ed. Panamericana. Madrid 2003.
5. Gallo M. Monitorización Biofísica Fetal. Colección de Medicina Fetal y Perinatal. Volumen 6. M. Gallo (dirección y coordinación general). Gallo JL, Beltrán P, Ruoti Cosp M, Espinosa A (editores invitados). AMOLCA, Actualidades Médicas, C.A. 2011.
6. Thacker SB, Stroup D, Chang M. Continuous electronic heart rate monitoring for fetal assessment during labor (Cochrane Review). In: The Cochrane Library,Issue 1, 2004. Chichester, UK: John Wiley & Sons, Ltd.
7. SEGO. Guía Práctica y signos de alarma en la Asistencia al Parto. SEGO, 2008.
8. NICE. National Collaborating Center for Womens's and Children's Health Guidelines 55, 2008.
9. American College of Obstetricians and Gynecologist (ACOG). Practice Bulletin. Clinical Management Guidelines for Obstetrician-Gynecologists. Intrapartum Fetal Heart Rate Tracings Number 116, November 2010
10. SOGC. Fetal Health Surveillance: Antepartum and Intrapartum Consensus Guideline. Society of Obtetricians and Gynaecologist of Canada. J Obstet Gynaecol Can 2007; 29: S3-S50.

Tabla V-1. ACOG-2010. Definiciones de los patrones del ritmo cardíaco fetal	
Elemento	**Definición**

LÍNEA BASAL	• Nivel promedio de FCF en un segmento de 10 min (incluye oscilaciones de 5 lpm) exluyendo:
	  – Cambios periódicos o episódicos.
	  – Períodos de variabilidad marcada.
	  – Segmentos de línea de base que difieran en más de 25 lpm.
	• La línea basal debe permanecer al menos 2 min en cada segmento de 10 min.
	• Línea Basal de FCF Normal: 110-160 lpm.
	• Taquicardia: Línea Basal >160 lpm.
	• Bradicardia: Línea Basal <110 lpm.

VARIABILIDAD	• Fluctuaciones de la FCF que son irregulares en amplitud y frecuencia.
	• Se cuantifica visualmente como la amplitud del pico-a-valle en latidos por minuto.
	  – Ausente-rango de amplitud indetectable.
	  – Mínima-amplitud perceptible pero 5 lpm o menor.
	  – Moderada (normal)-amplitud 6-25 lpm.
	  – Marcada-amplitud mayor de 25 lpm.

ACELERACIONES	• Aumento visualmente evidente (de inicio a pico en menos de 30 seg) de la línea basal de la FCF. • Por encima de 32 sem de gestación, una aceleración tiene una cumbre de 15 lpm o más sobre la línea basal, con una duración de 15 seg o más pero menos de 2 min desde el inicio hasta el retorno. • Antes de las 32 semanas de gestación, una aceleración tiene una cumbre de 10 lpm o más sobre la línea basal, con una duración de 10 seg o más pero menos de 2 min. • La aceleración prolongada dura 2 min o más pero menos de 10 min. • Si una aceleración dura 10 min o más, es un cambio de la línea de base.
DECELERACIÓN TEMPRANA	• Descenso visualmente aparente, generalmente simétrico y gradual de la FCF en asociación con una contracción uterina y con vuelta a la línea de base. • Un descenso gradual de la FCF se define como un cambio de 30 seg o más del inicio al nadir. • El descenso de la FCF es calculado desde el inicio hasta el nadir de la contracción. • El nadir de la desaceleración ocurre al mismo tiempo que el pico de la contracción. • En la mayoría de los casos el inicio, nadir y recuperación de la deceleración coinciden con el inicio, pico y fin de la contracción respectivamente.
DECELERACIÓN TARDÍA	• Descenso visualmente aparente, generalmente simétrico y gradual de la FCF en asociación con una contracción uterina. • Un descenso gradual de la FCF se define como un cambio de 30 seg o más del inicio al nadir. • El descenso de la FCF es calculado desde el inicio hasta el nadir de la contracción. • En la mayoría de los casos el inicio, nadir y recuperación de la deceleración ocurren después del inicio, pico y fin de la contracción respectivamente.
DECELERACIÓN VARIABLE	• Descenso visualmente aparente y abrupto de la FCF. • Un descenso abrupto de la FCF se define como tal cuando pasan 30 seg o menos del inicio al nadir. • El descenso de la FCF es de 15 lpm o más, con duración de 15 seg o más para menos de 2 min. • Cuando las deceleraciones variables se asocian con contracciones su inicio, descenso y duración comúnmente varían con sucesivas contracciones uterinas.
DECELERACIÓN PROLONGADA	• Descenso visualmente aparente de la FCF bajo la línea basal. • El descenso de la FCF es de 15 lpm o más, duración de 2 min o más pero menos de 10 min desde el inicio al retorno a la línea basal. • Si el descenso de la FCF es mayor de 10 min se trata de un cambio de la línea basal.
PATRÓN SINUSOIDAL	• Patrón visualmente aparente, ondulatorio a modo de ola de la línea de base de la FCF con una frecuencia del ciclo de 3-5 por minutos que persiste 20 minutos o más.

Tabla V-2. Interpretación del ritmo cardíaco fetal en 3 grados (ACOG-2010)

CATEGORÍA 1

Los trazados del ritmo cardíaco fetal de la categoría 1 incluyen todo lo siguiente:
- Línea basal (LB): 110-160 lpm.
- Variabilidad de la LB: moderada.
- Deceleraciones variables o tardías: ausentes.
- Deceleraciones precoces: presentes o ausentes.
- Aceleraciones: presentes o ausentes.

CATEGORÍA 2

Los trazados del ritmo cardíaco fetal de la categoría 2 incluyen los que no están en las categorías 1 ni 3. Se incluyen cualquiera de los siguientes:
- Línea basal (LB):
  - Taquicardia.
  - Bradicardia no acompañada de ausencia de variabilidad.
- Variabilidad de la LB:
  - Mínima.
  - Ausente pero no acompañada de deceleraciones recurrentes.
  - Marcada.
- Ausencia de aceleraciones inducidas tras estimulación fetal
- Deceleraciones periódicas o episódicas:
  - Desaceleraciones variables recurrentes con variabilidad mínima o moderada.
  - Desaceleraciones prolongadas más de 2 minutos y menos de 10 minutos.
  - Desaceleraciones tardías recurrentes con variabilidad moderada de la línea basal.
  - Desaceleraciones variables con otras características, tales como vuelta lenta a la línea de base, «overshoots…

CATEGORÍA 3

Los trazados del ritmo cardíaco fetal de la categoría 3 incluyen cualquiera de los siguientes:
- Ausencia de variabilidad de la LB y cualquiera de los siguientes:
  - Deceleraciones tardías recurrentes.
  - Deceleraciones variables recurrentes.
  - Bradicarcia.
- Patrón sinusoidal.

Tabla V-3. Clasificación de los Registros cardiotocográficos según la SEGO y NICE

Definición de registro, sospechoso y potológico

Categoría	Definición
NORMAL	Registro de la FCF con los 4 criterios de lectura clasificados como tranquilizadores.
SOSPECHOSO	Registro de la FCF con 1 criterio clasificado como intranquilizador y el resto tranquilizadores.
PATOLÓGICO	Registro de la FCF con 2 o más criterios intranquilizadores o 1 o más clasificado como anormal.

Clasificación de los criterios de interpretación de los registros de la FCF (modificado de RCOG)

Características	FCF basal (l/m)	Variabilidad (l/m)	Desaceleraciones	Aceleraciones
Tranquilizadora	120-160	≥5	Ninguna	Presentes
Intranquilizadora	100-119 161-180	<5 durante 40-90 minutos	Deceleraciones variables típicas con más del 50% de las contracciones durante más de 90 minutos. Deceleración prolongada única de hasta 3 minutos	La ausencia de aceleraciones transitorias en un registro por otra parte normal tiene un significado incierto
Anormal	<100 >180 Patrón sinusoidal ≥10 minutos	<5 durante más de 90 minuto	Deceleraciones variables atípicas con más del 50% de las contracciones o desaceleraciones tardías (Dip II), ambas durante más de 30 minutos Deceleración prolongada única de >3 minutos	

Deceleraciones variables atípicas (características)

La presencia de atipias en una deceleración variable predice un mayor riesgo de acidosis y un aumento de resultados perinatales deficientes. En orden de frecuencia, estas atipias son:

- Pérdida del ascenso transitoria inicial.
- Retorno lento a la FCF basal.
- Pérdida del ascenso transitorio secundario.
- Ascenso transitorio secundario prolongado.
- Deceleración bifásica (forma W).
- Pérdida de variabilidad durante la deceleración (es el de peor pronóstico).
- FCF basal tras la deceleración a un nivel más bajo que el previo.

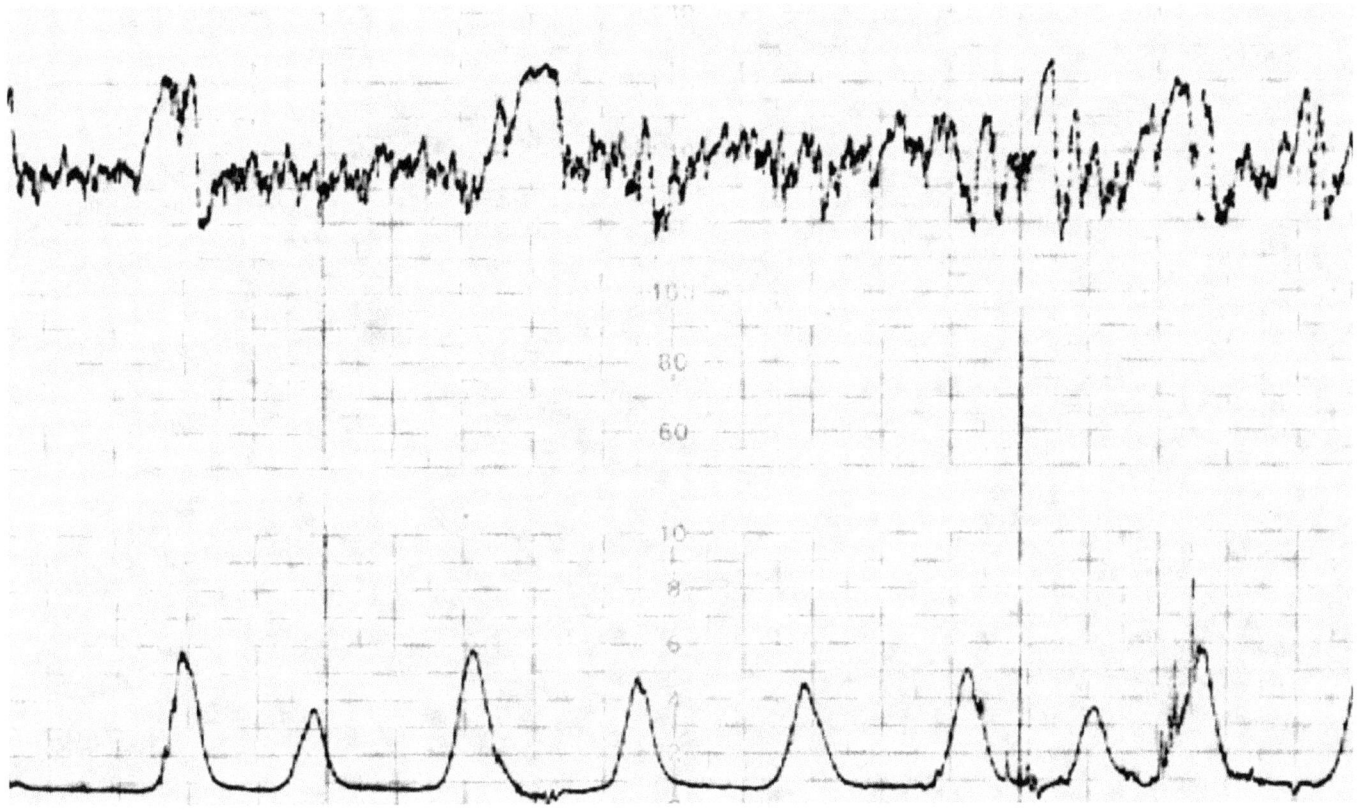

Fig. V-1. Registro externo de la FCF y CU.

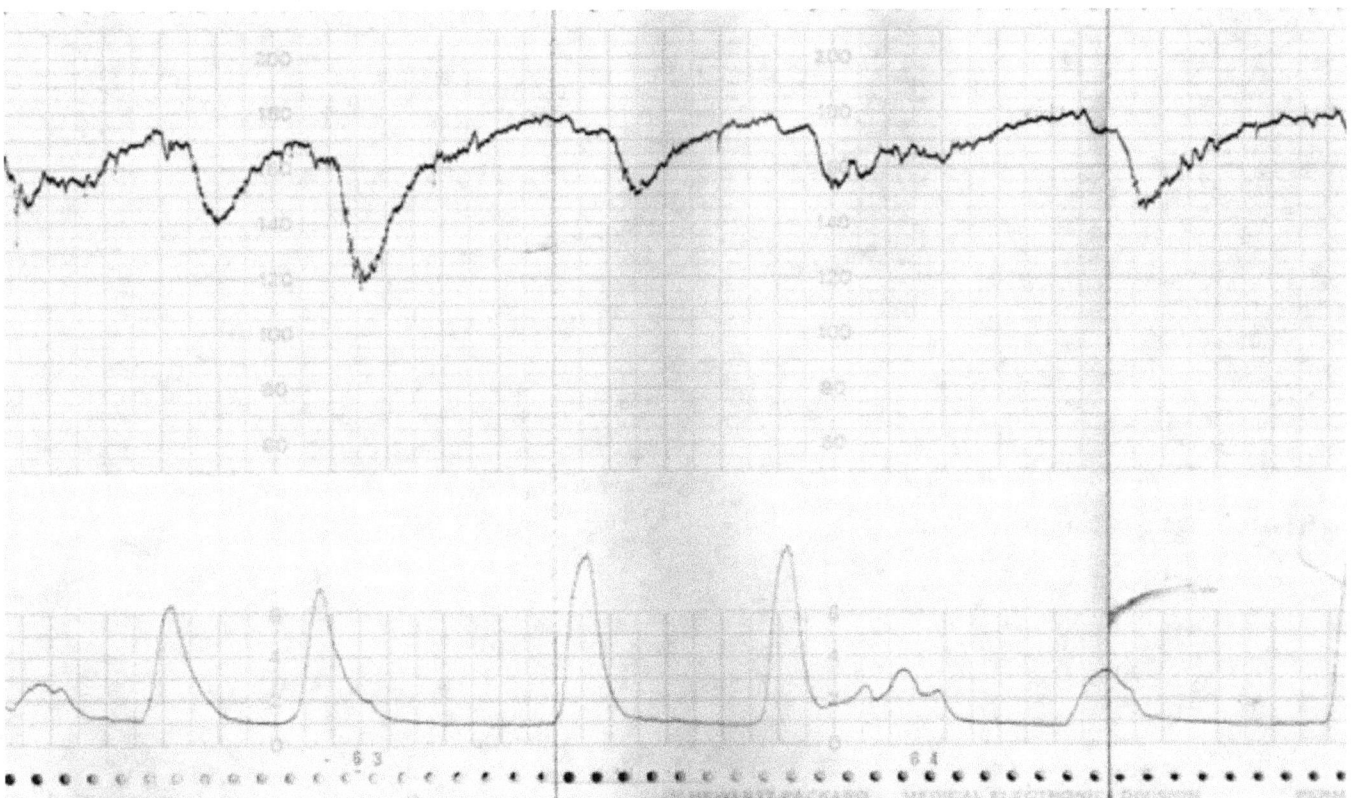

Fig. V-2. Registro interno de la FCF y CU.

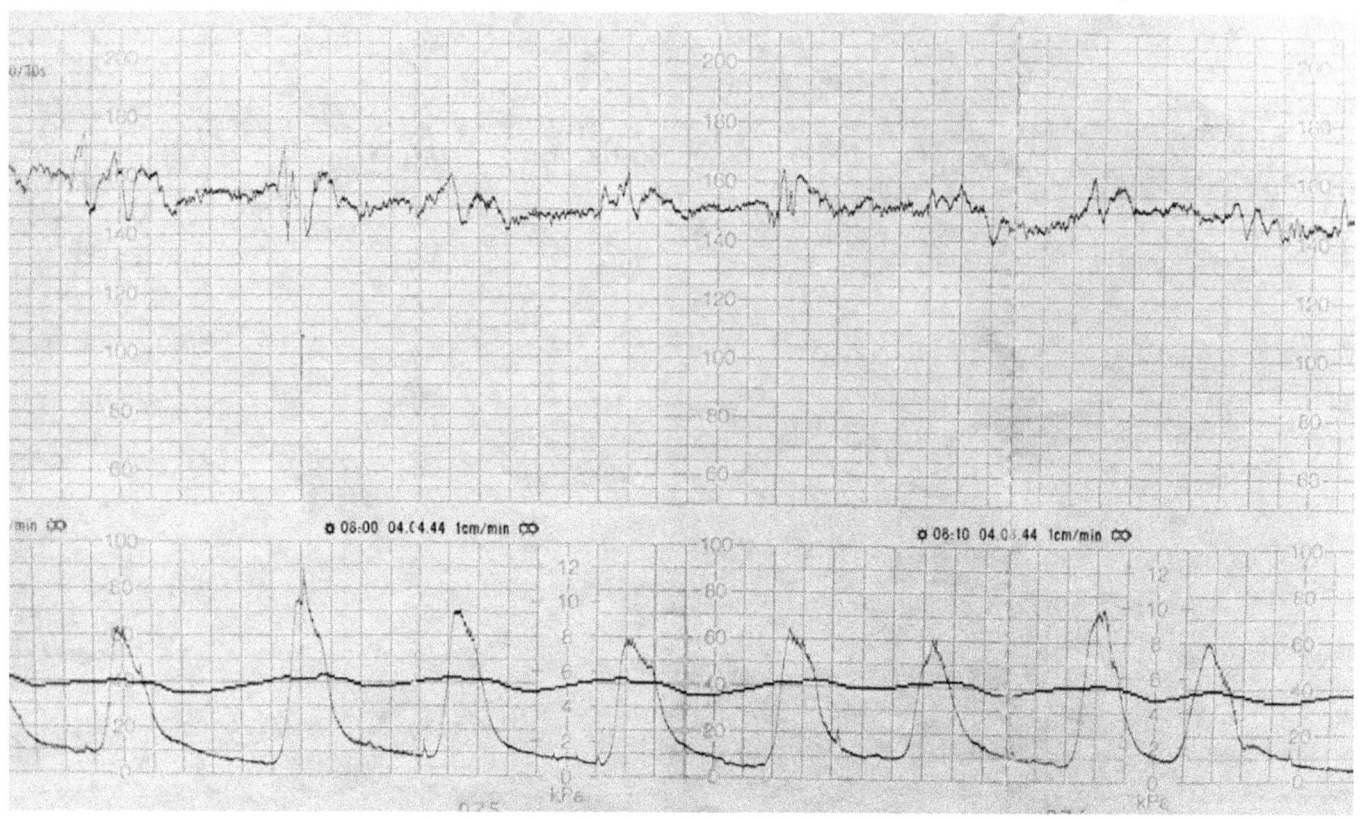

Fig. V-3. Pulsioximetría Fetal.

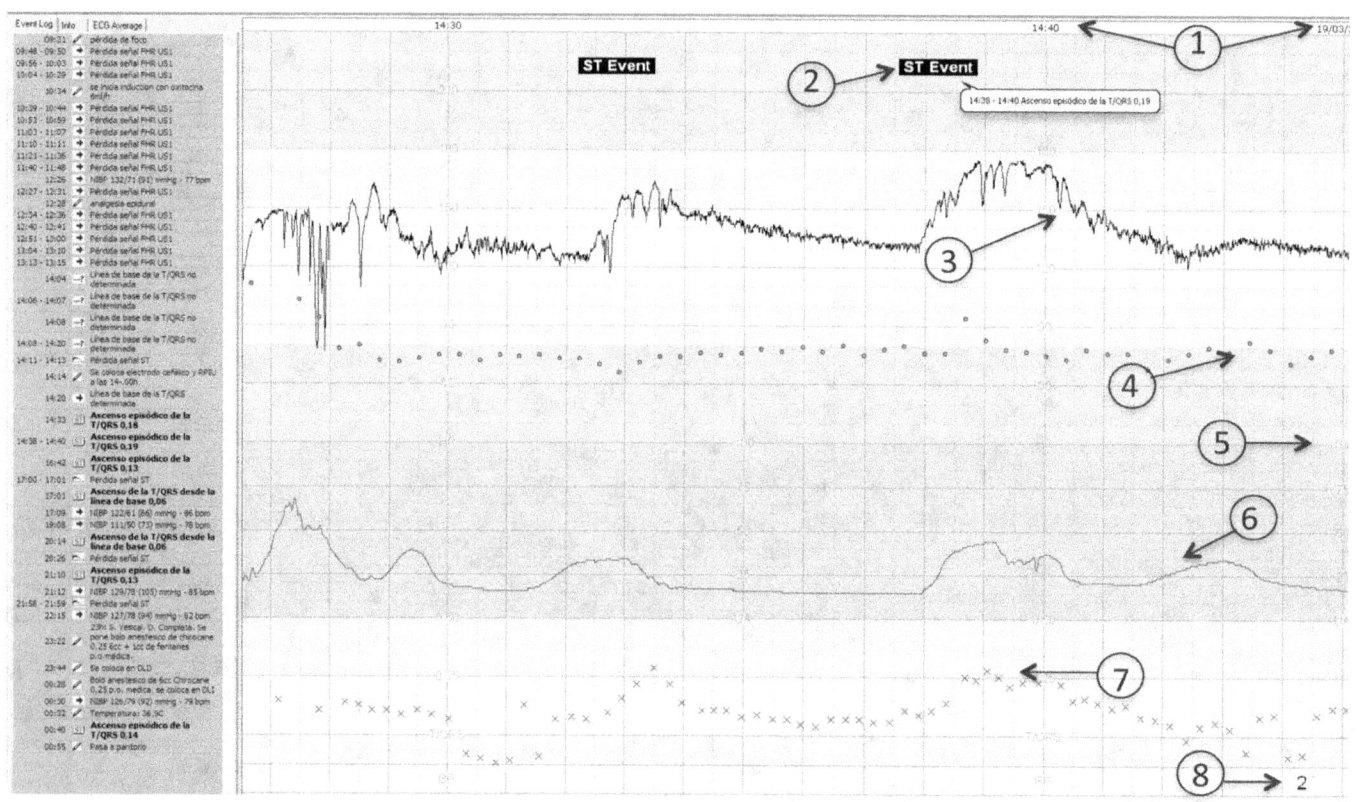

Fig. V-4. Sistema Stan 21.

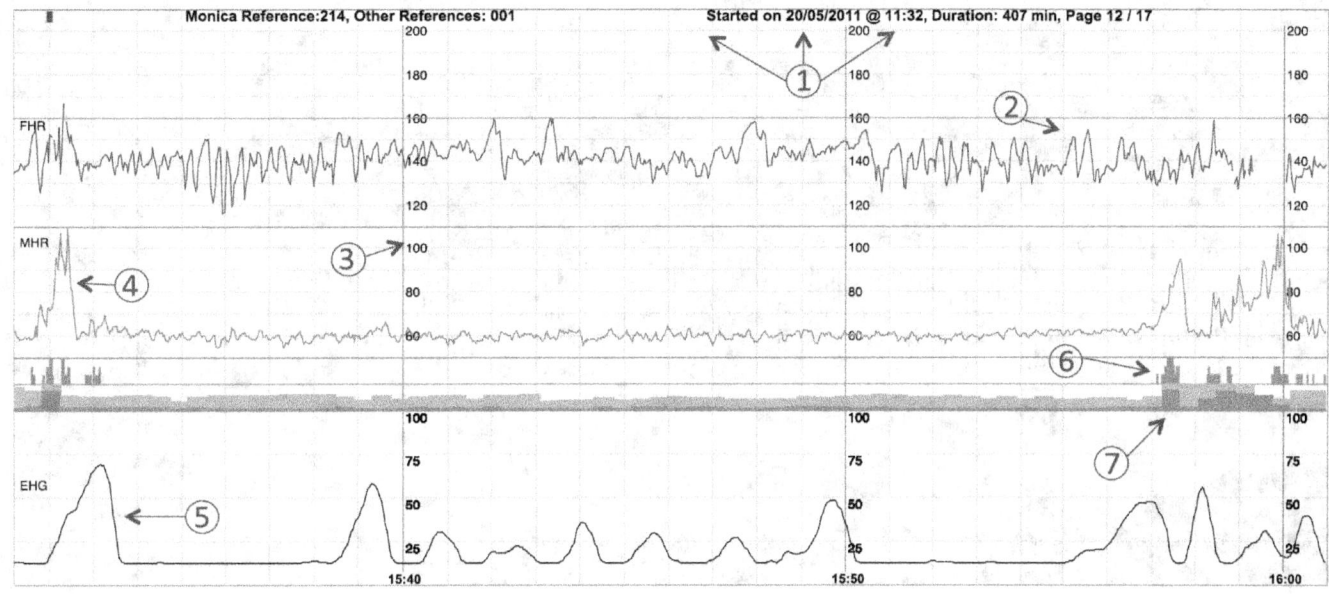

Fig. V-5. Sistema MONICA.

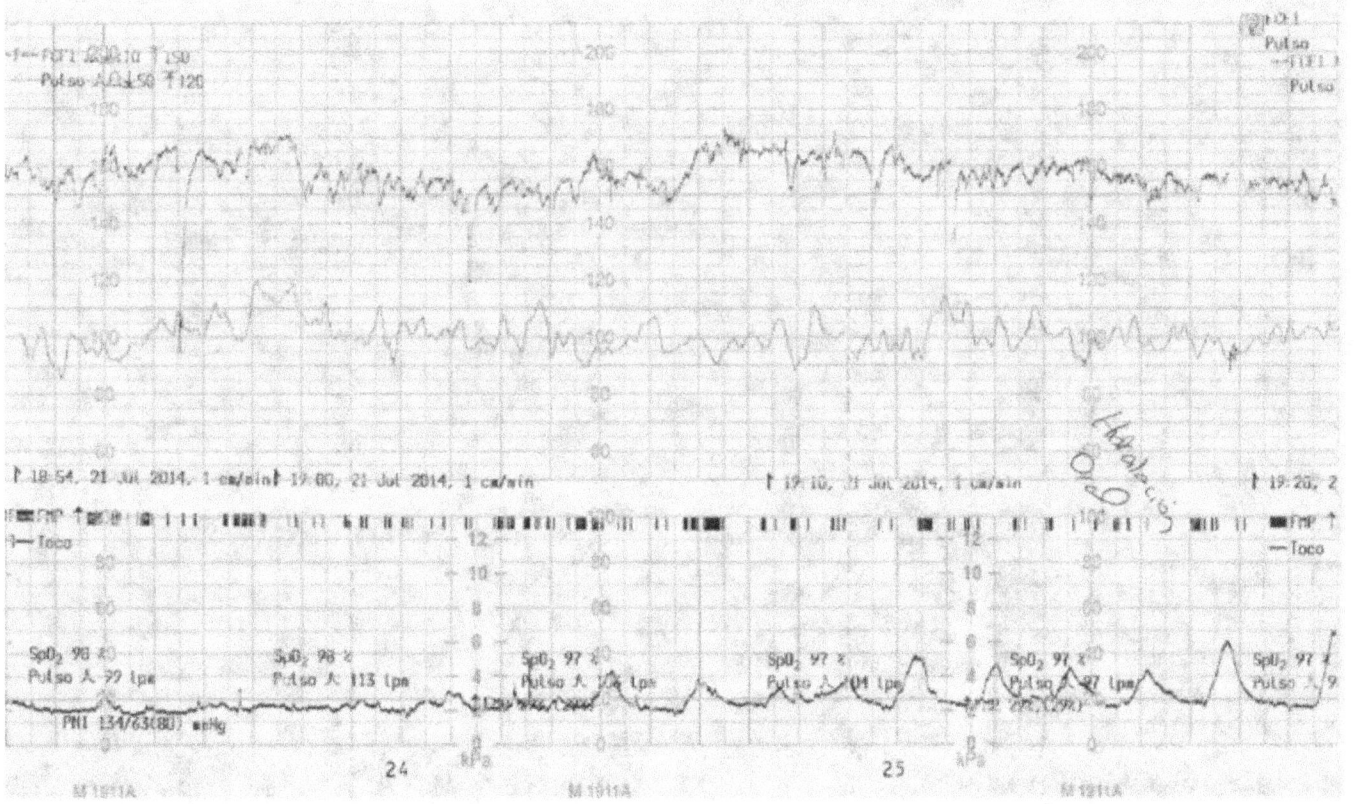

Fig. V-6. PO$_2$ continuo.

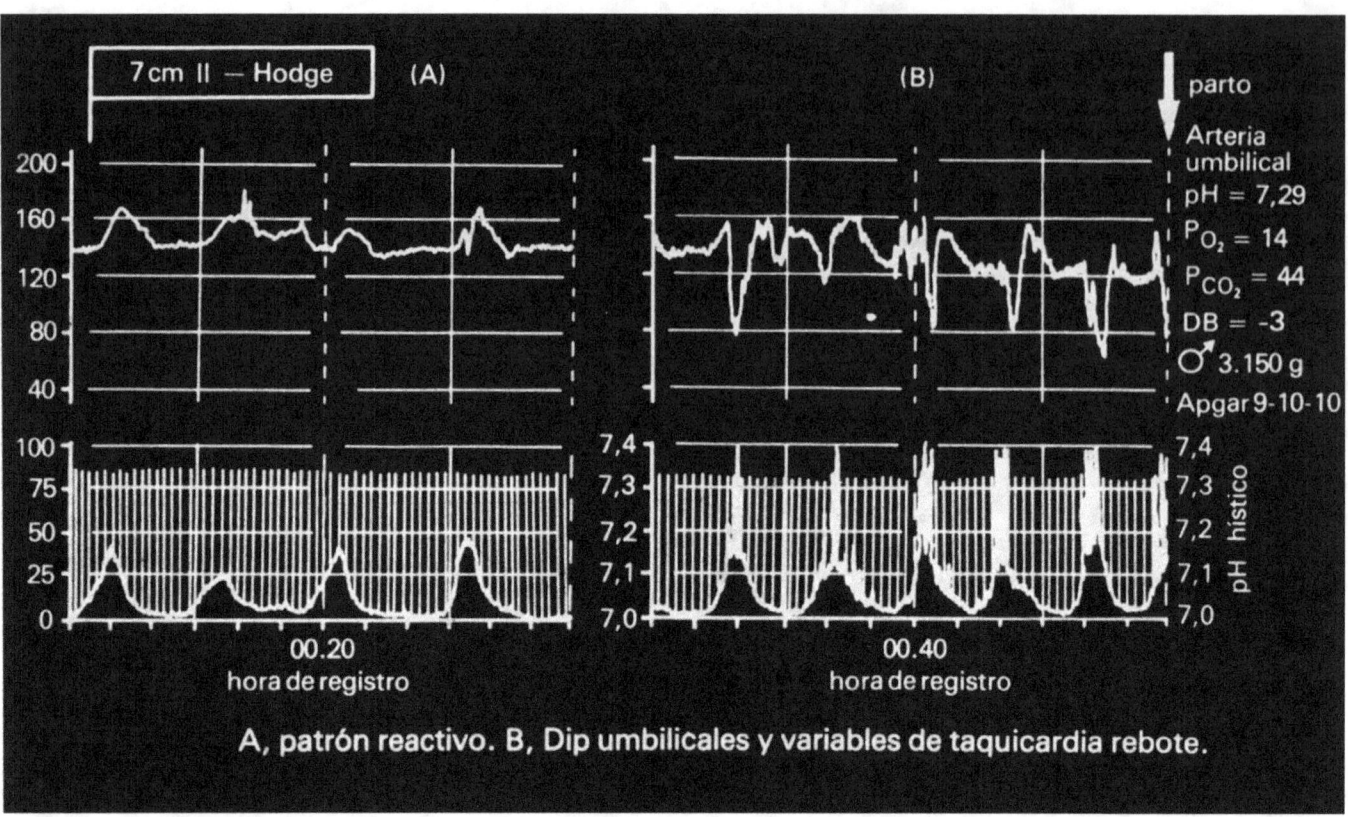

Fig. V-7. Ph fetal continuo.

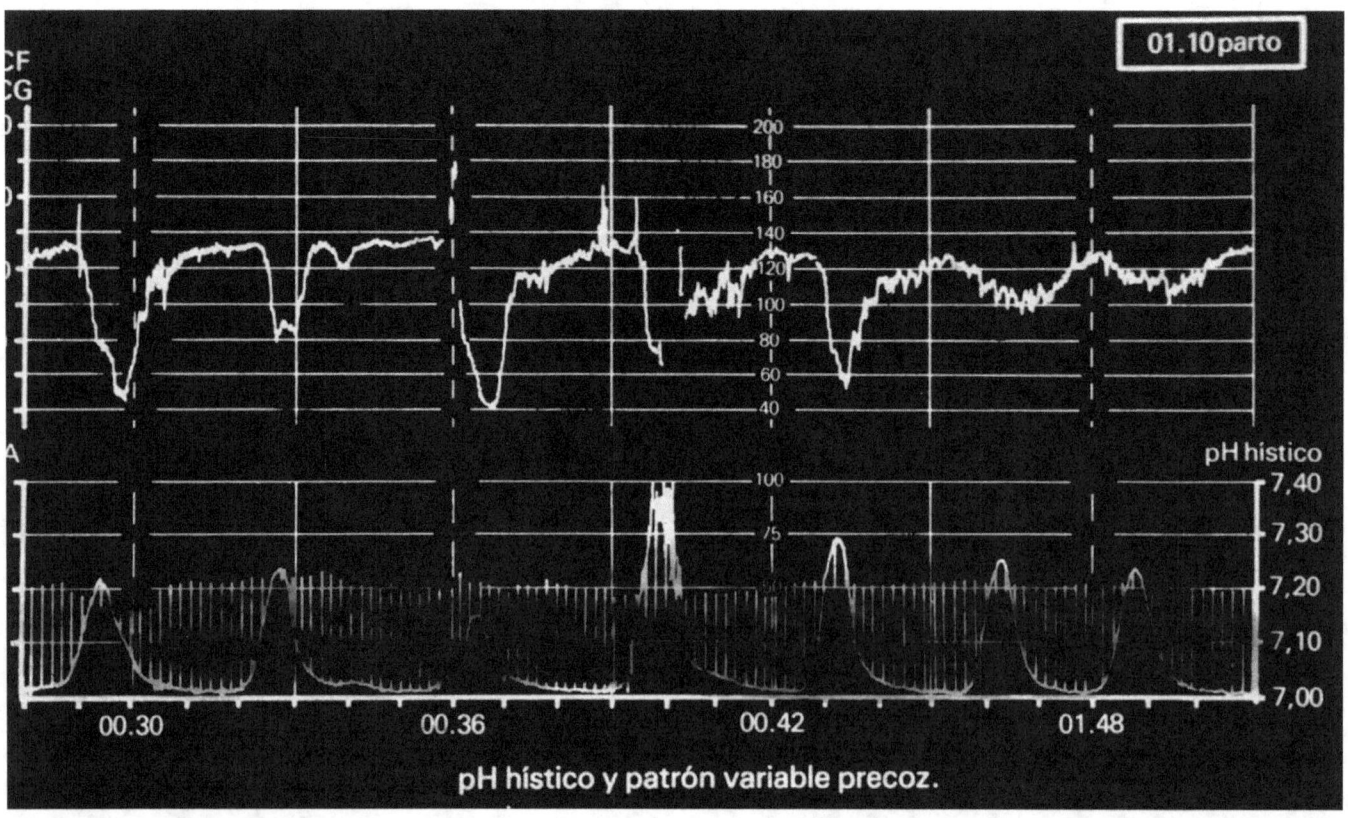

Fig. V-8. Ph fetal continuo.

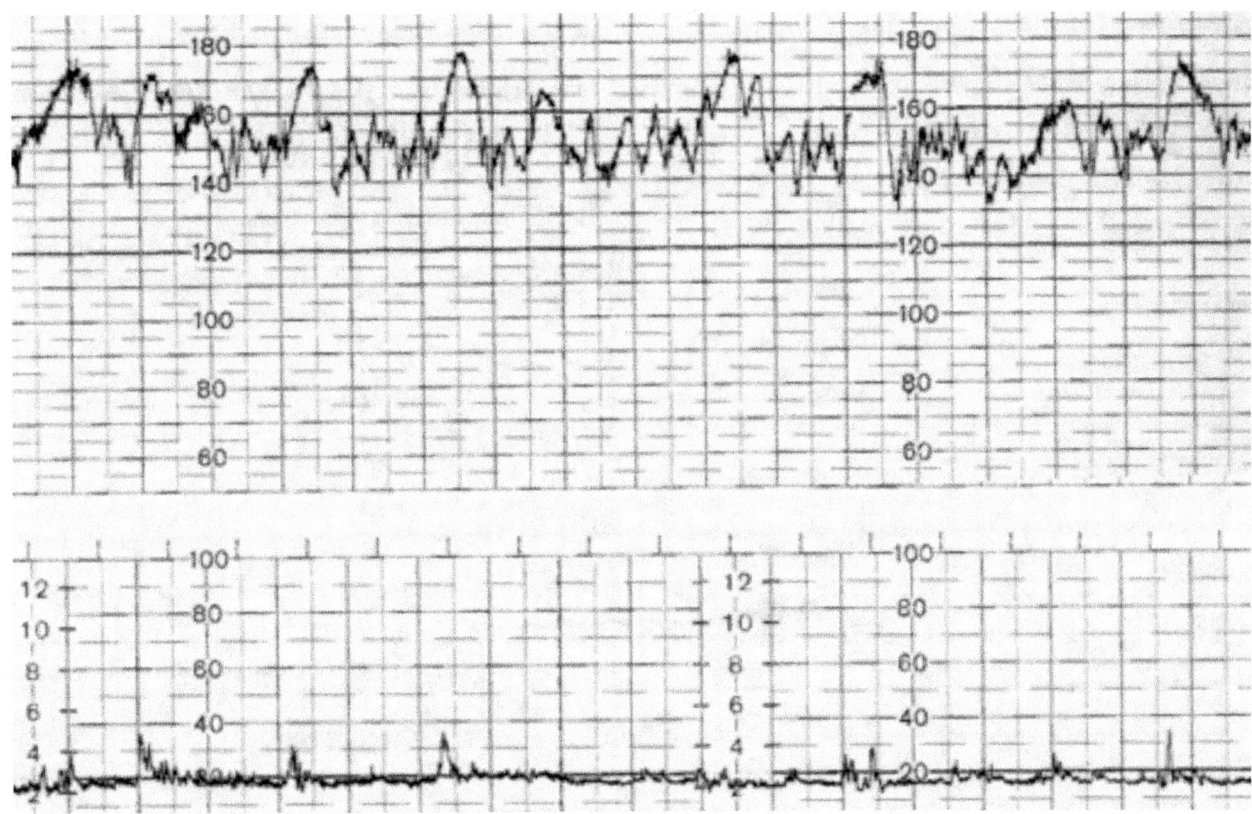

Fig. V-9. Registro normal. FCF basal normal. Patrón reactivo de la FCF. Variabilidad normal. No hay deceleraciones.

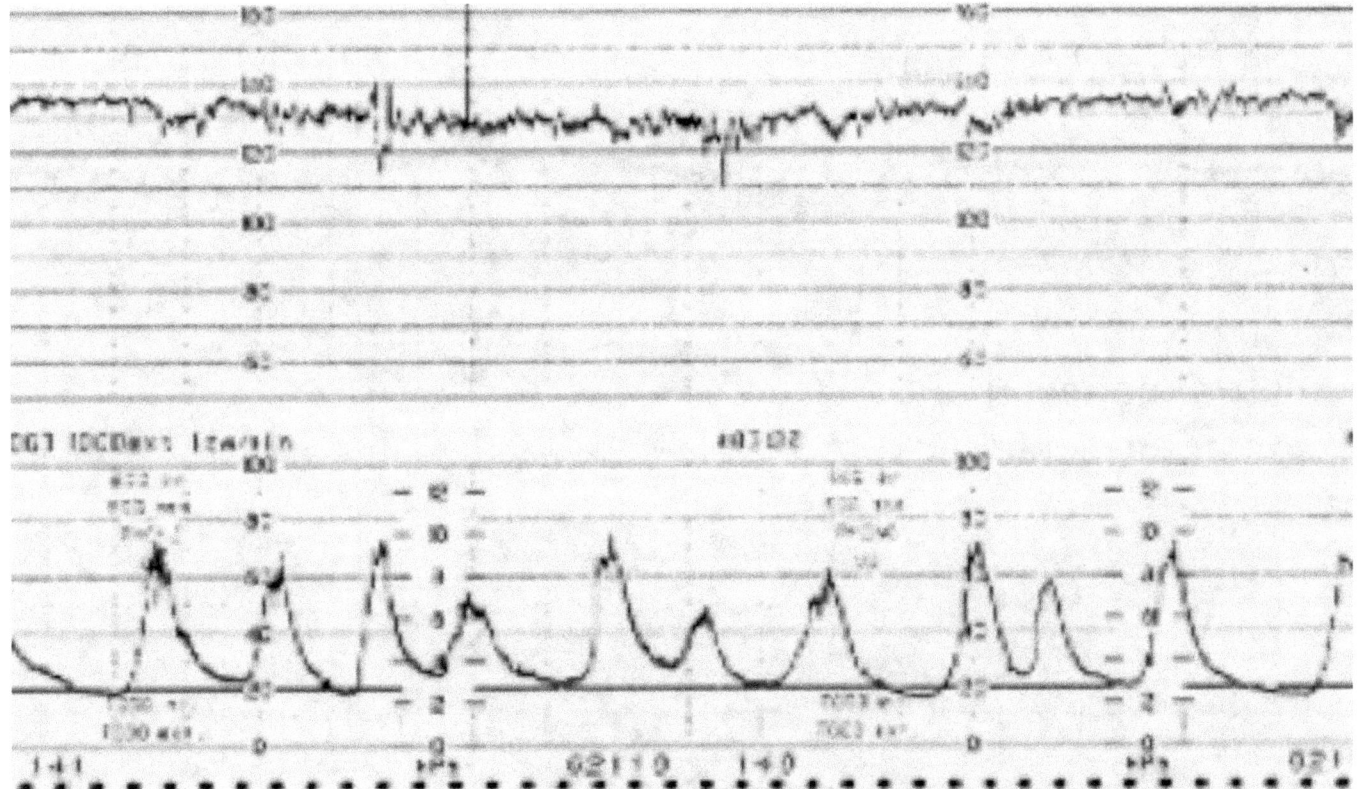

Fig. V-10. Registro normal. FCF basal normal. Patrón no reactivo de la FCF. Variabilidad normal. No hay deceleraciones.

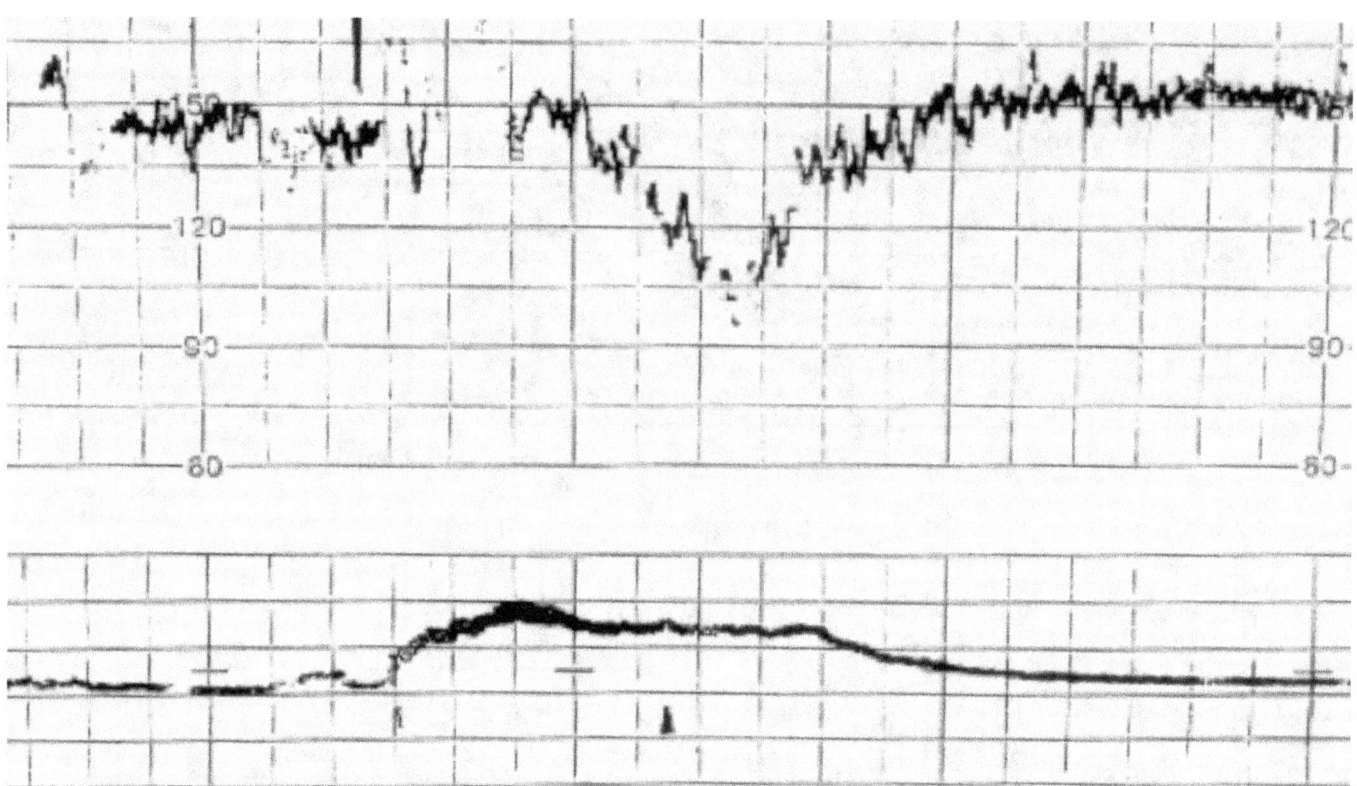

Fig. V-11. Registro sospechoso. FCF basal normal. Patrón reactivo de la FCF. Variabilidad normal, con desaceleración tras un periodo de hipertono uterino.

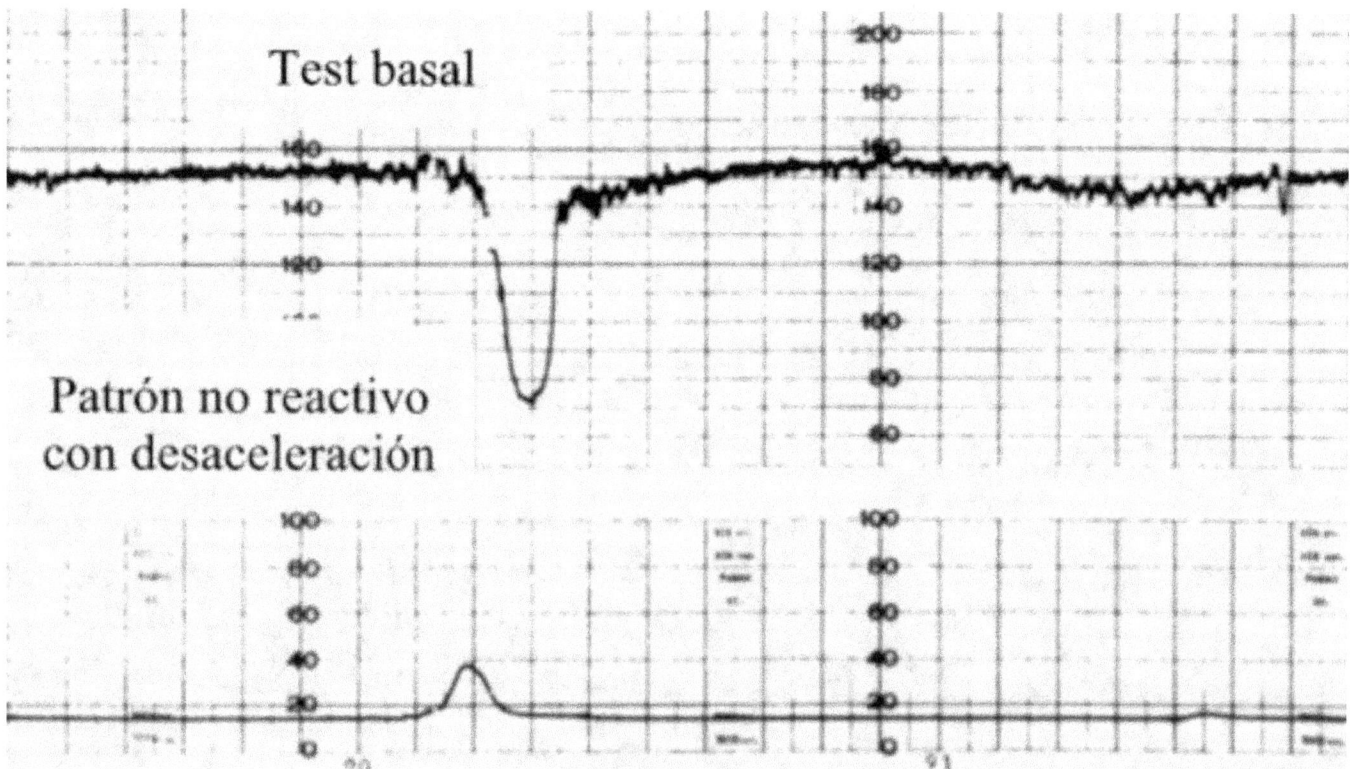

Fig. V-12. Registro sospechoso. FCF basal normal. Patrón no reactivo de la FCF. Variabilidad reducida, con desaceleración tras una pequeña contracción uterina.

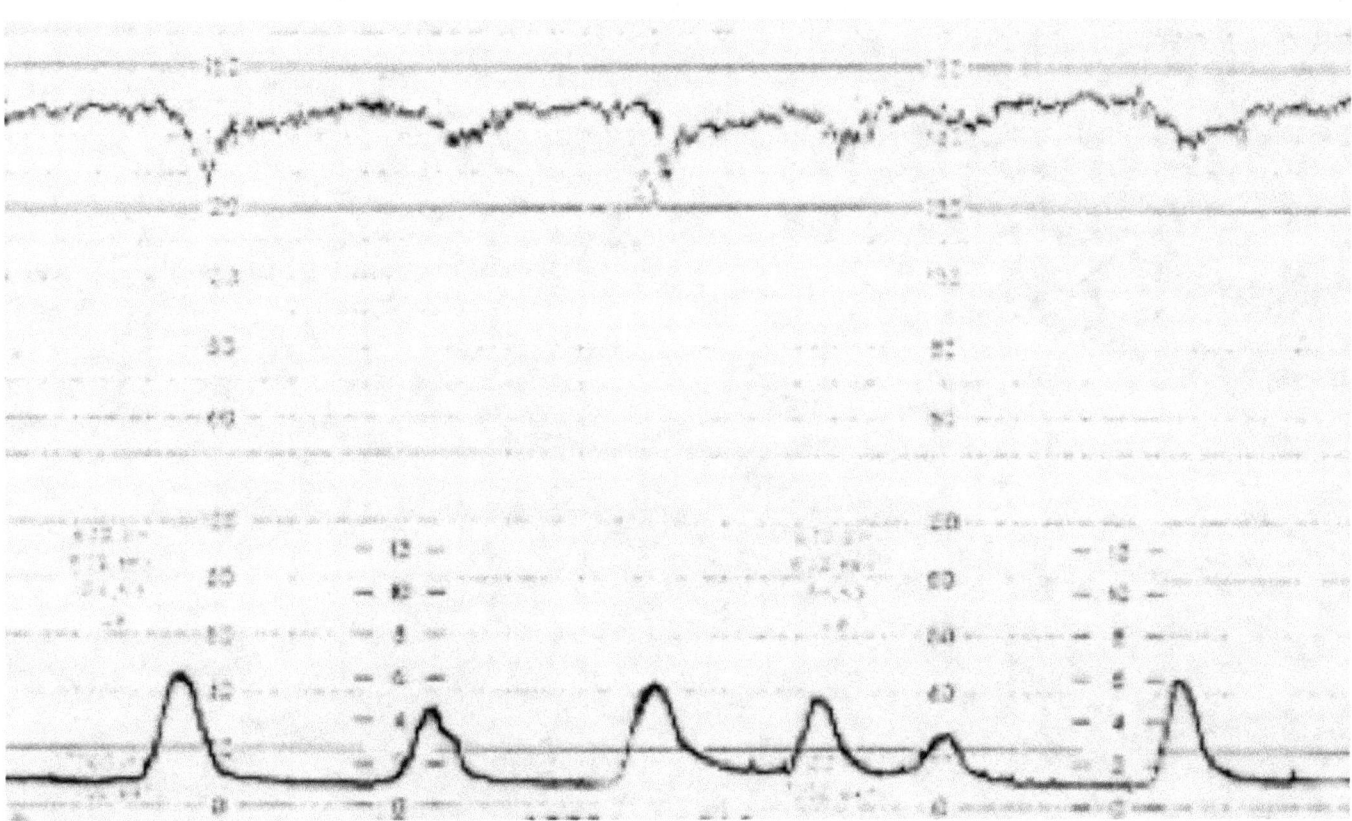

Fig. V-13. Registro patológico. FCF patológica, con deceleraciones en cada contracción y variabilidad mínima.

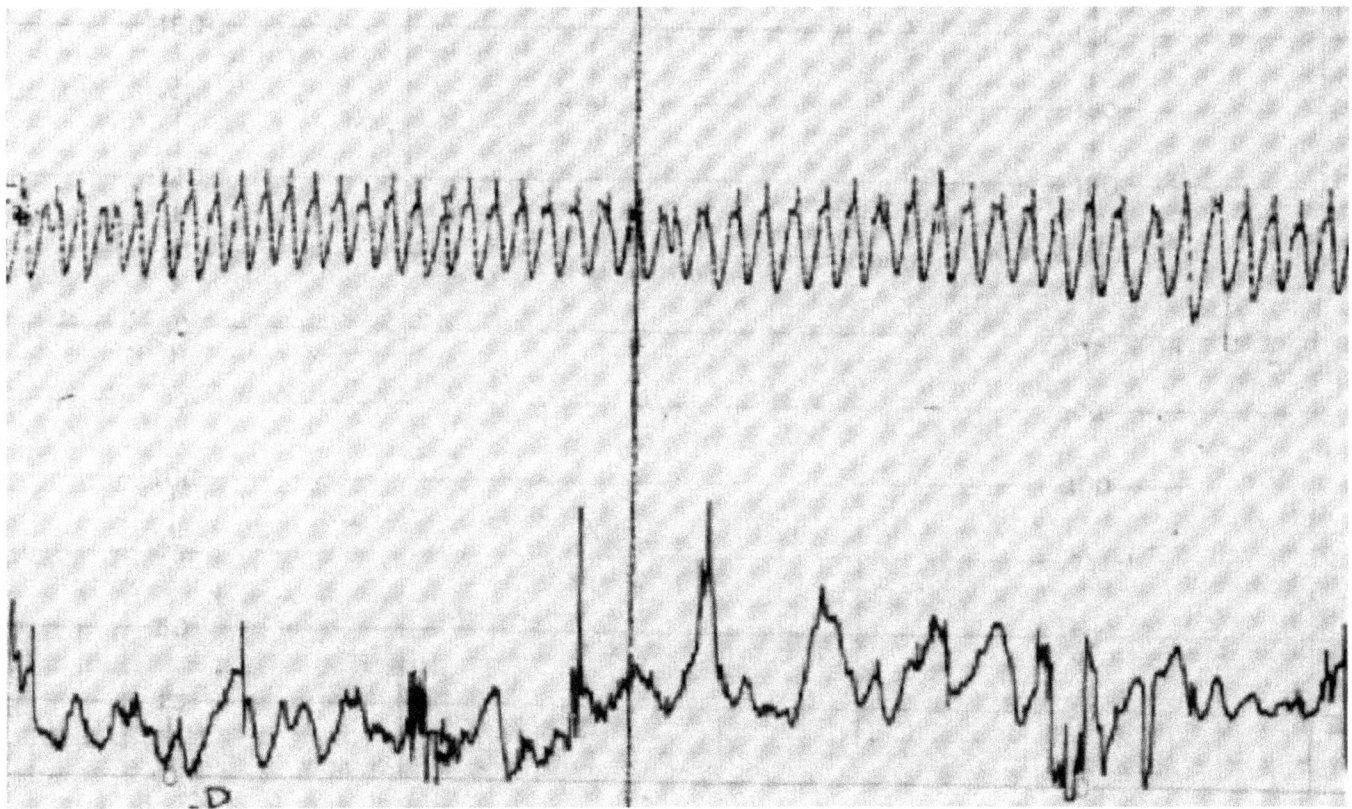

Fig. V-14. Registro patológico. Ritmo sinusoidal de la FCF.

Proyecto Docente "Ágora Médica" (www.agoramedica.com)
Campus online de Medicina Materno-Fetal «Caldeyro Barcia»
Diplomado en «Fundamentos, Indicaciones y Técnicas de Monitorización Biofísica Fetal en Embarazo y Parto»
Módulo V. Monitorización Fetal en el Parto
Unidad 2.1. Perfil Biofísico Fetal

2.1.

Registros Normales

Manuel Gallo
José Luis Gallo

ÍNDICE

* Concepto
* Bibliografía seleccionada
* Conducta

CONCEPTO

Son aquellos en la que la FCF no presenta alteraciones en presencia de las contracciones uterinas. Se caracterizan por lo siguiente:

- Buena FCF basal entre 110-160 latidos por minuto (Fig. V-15 a Fig. V-17).
- Buena variabilidad latido-latido, mayor o igual a 5 latidos por minuto (Fig. V-18 a Fig. V-20).
- Existencia de ascensos transitorios (Fig. V-21 a Fig. V-23).

Recordamos en la Tabla V-1, las características de un registro normal o tranquilizador.

CONDUCTA

Tranquilidad. En más del 95% de los casos se correlaciona con fetos no hipóxicos.

BIBLIOGRAFÍA SELECCIONADA

1. Caldeyro-Barcia R. y cols. Monitorización Fetal. Publicación Científica del C.L.A.P. nº 481. Montevideo, 1979.
2. Gallo M. Test Basal. En: Manual de asistencia al embarazo normal. Sección de Medicina Perinatal de la Sociedad Española de Ginecología y Obstetricia (SEGO), Ed: E. Fabre. Capitulo 20: 571-584. Madrid, 2001.
3. Gallo M y cols. Control del Bienestar Fetal Anteparto. Métodos Biofísicos y bioquímicos. En: Tratado de Obstetricia, Ginecología y Medicina de la Reproducción (capitulo 42: 367-379). SEGO. Ed. Panamericana. Madrid 2003.
4. Gallo M. Monitorización Biofísica Fetal. Colección de Medicina Fetal y Perinatal. Volumen 6. AMOLCA, Actualidades Médicas, C. A. 2011.
5. SEGO. Guía Práctica y signos de alarma en la Asistencia al Parto. SEGO, 2008.
6. NICE. National Collaborating Center for Womens's and Children's Health Guidelines 55, 2008.
7. American College of Obstetricians and Gynecologist (ACOG). Practice Bulletin. Clinical Management Guidelines for Obstetrician–Gynecologists. Intrapartum Fetal Heart Rate Tracings Number 116, November 2010.
8. SOGC. Fetal Health Surveillance: Antepartum and Intrapartum Consensus Guideline. Society of Obtetricians and Gynaecologist of Canada. J Obstet Gynaecol Can 2007; 29: S3-S50.

Tabla V-1. SEGO. Guía práctica y Signos de Alarma en la Asistencia al Parto (2008)

Definición de registro, sospechoso y potológico

Categoría	Definición
NORMAL	Registro de la FCF con los 4 criterios de lectura clasificados como tranquilizadores.
SOSPECHOSO	Registro de la FCF con 1 criterio clasificado como intranquilizador y el resto tranquilizadores.
PATOLÓGICO	Registro de la FCF con 2 o más criterios intranquilizadores o 1 o más clasificado como anormal.

Clasificación de los criterios de interpretación de los registros de la FCF (modificado de RCOG)

Características	FCF basal (l/m)	Variabilidad (l/m)	Desaceleraciones	Aceleraciones
Tranquilizadora	120-160	≥5	Ninguna	Presentes
Intranquilizadora	100-119 161-180	<5 durante 40-90 minutos	Deceleraciones variables típicas con más del 50% de las contracciones durante más de 90 minutos. Deceleración prolongada única de hasta 3 minutos	La ausencia de aceleraciones transitorias en un registro por otra parte normal tiene un significado incierto
Anormal	<100 >180 Patrón sinusoidal ≥10 minutos	<5 durante más de 90 minuto	Deceleraciones variables atípicas con más del 50% de las contracciones o desaceleraciones tardías (Dip II), ambas durante más de 30 minutos Deceleración prolongada única de >3 minutos	

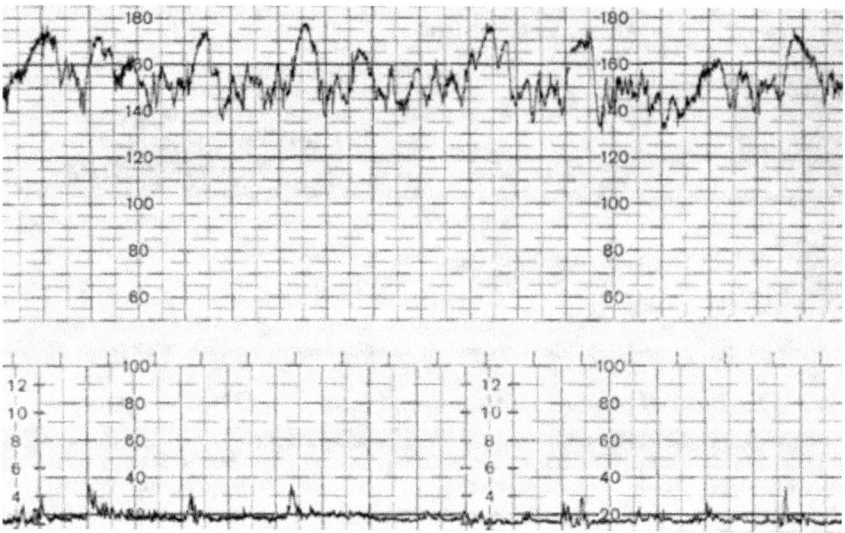

Fig. V-15. FCF normal, con línea basal normal.

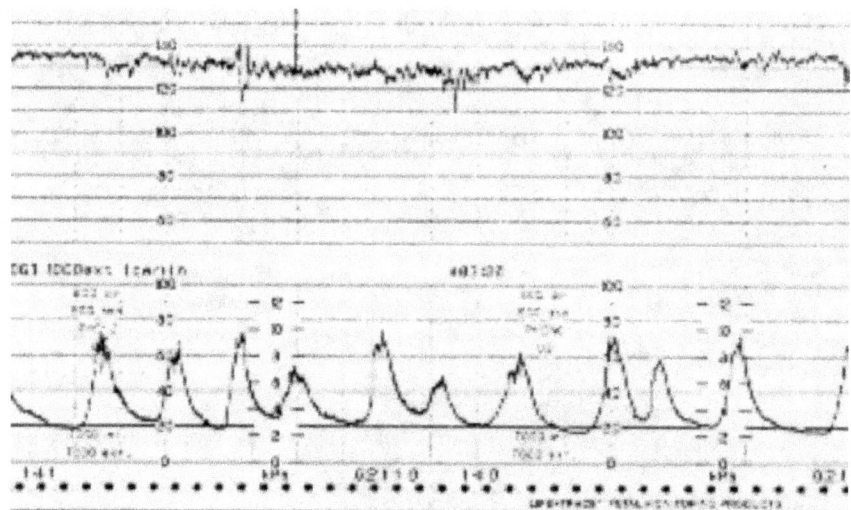

Fig. V-16. FCF normal, con línea basal normal.

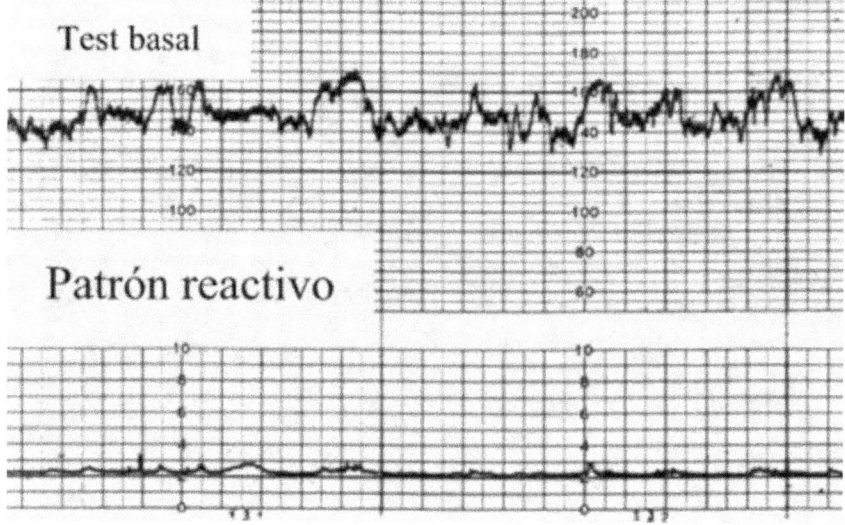

Fig. V-17. FCF normal, con línea basal normal.

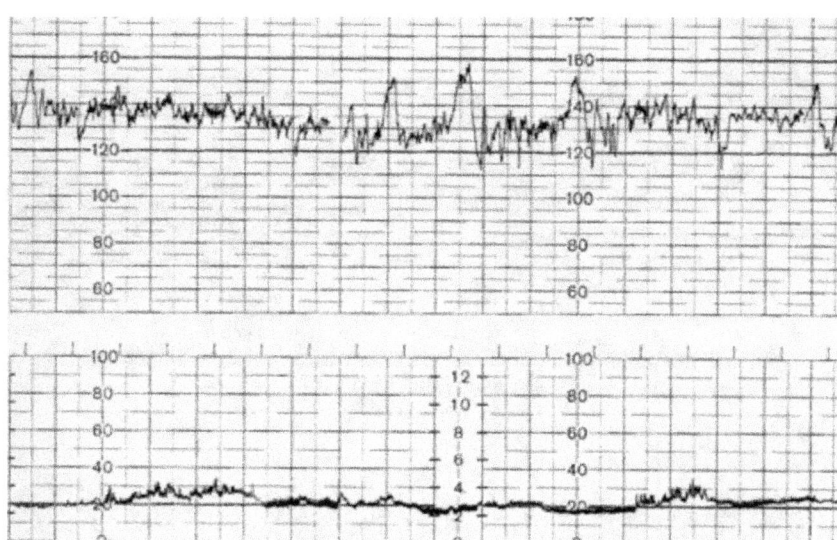

Fig. V-18. FCF normal con buena variabilidad.

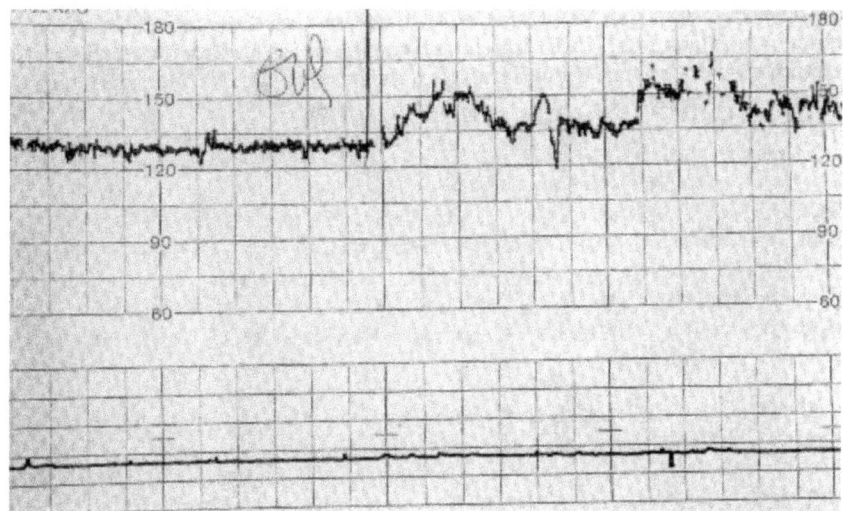

Fig. V-19. FCF basal normal. Patrón reactivo de la FCF. Variabilidad normal. No hay deceleraciones. Registro normal.

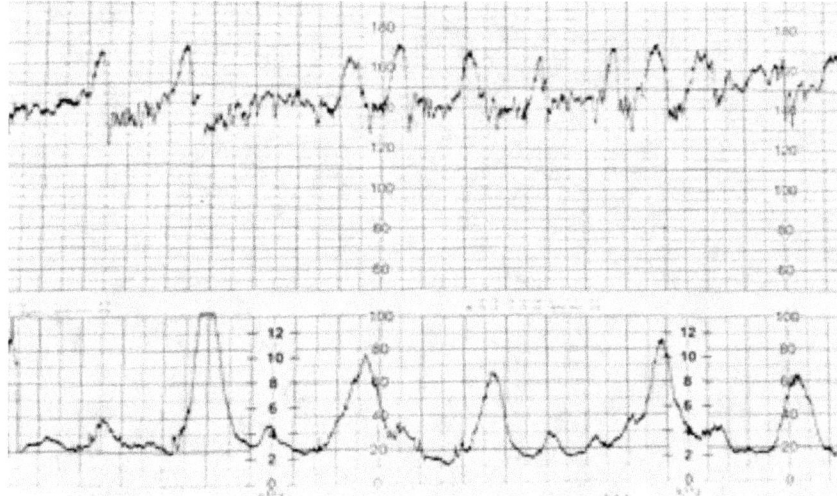

Fig. V-20. FCF basal normal. Patrón reactivo de la FCF con ascensos transitorios. Variabilidad normal. No hay deceleraciones. Registro normal.

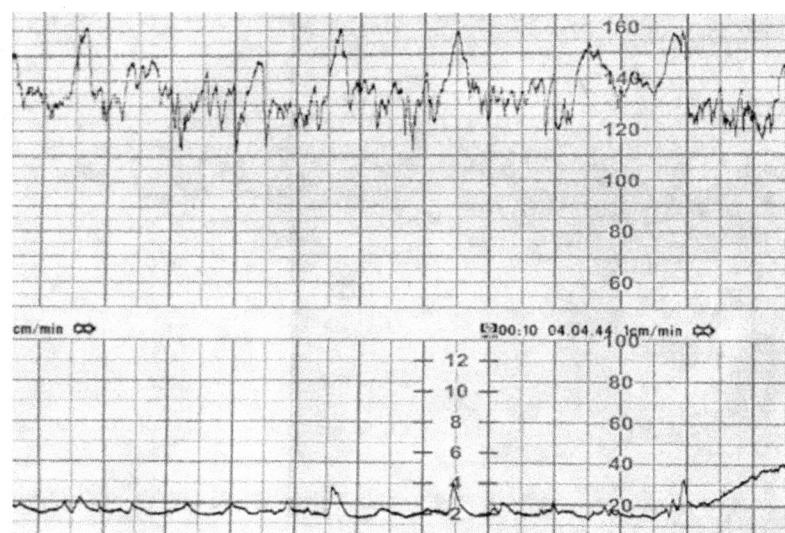

Fig. V-21. FCF basal normal. Patrón no reactivo de la FCF. Variabilidad normal. No hay deceleraciones. Registro normal.

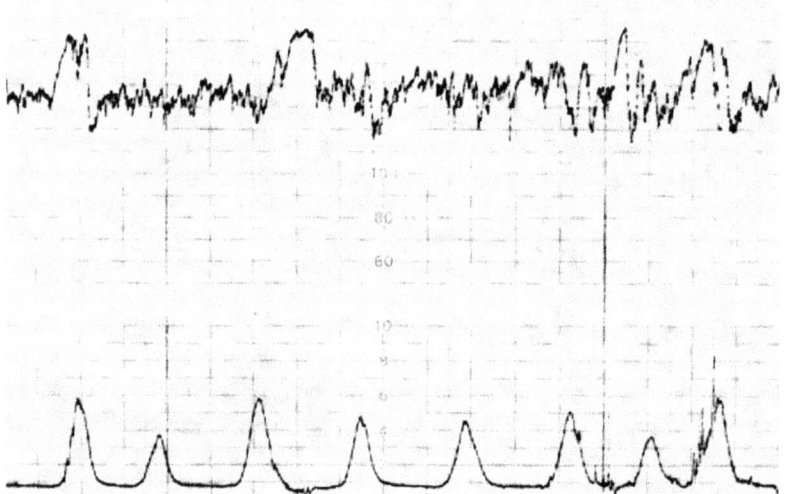

Fig. V-22. FCF normal con ascensos transitorios tipo omega.

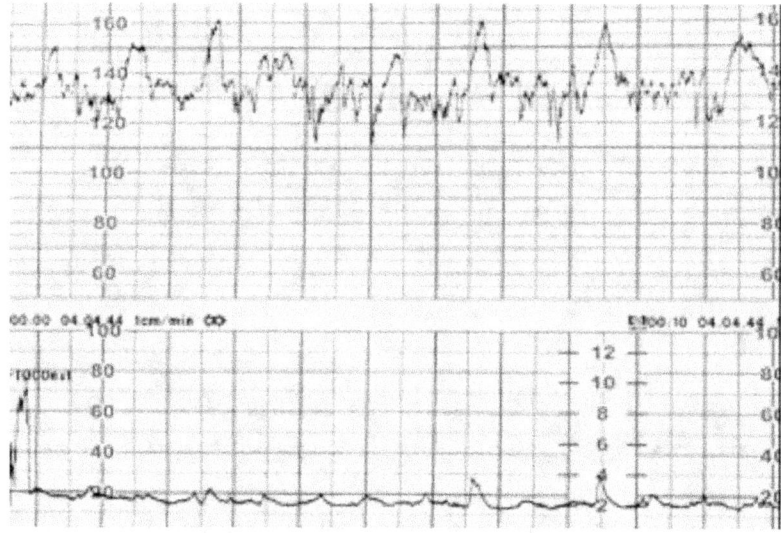

Fig. V-23. FCF normal con ascensos transitorios tipo periódico.

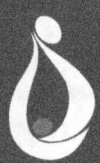

Proyecto Docente "Ágora Médica" (www.agoramedica.com)
Campus online de Medicina Materno-Fetal «Caldeyro Barcia»
Diplomado en «Fundamentos, Indicaciones y Técnicas de Monitorización Biofísica Fetal en Embarazo y Parto»
Módulo V. Monitorización Fetal en el Parto
Unidad 2.2. Registros Sospechosos

2.2.

Registros Sospechosos

Manuel Gallo
José Luis Gallo

ÍNDICE

* Concepto
* Bibliografía seleccionada
* Conducta

CONCEPTO

Son los que presentan una serie de alteraciones que nos permiten sospechar que puede haber una pérdida del bienestar fetal.

Consideramos el registro como sospechoso cuando existen algunas de estas incidencias:

- Bradicardia de 100 a 109 latidos por minuto (Fig. V-24).
- Taquicardia de 161 a 180 latidos por minutos (Fig. V-25).
- Variabilidad menor de 5 lat/min durante un período de 40-90 minutos (Fig. V-26).
- Deceleraciones variables típicas con el 50% de las contracciones, durante más de 90 minutos (Fig. V-27).
- Única deceleración prolongada de hasta 3 minutos de duración (Fig. V-28).
- Ausencia de aceleraciones transitorias de la FCF (Fig. V-29).

Recordamos en la Tabla V-1, las características de un registro sospechoso o intranquilizador.

CONDUCTA

Intranquilidad. Vigilancia activa del registro cardiotocográfico en el parto.

BIBLIOGRAFÍA SELECCIONADA

1. Caldeyro-Barcia R. y cols. Monitorización Fetal. Publicación Científica del C.L.A.P. nº 481. Montevideo, 1979.
2. Gallo M. Test Basal. En: Manual de asistencia al embarazo normal. Sección de Medicina Perinatal de la Sociedad Española de Ginecología y Obstetricia (SEGO), Ed: E. Fabre. Capitulo 20: 571-584. Madrid, 2001.
3. Gallo M y cols. Control del Bienestar Fetal Anteparto. Métodos Biofísicos y bioquímicos. En: Tratado de Obstetricia, Ginecología y Medicina de la Reproducción (capitulo 42: 367-379). SEGO. Ed. Panamericana. Madrid 2003.
4. Gallo M. Monitorización Biofísica Fetal. Colección de Medicina Fetal y Perinatal. Volumen 6. AMOLCA, Actualidades Médicas, C. A. 2011.
5. SEGO. Guía Práctica y signos de alarma en la Asistencia al Parto. SEGO, 2008.
6. NICE. National Collaborating Center for Womens's and Children's Health Guidelines 55, 2008.
7. American College of Obstetricians and Gynecologist (ACOG). Practice Bulletin. Clinical Management Guidelines for Obstetrician-Gynecologists. Intrapartum Fetal Heart Rate Tracings Number 116, November 2010.
8. SOGC. Fetal Health Surveillance: Antepartum and Intrapartum Consensus Guideline. Society of Obtetricians and Gynaecologist of Canada. J Obstet Gynaecol Can 2007; 29: S3-S50.

Tabla V-1. SEGO. Guía práctica y Signos de Alarma en la Asistencia al Parto (2008)

Definición de registro, sospechoso y potológico

Categoría	Definición
NORMAL	Registro de la FCF con los 4 criterios de lectura clasificados como tranquilizadores.
SOSPECHOSO	Registro de la FCF con 1 criterio clasificado como intranquilizador y el resto tranquilizadores.
PATOLÓGICO	Registro de la FCF con 2 o más criterios intranquilizadores o 1 o más clasificado como anormal.

Clasificación de los criterios de interpretación de los registros de la FCF (modificado de RCOG)

Características	FCF basal (l/m)	Variabilidad (l/m)	Desaceleraciones	Aceleraciones
Tranquilizadora	120-160	≥5	Ninguna	Presentes
Intranquilizadora	100-119 161-180	<5 durante 40-90 minutos	Deceleraciones variables típicas con más del 50% de las contracciones durante más de 90 minutos. Deceleración prolongada única de hasta 3 minutos	La ausencia de aceleraciones transitorias en un registro por otra parte normal tiene un significado incierto
Anormal	<100 >180 Patrón sinusoidal ≥10 minutos	<5 durante más de 90 minuto	Deceleraciones variables atípicas con más del 50% de las contracciones o desaceleraciones tardías (Dip II), ambas durante más de 30 minutos Deceleración prolongada única de >3 minutos	

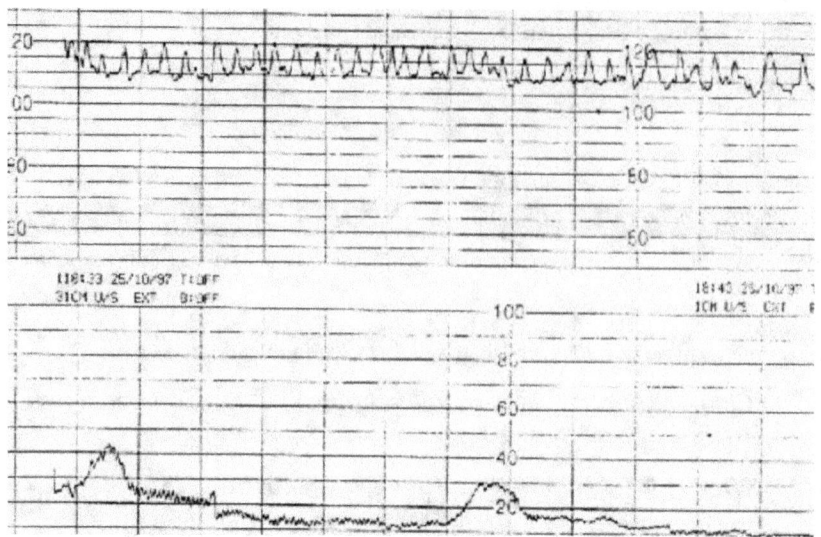

Fig. V-24. FCF sospechosa, con bradicardia leve, entre 110 y 120 latidos por minuto.

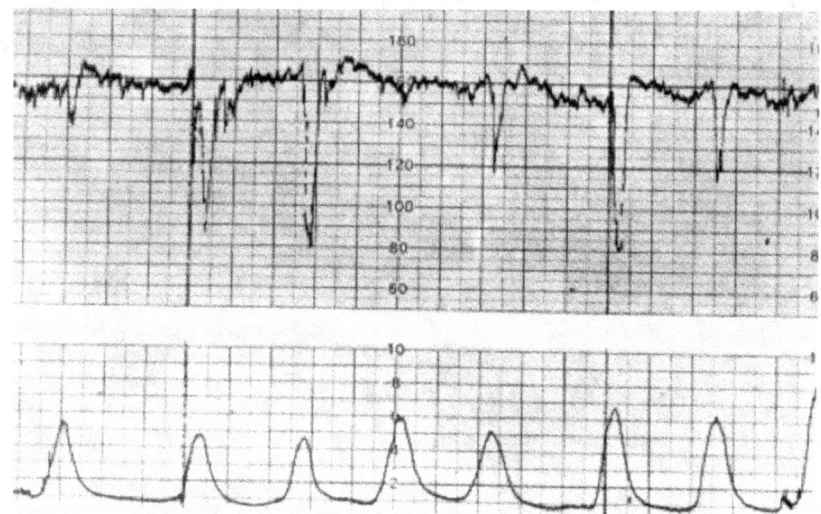

Fig. V-25. FCF sospechosa, con taquicardia leve y Dips tipo I.

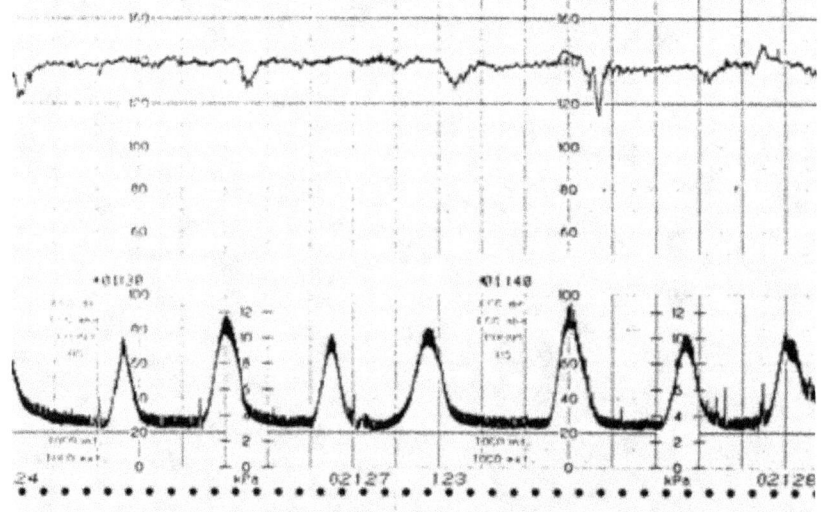

Fig. V-26. FCF sospechosa, con variabilidad menor de 5 lat/min en un periodo de 40 a 90 minutos.

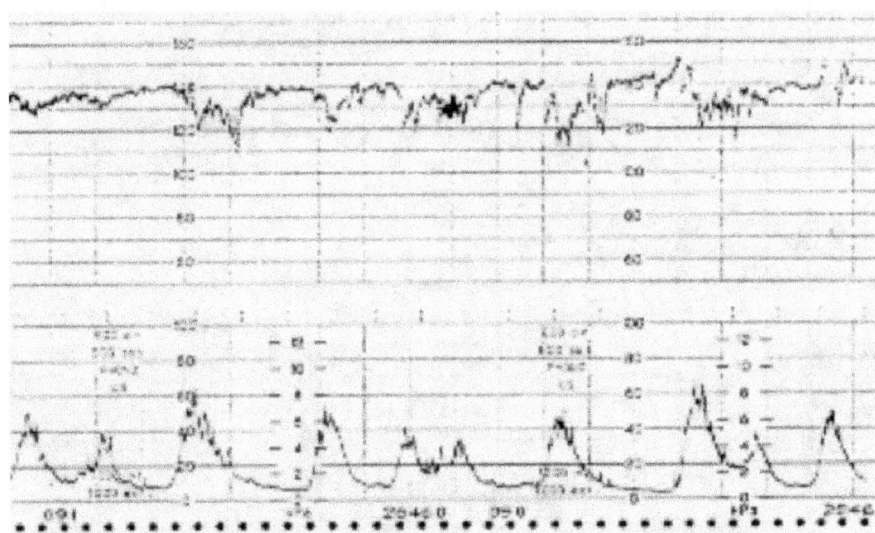

Fig. V-27. FCF sospechosa, con Dips variables con el 50% de las contracciones y un periodo entre 40 y 90 minutos.

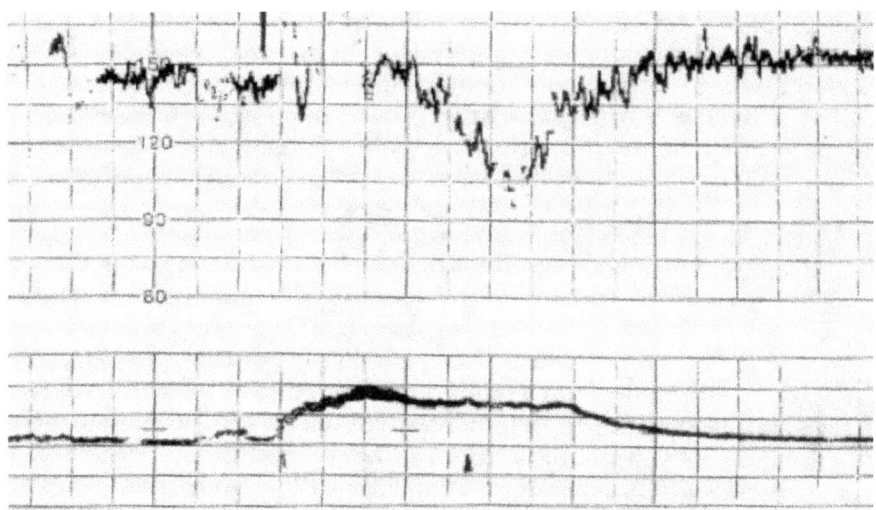

Fig. V-28. Desaceleración prolongada de menos de 3 minutos de duración, tras una hipertonía uterina.

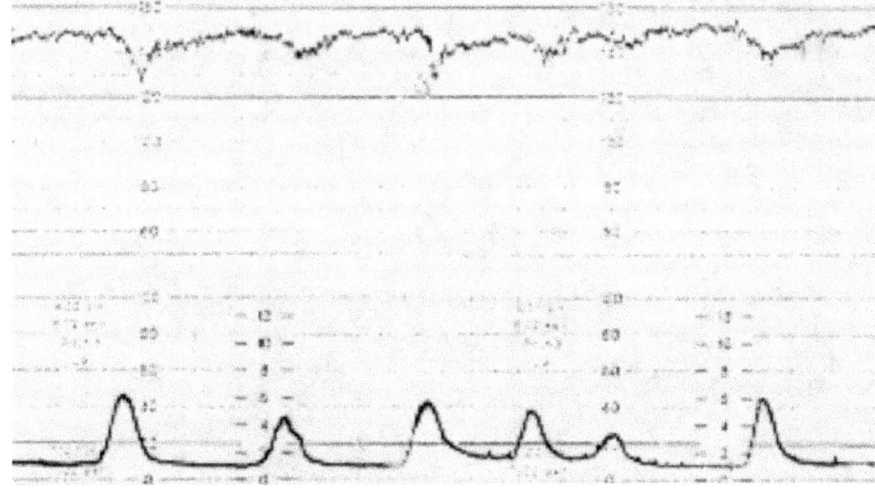

Fig. V-29. FCF basal normal. Patrón no reactivo de la FCF. Variabilidad reducida. Hay deceleraciones con cada contracción. Registro sospechoso.

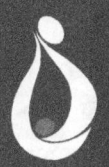

Proyecto Docente "Ágora Médica" (www.agoramedica.com)
Campus online de Medicina Materno-Fetal «Caldeyro Barcia»
Diplomado en «Fundamentos, Indicaciones y Técnicas de Monitorización Biofísica Fetal en Embarazo y Parto»
Módulo V. Monitorización Fetal en el Parto
Unidad 2.3. Registros Patológicos

2.3.

Registros Patológicos

Manuel Gallo
José Luis Gallo

ÍNDICE

* Concepto
* Bibliografía seleccionada
* Conducta

CONCEPTO

Son los que presentan una serie de alteraciones compatibles con una pérdida del bienestar fetal.

Consideramos el registro como patológico cuando existen algunas de estas incidencias:

- Bradicardia menor de 100 latidos por minuto (Fig. V-30).
- Taquicardia mayor de 180 latidos por minuto (Fig. V-31).
- Patrón de FCF sinusoidal por 10 o más minutos de tiempo (Fig. V-32 y Fig. V-33).
- Variabilidad ausente o menor de 5 lat/min por un periodo de tiempo mayor de 90 minutos (Fig. V-34 y Fig. V-35).
- Cualquier desaceleración variable atípica con más del 50% de las contracciones o desaceleraciones tardías, ambos durante mas de 30 minutos (Fig. V-36 y Fig. V-37).
- Desaceleraciones tardías, con más del 50% de las contracciones, durante mas de 30 minutos (Fig. V-38 y Fig. V-39).
- Única desaceleración prolongada de más de 3 minutos de duración (Fig. V-40 a Fig. V-42).
- Muerte fetal intraparto (Fig. V-43).

Recordamos en la Tabla V-1, las características de un registro patológico.

CONDUCTA

Intranquilidad. Es necesario realizar una microtoma del ph fetal intraparto o en su caso prepararse para finalizar el parto, según la SEGO[5].

BIBLIOGRAFÍA SELECCIONADA

1. Caldeyro-Barcia R. y cols. Monitorización Fetal. Publicación Científica del C.L.A.P. nº 481. Montevideo, 1979.
2. Gallo M. Test Basal. En: Manual de asistencia al embarazo normal. Sección de Medicina Perinatal de la Sociedad Española de Ginecología y Obstetricia (SEGO), Ed: E. Fabre. Capitulo 20: 571-584. Madrid, 2001.
3. Gallo M y cols. Control del Bienestar Fetal Anteparto. Métodos Biofísicos y bioquímicos. En: Tratado de Obstetricia, Ginecología y Medicina de la Reproducción (capitulo 42: 367-379). SEGO. Ed. Panamericana. Madrid 2003.
4. Gallo M. Monitorización Biofísica Fetal. Colección de Medicina Fetal y Perinatal. Volumen 6. AMOLCA, Actualidades Médicas, C. A. 2011.
5. SEGO. Guía Práctica y signos de alarma en la Asistencia al Parto. SEGO, 2008.
6. NICE. National Collaborating Center for Womens's and Children's Health Guidelines 55, 2008.
7. American College of Obstetricians and Gynecologist (ACOG). Practice Bulletin. Clinical Management Guidelines for Obstetrician-Gynecologists. Intrapartum Fetal Heart Rate Tracings Number 116, November 2010.
8. SOGC. Fetal Health Surveillance: Antepartum and Intrapartum Consensus Guideline. Society of Obtetricians and Gynaecologist of Canada. J Obstet Gynecol Can 2007; 29: S3-S50.

Tabla V-1. SEGO. Guía práctica y Signos de Alarma en la Asistencia al Parto (2008).

Definición de registro, sospechoso y potológico

Categoría	Definición
NORMAL	Registro de la FCF con los 4 criterios de lectura clasificados como tranquilizadores.
SOSPECHOSO	Registro de la FCF con 1 criterio clasificado como intranquilizador y el resto tranquilizadores.
PATOLÓGICO	Registro de la FCF con 2 o más criterios intranquilizadores o 1 o más clasificado como anormal.

Clasificación de los criterios de interpretación de los registros de la FCF (modificado de RCOG)

Características	FCF basal (l/m)	Variabilidad (l/m)	Desaceleraciones	Aceleraciones
Tranquilizadora	120-160	≥5	Ninguna	Presentes
Intranquilizadora	100-119 161-180	<5 durante 40-90 minutos	Deceleraciones variables típicas con más del 50% de las contracciones durante más de 90 minutos. Deceleración prolongada única de hasta 3 minutos	La ausencia de aceleraciones transitorias en un registro por otra parte normal tiene un significado incierto
Anormal	<100 >180 Patrón sinusoidal ≥10 minutos	<5 durante más de 90 minuto	Deceleraciones variables atípicas con más del 50% de las contracciones o desaceleraciones tardías (Dip II), ambas durante más de 30 minutos Deceleración prolongada única de >3 minutos	

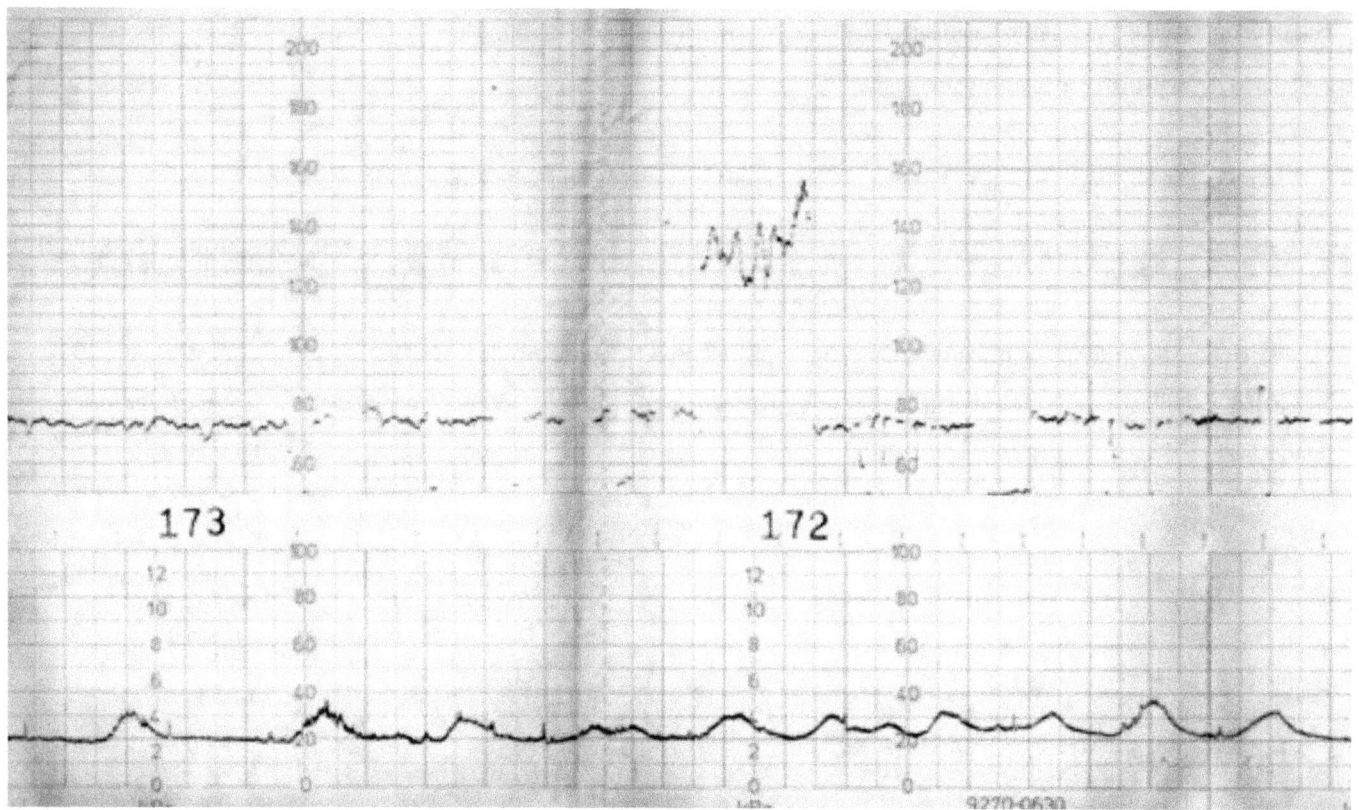
Fig. V-30. Bradicardia menor de 100 latidos por minuto. Bloqueo cardiaco fetal.

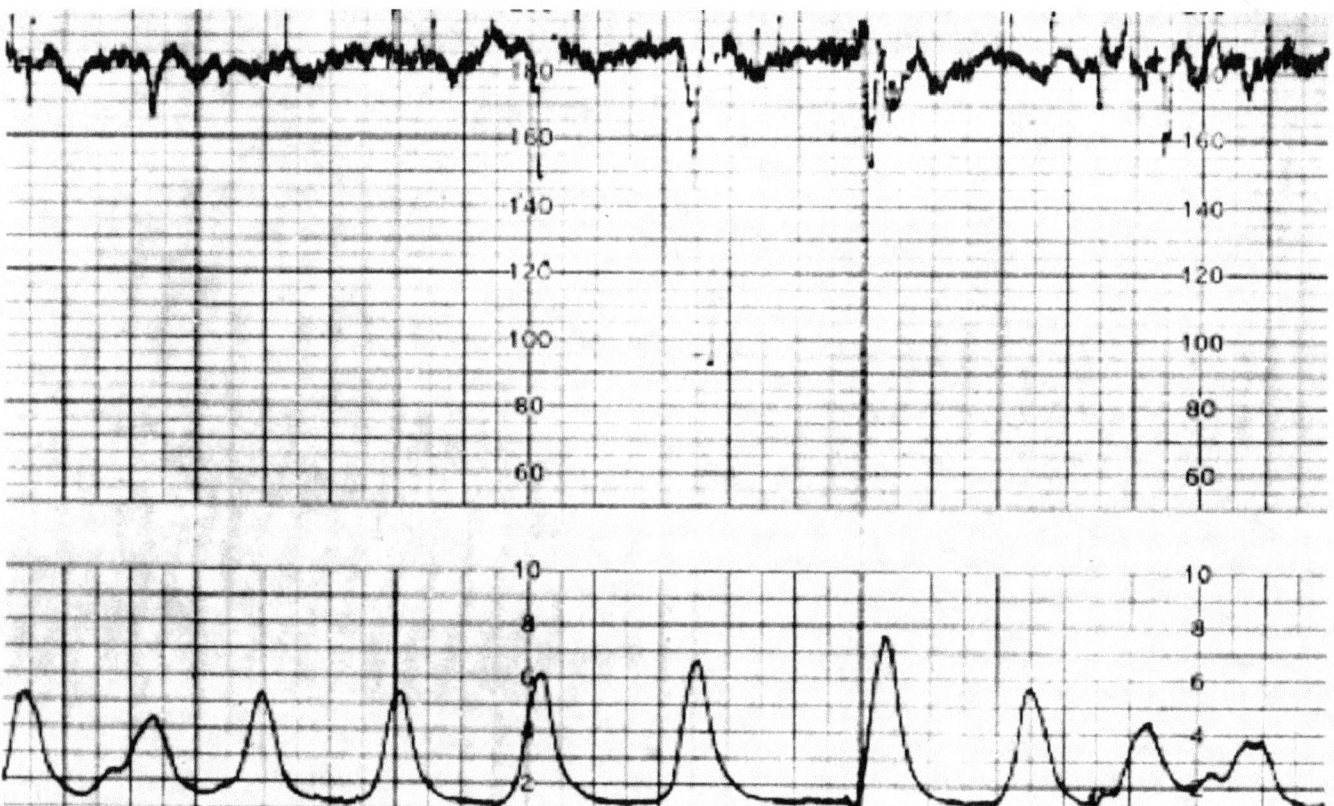
Fig. V-31. FCF patológica, con taquicardia superior a 180 l/pm.

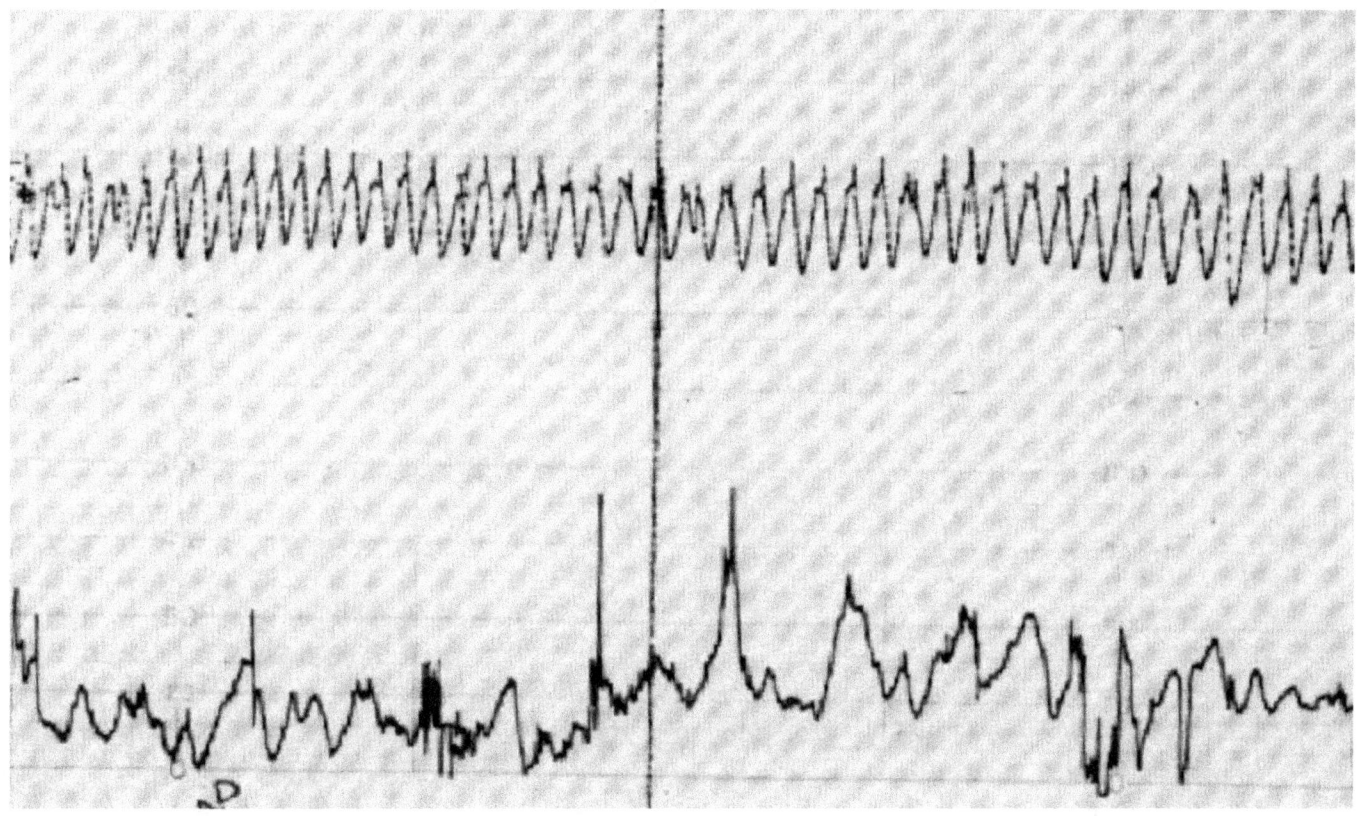

Fig. V-32. Ritmo sinusoidal de la FCF.

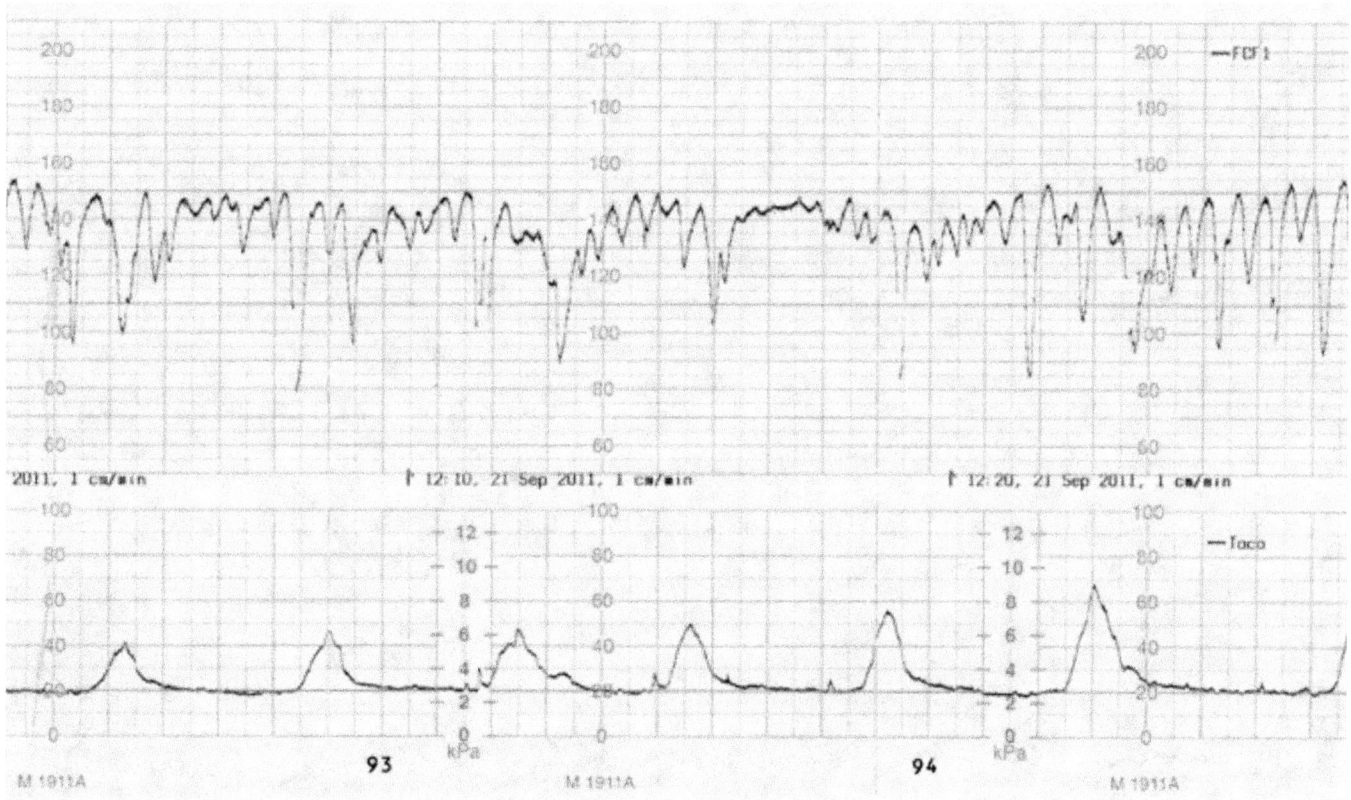

Fig. V-33. Ritmo sinusoidal de la FCF.

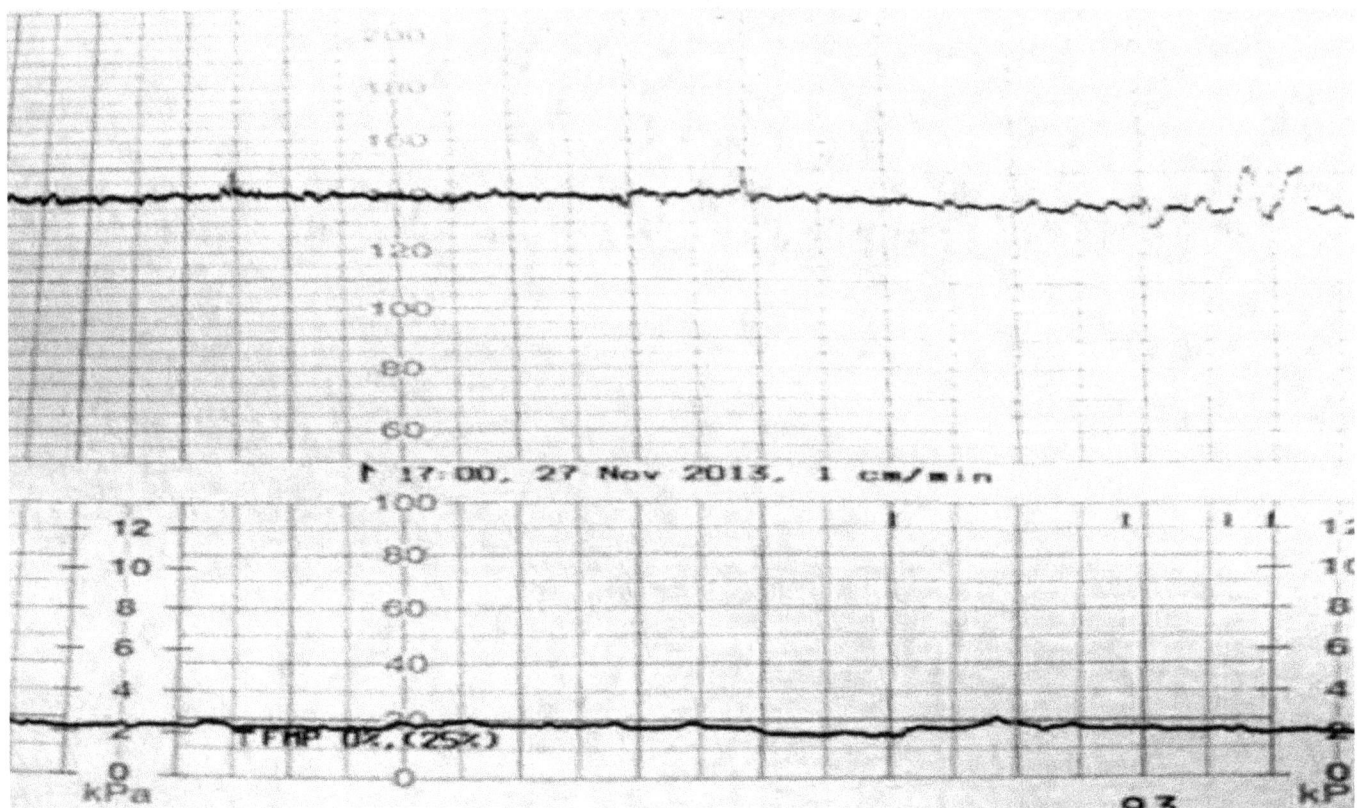

Fig. V-34. Variabilidad fetal ausente.

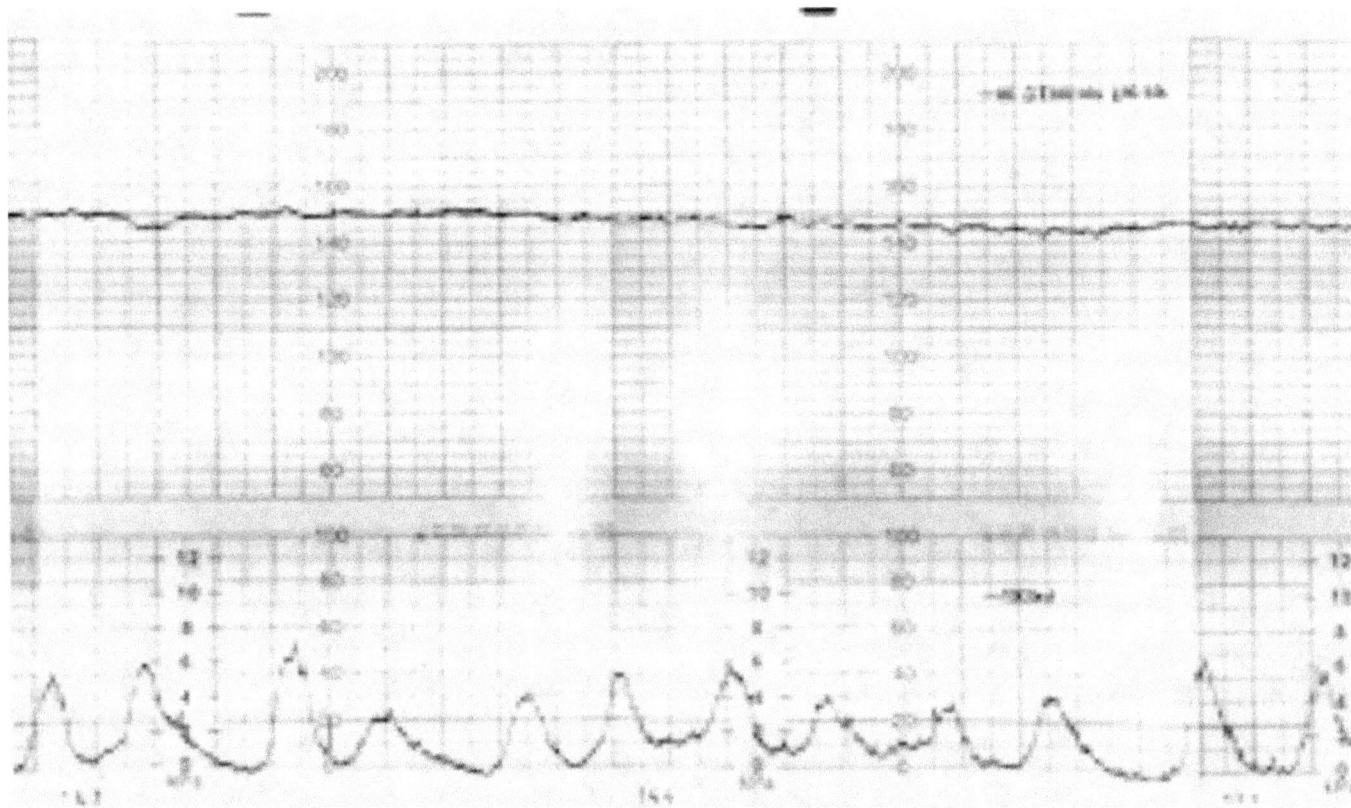

Fig. V-35. Variabilidad ausente por un periodo de tiempo mayor de 90 minutos.

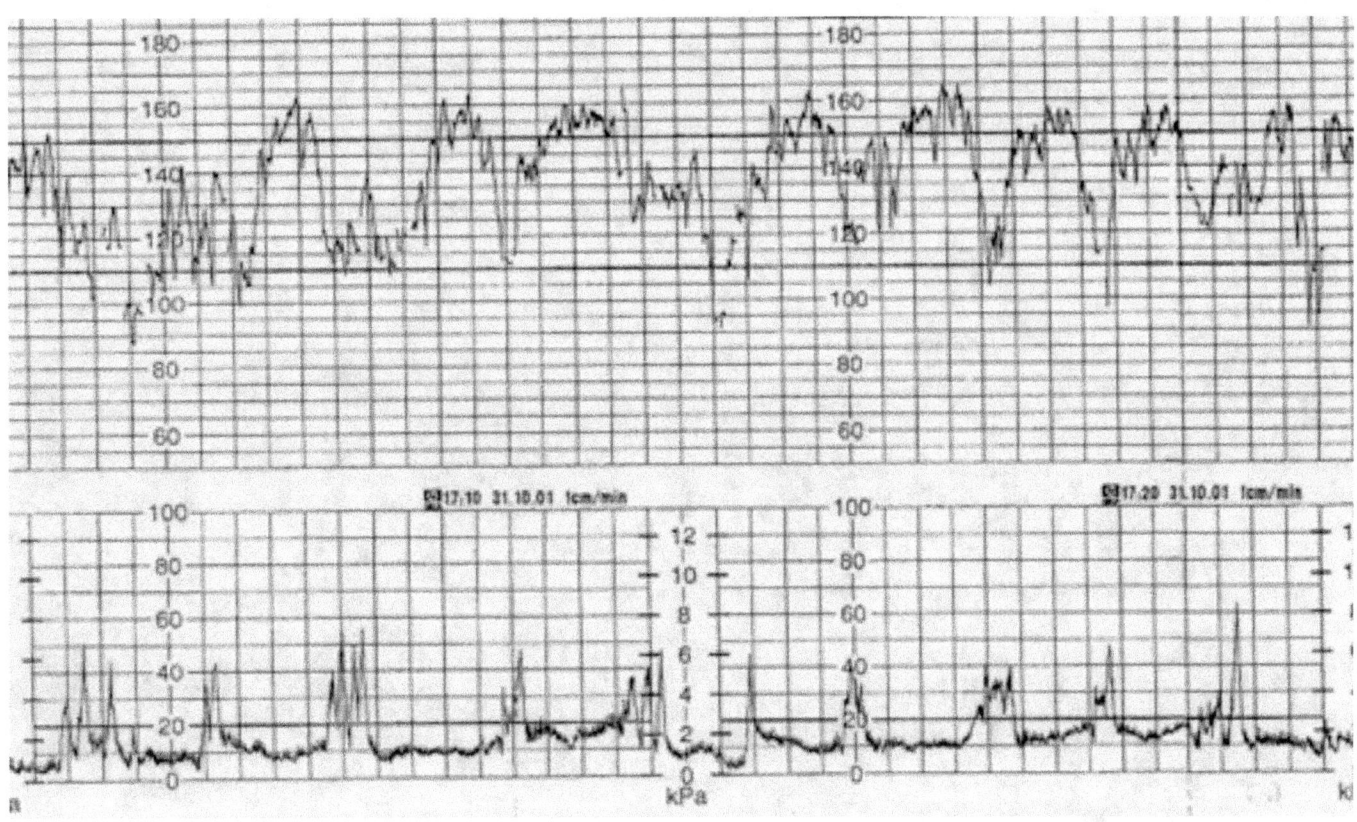

Fig. V-36. Desaceleración variable en más del 50% de las contracciones, durante más de 30 minutos.

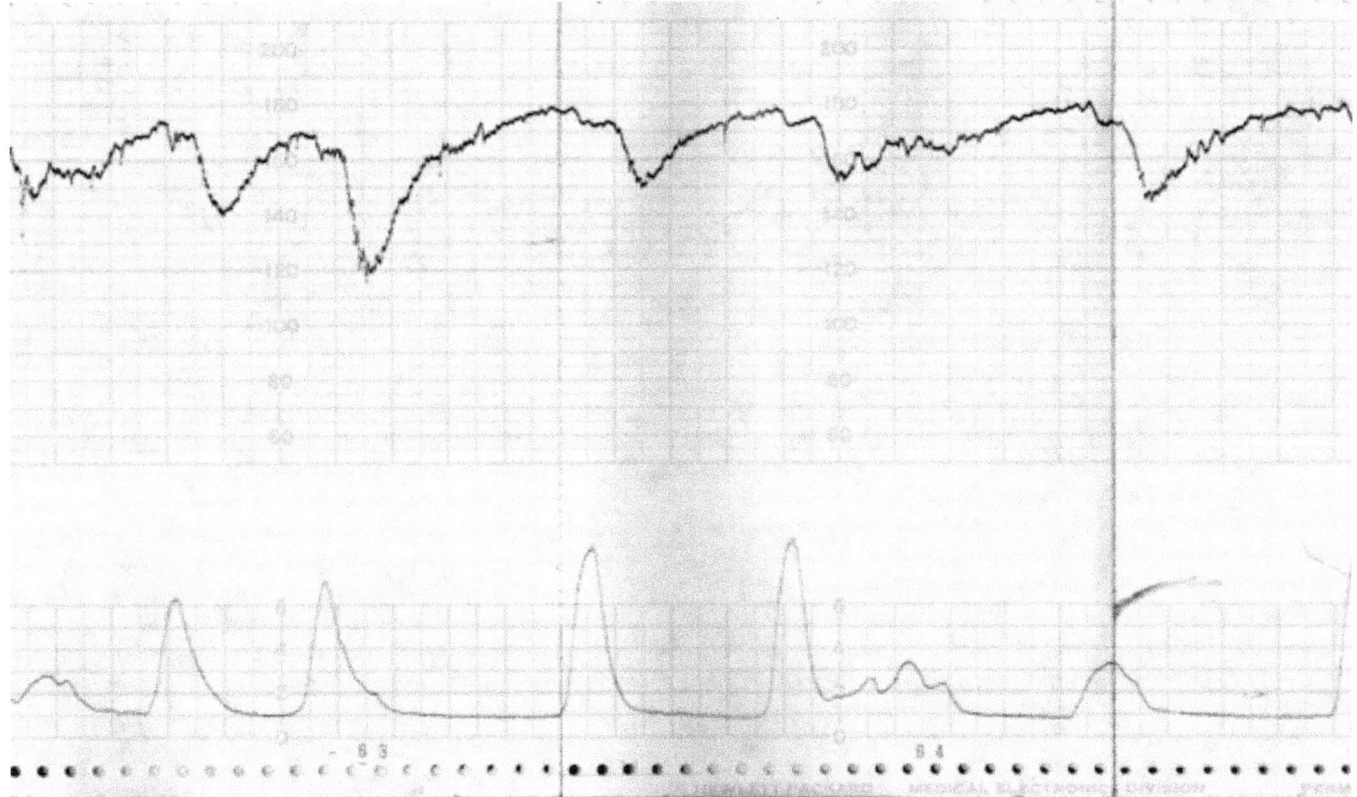

Fig. V-37. Desaceleración variable en más del 50% de las contracciones, durante más de 30 minutos.

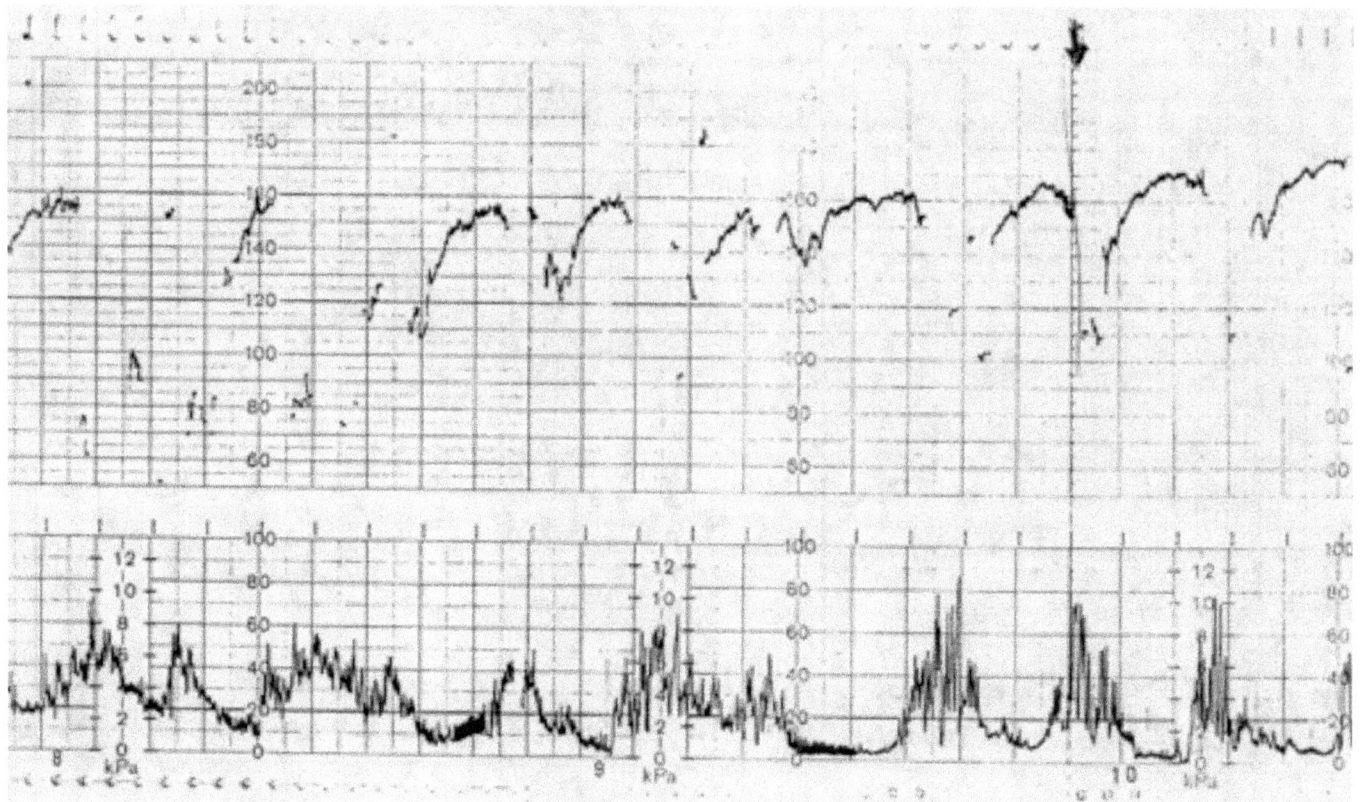

Fig. 18-38. Desaceleraciones tardías o tipo II en más del 50% de las contracciones, durante más de 30 minutos.

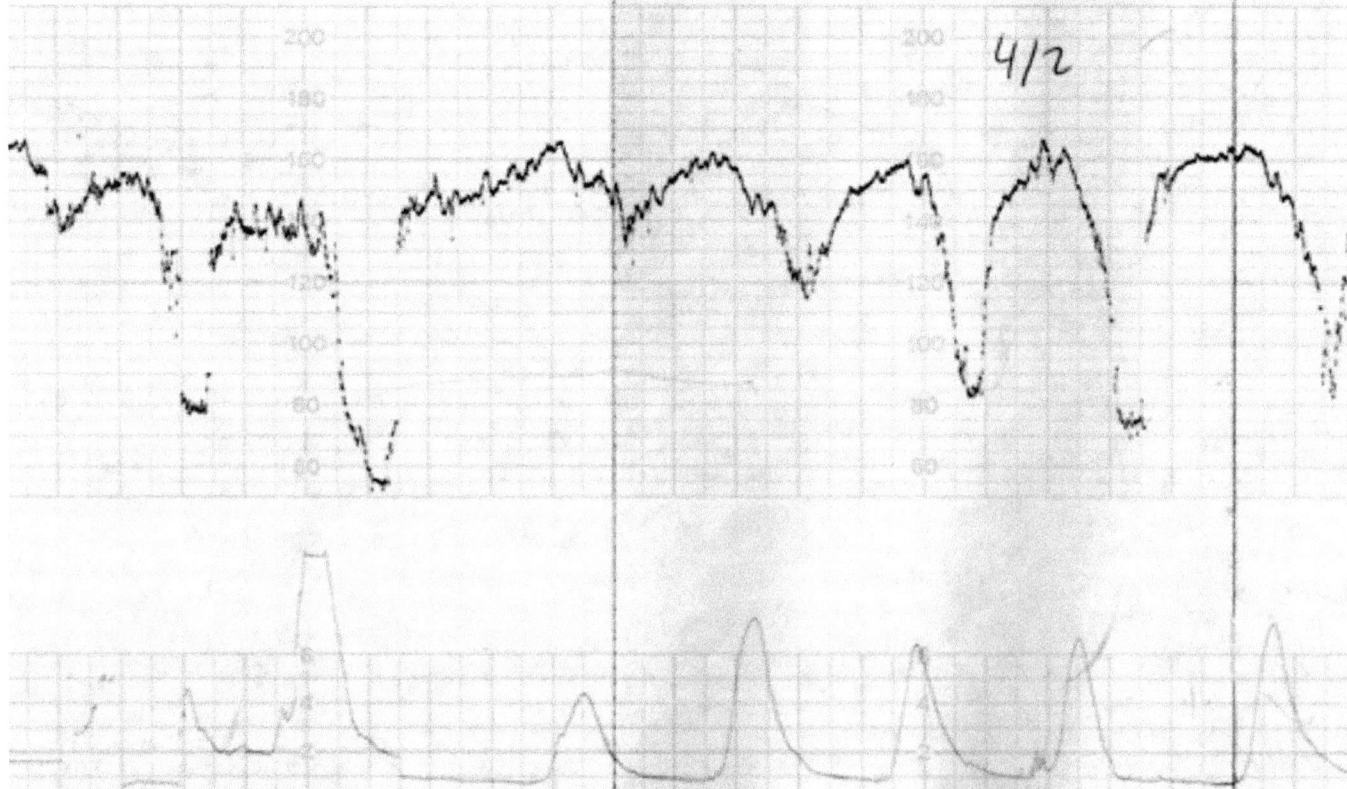

Fig. V-39. Deceleraciones tardías y taquicardia basal de 160 l/pm.

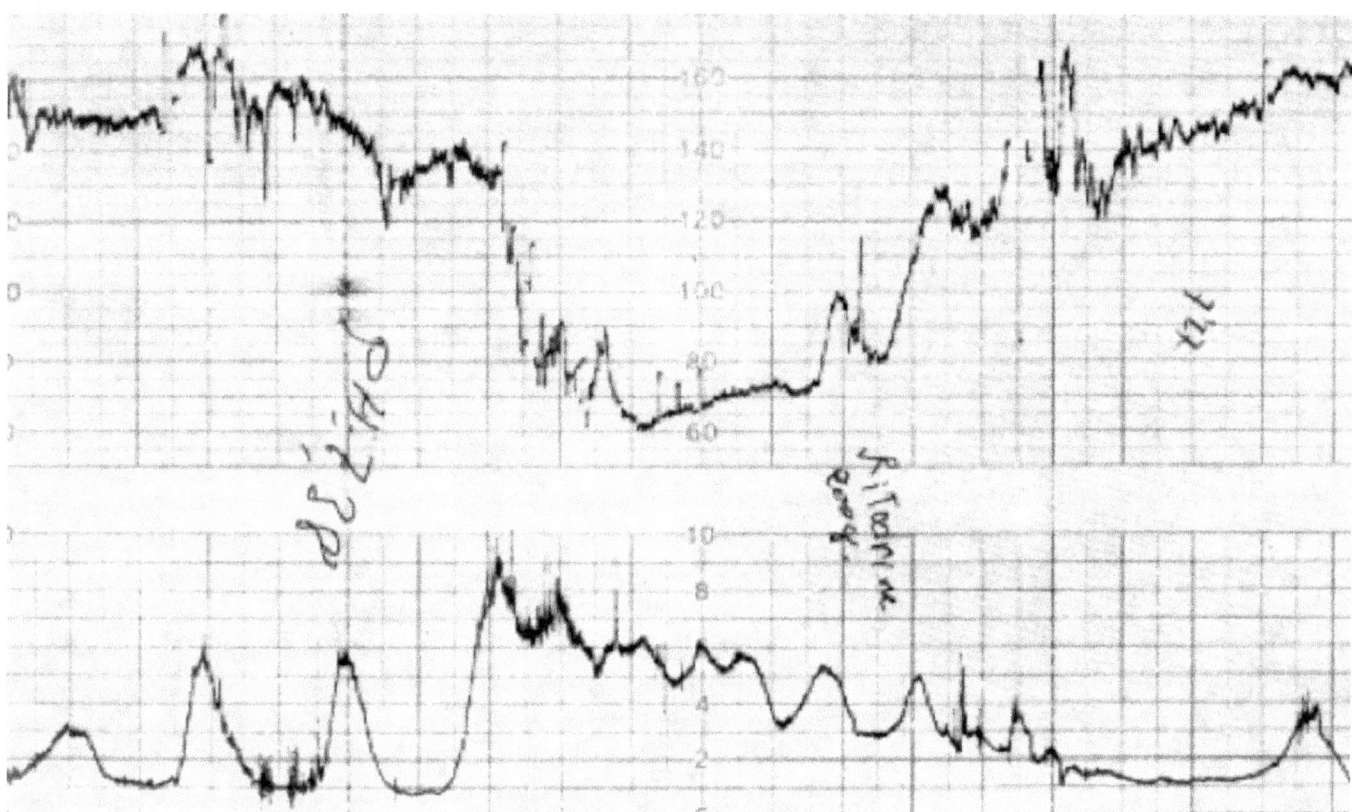

Fig. V-40. Única desaceleración prolongada de más de 3 minutos de duración.

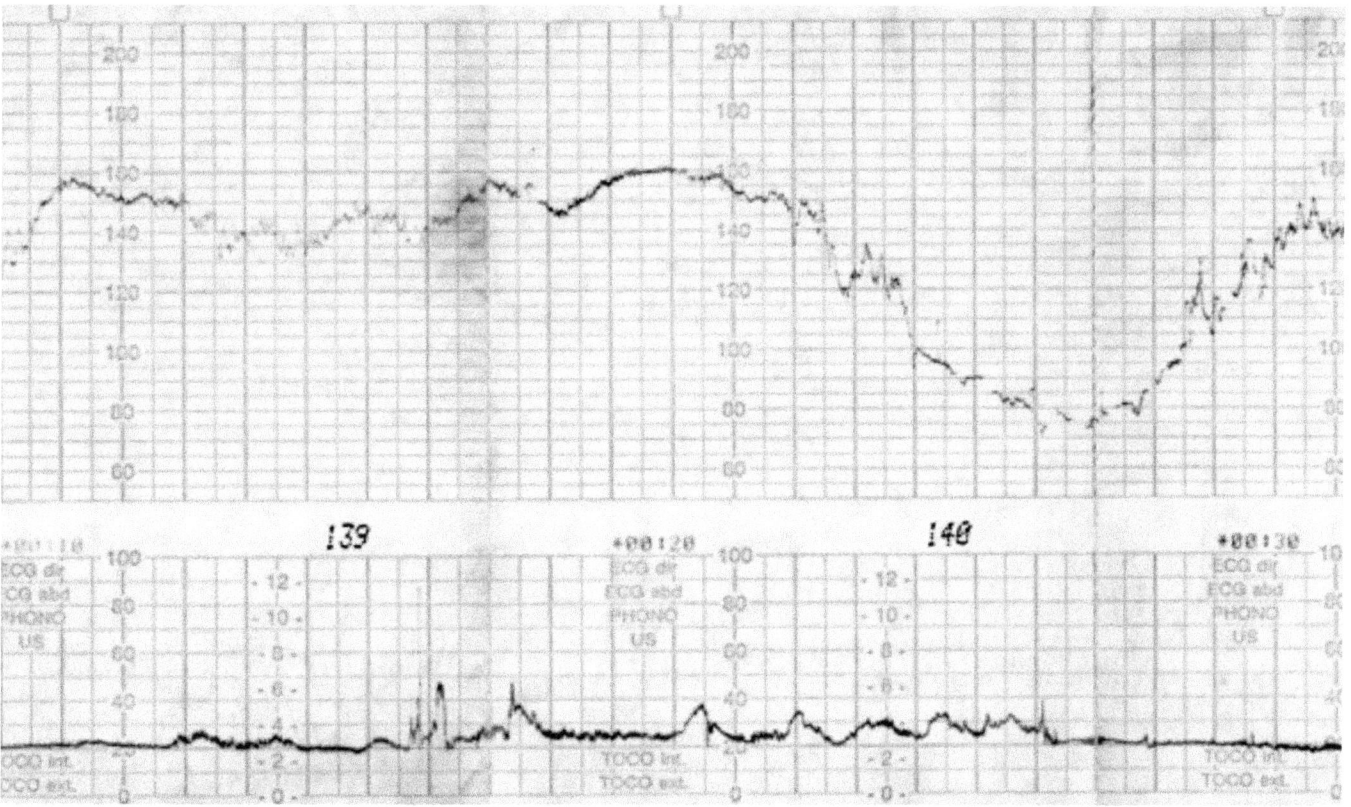

Fig. V-41. Única desaceleración prolongada de más de 3 minutos de duración.

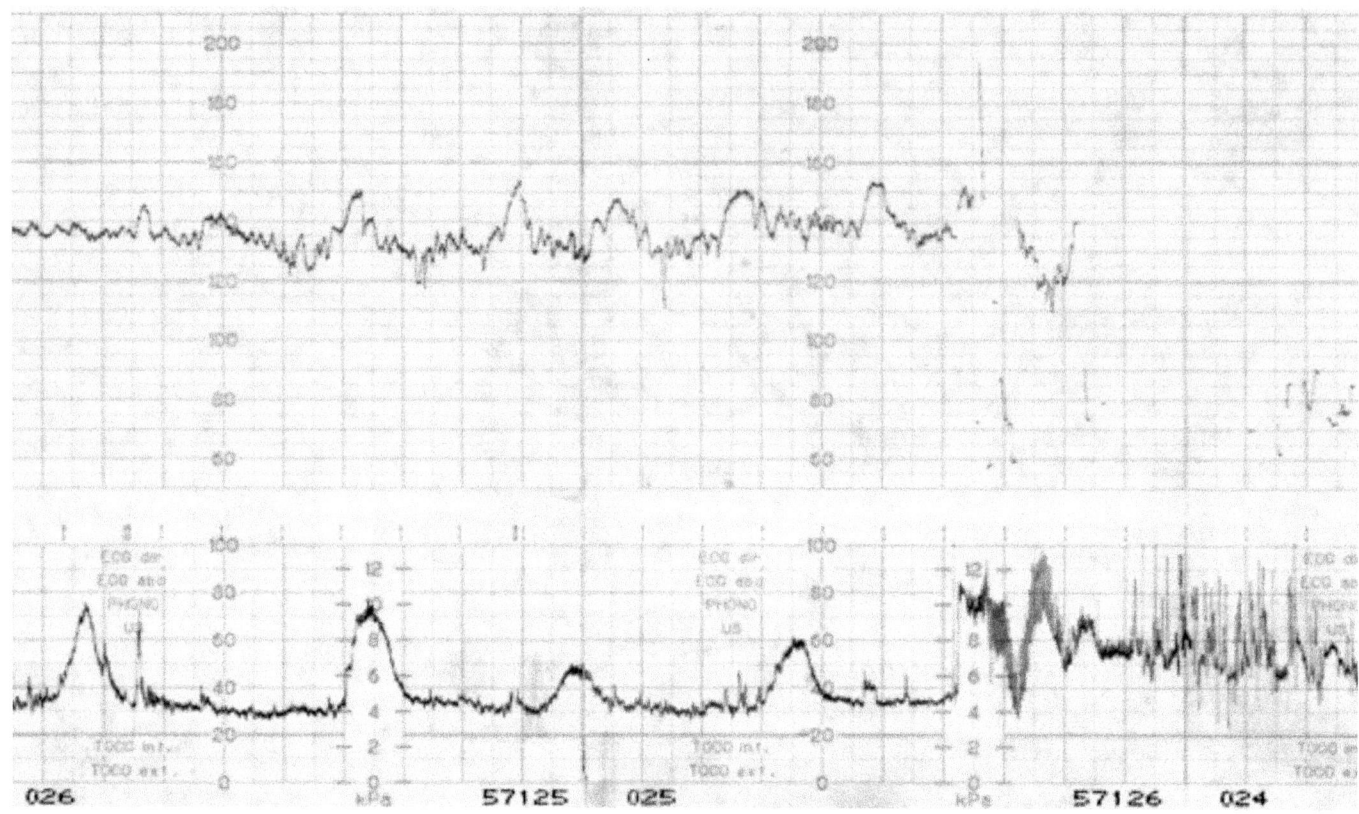

Fig. V-42. Deceleración prolongada y disminución de la variabilidad, causadas por convulsiones en una eclampsia.

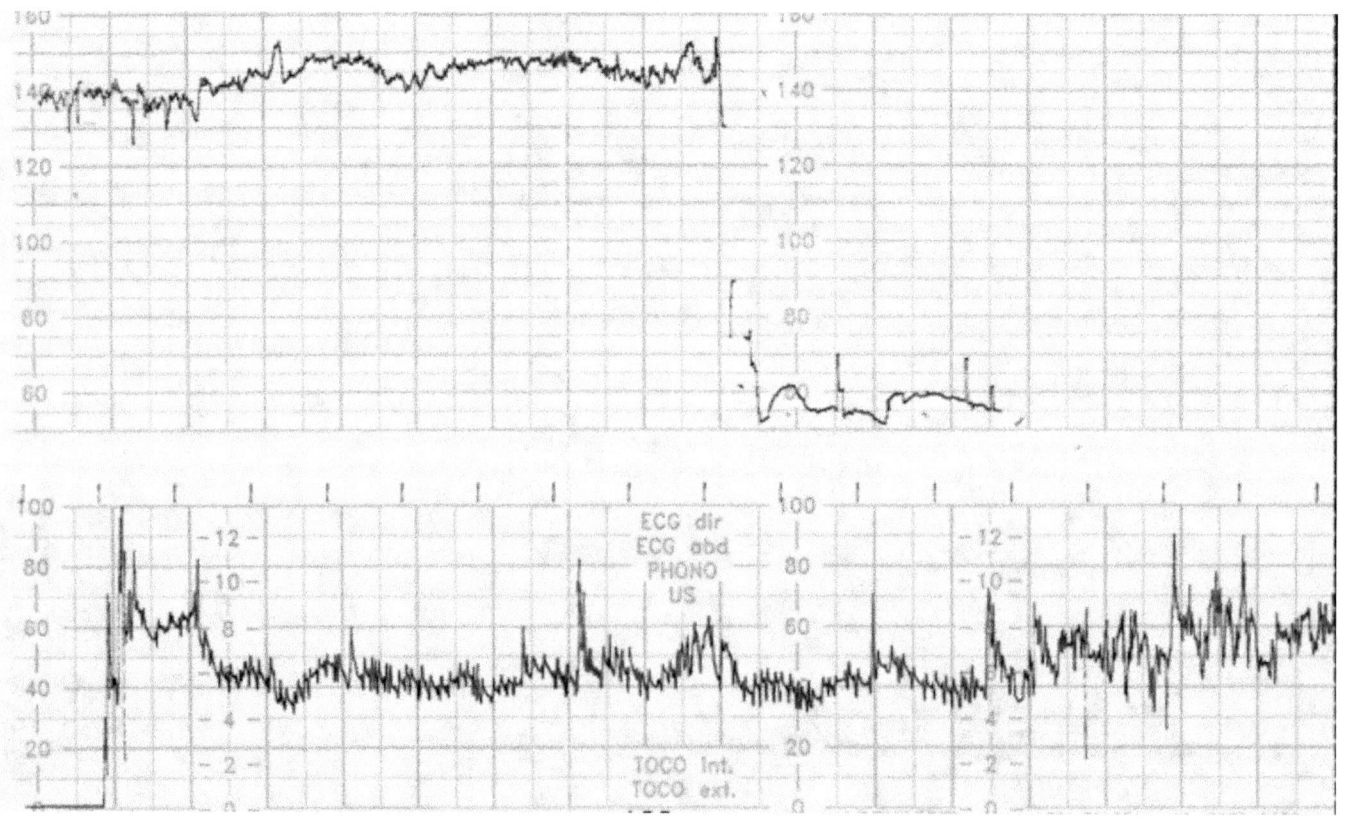

Fig. V-43. Muerte fetal intraparto.

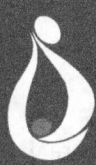

Proyecto Docente "Ágora Médica" (www.agoramedica.com)
Campus online de Medicina Materno-Fetal «Caldeyro Barcia»
Diplomado en «Fundamentos, Indicaciones y Técnicas de Monitorización Biofísica Fetal en Embarazo y Parto»
Módulo V. Monitorización Fetal en el Parto
Unidad 2.4. Pulsioximetría Fetal

2.4.

Pulsioximetría Fetal

José Luis Gallo
Susana Ruiz
Mª Teresa Maroto
Alberto Puertas

ÍNDICE

* Concepto
* Condiciones de aplicación
* Factores clínicos que influyen en la lectura
* Bibliografía seleccionada
* Principios físicos y técnicos
* Ubicación
* Valores de la pulsioximetría

CONCEPTO

La pulsioximetría fetal es una técnica de monitorización intraparto que determina de forma continua la saturación arterial de oxígeno ($FSaO_2$) de la hemoglobina fetal por medios ópticos. Es una técnica de monitorización invasiva para la madre, pero no para el feto, e incruenta y segura para los dos.

PRINCIPIOS FÍSICOS Y TÉCNICOS

El pulsioxímetro es un instrumento que mide la luz absorbida por un lecho vascular pulsátil. La oxihemoglobina (transporta oxígeno) y la deoxihemoglobina (no transporta oxígeno) difieren en la capacidad de absorber luz en función de la longitud de onda; la oxihemoglobina absorbe más luz infrarroja (longitud de onda entre 890 y 940 nm) y la deoxihemoglobina más luz roja (entre 660 y 735 nm). La absorción de la luz también varía según el volumen de sangre arterial que llega a los tejidos, que varía en cada momento del ciclo cardiaco.

El sensor del pusioxímetro consta de dos diodos que emiten luz con diferente longitud de onda y un fotorreceptor.

El pulsioxímetro mide la diferencia de intensidad de la luz entre la sístole y la diástole para cada longitud de onda, la envía al monitor, que la procesa matemáticamente y transforma los datos expresándolos en porcentaje de saturación arterial de oxígeno (SaO_2), bien digitalmente en la pantalla del monitor o en el gráfico del registro cardiaco fetal, sobreimpreso en la zona de dinámica uterina. Cuando la SaO_2 se mide con pusioximetría convencionalmente se denomina SpO_2.

INDICACIONES

- Existencia de alteraciones de la frecuencia cardíaca fetal que puedan traducir un riesgo de pérdida del bienestar fetal.
- Arritmias fetales.

CONDICIONES DE APLICACIÓN

Las circunstancias que han de darse para la colocación del sensor son:

- Membranas ovulares rotas.
- Conocer la estática fetal para así colocarlo en la región más adecuada.
- Dilatación cervical igual o mayor a 2 cm (no imprescindible).
- Presentación fetal encajada (no imprescindible).
- Conocimiento del estado materno en relación VIH y EGB.
- Profilaxis adecuada en cao de EGB +.

Las contraindicaciones para su colocación serían:

- Membranas íntegras.
- Placenta previa.
- Infección genital activa.
- Sangrado genital no filiado.
- RCTG ominoso.

UBICACIÓN

La zona de elección para ubicar el sensor depende del diseño del pulsioxímetro; existen dispositivos que obtienen la señal mejor colocándolos en la calota, mientras que otros lo logran en la mejilla (Fig. V-44). Cuando el sensor se sitúa sobre las fontanelas, zona occipital o área temporal, sobre el *caput* o pelo, los valores de SpO_2 son inferiores.

En fetos en presentación podálica se prefiere colocar en la región glútea. Los valores de SpO_2 son entre un 10 y un 15% inferiores en los fetos en presentación de nalgas debido a que la sangre por debajo del *ductus* está menos oxigenada.

FACTORES CLÍNICOS QUE INFLUYEN EN LA LECTURA

Entre los factores clínicos que influyen en la lectura de SpO_2 se encuentran:

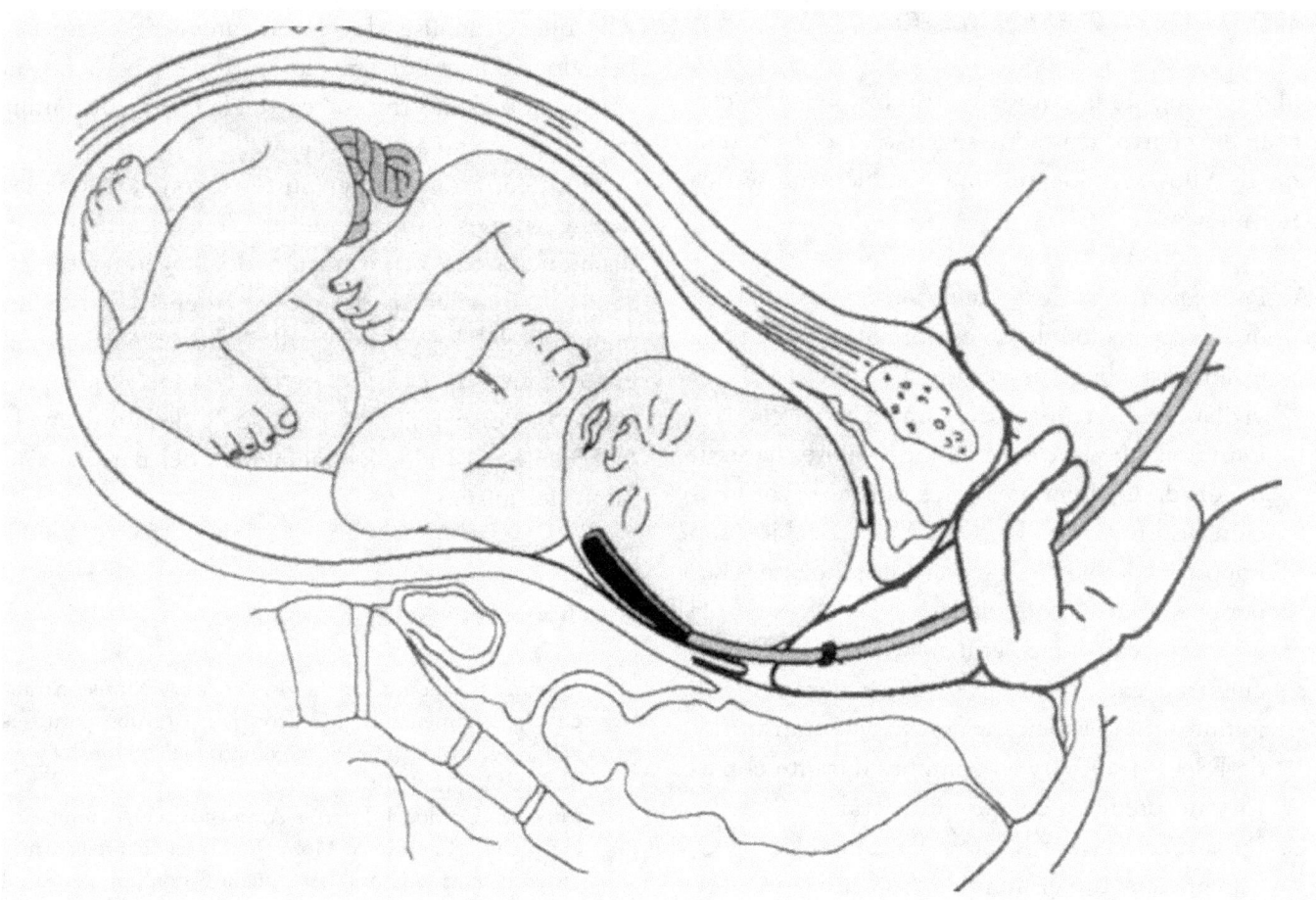

Fig. V-44. Zona de elección para ubicar el sensor, la mejilla.

Factores Fetales

1. Los valores registrados en las presentaciones podálicas son un 10-15% inferiores a los obtenidos en las presentaciones cefálicas.
2. La disminución de volumen vascular fetal secundario a contracciones maternas, hipotensión materna o fetal, hipotermia materna o fetal, aumentan la posibilidad de shunt luminoso. La luz retorna al fotorreceptor sin pasar por el lecho vascular, reflejando valores de SpO_2 superiores a los reales.
3. El *caput* disminuye hasta un 15% el valor de SpO_2, ya que el edema aumenta la distancia que ha de recorrer la luz a través del tejido reduciendo la proporción de luz absorbida.
4. El vérnix puede evitar la conducción de la luz.
5. El pelo oscuro y grueso disminuye los valores reales de SpO_2.

Otras circunstancias que pueden variar los resultados son: los movimientos fetales, el grosor de la piel, el contacto incompleto entre el sensor y la piel fetal, la presión de contacto entre la piel y el sensor y las señales de origen venoso.

Factores Maternos

1. Los movimientos de la madre.
2. La postura materna en decúbito supino disminuyen los valores de oxigenación fetal casi un 8% con respecto al decúbito lateral izquierdo.
3. La administración de oxígeno a la madre al 100% aumenta los valores de SpO_2 fetal.
4. La analgesia epidural puede ocasionar un descenso significativo de la SpO_2 en la primera media hora posterior a su administración.

VALORES DE LA PULSIOXIMETRÍA

Los valores de la pulsioximetría los podemos clasificar en cuatro apartados según Saling y en función de ellos se adoptará una conducta obstétrica determinada:

A. *Pulsioximetría de 30% o superior:* En los casos en que la saturación de O_2 es normal se asume que el feto está bien, se continuará con el CTG y vigilancia del registro de oximetría.
B. *Pulsioximetría entre 20-30%:* Son valores de saturación de O_2 inferiores a los óptimos. La duración de los niveles bajos de SpO_2 también son importantes. No se observan disminuciones superiores a las 0,05 unidades en las cifras de pH en cuero cabelludo fetal a no ser que se encuentren valores de SpO_2 <30% durante >10 minutos. No obstante, valores bajos transitorios de $FSpO_2$ (<30%) son comunes durante el parto y no predicen compromiso fetal.
C. *Pulsioximetría entre 10-20%:* La saturación de O_2 está gravemente disminuida. Son casos susceptibles de practicar un estudio del equilibrio ácido-base fetal y terminar la gestación si se detecta una acidosis fetal.
D. *Pulsioximetría por debajo del 10%:* Son valores altamente anormales de saturación de O_2 y la medida a tomar es terminar la gestación administrando tocolíticos mientras se prepara a la gestante para finalizar el parto de la forma más rápida.

La pulsioximetría fetal ha demostrado ser una herramienta útil para la monitorización fetal intraparto, debido a que permite prolongar el parto de un feto con un trazado CTG no tranquilizador sin que se comprometa el estado neonatal. Por otra parte, es un método sencillo y fácil de aplicar para el control del bienestar fetal (la técnica es más sencilla que el análisis de pH en sangre de cuero cabelludo fetal, aunque no lo sustituye), pero no ha conseguido demostrar su capacidad para disminuir la tasa de cesáreas.

González Salmerón, en su tesis, concluyó que las deceleraciones variables en el CTG presentan una disminución de la saturación de oxígeno fetal en todos los momentos del parto. Además, existe un aumento del riesgo de pérdida del bienestar fetal como causa de cesárea en las gestantes que presentaron deceleraciones variables y disminución de la $FSpPO_2$ en todos los momentos del parto y a lo largo del mismo.

BIBLIOGRAFÍA SELECCIONADA

- Mínguez J, Sánchez Sánchez R, Perales A, Monleón Sancho J, Domínguez R, Monleón J. Hasta qué punto es válido el estudio con pulsioximetría. Prog Obstet Gynecol 1999;42:910-6.
- Miño M, Cordón J, Puertas A. Pulsioximetría fetal. En: Herruzo A, Puertas A, Mozas J editores. Dirección médica del parto. Granada: Escuela Andaluza de Salud Pública; 2003: 199-214.
- Intrapartum fetal heart rate monitoring: nomenclature, interpretation, and general management principles. ACOG Practice Bulletin Nº 106. American College of Obstetricians and Gynecologists. Obstet Gynecol 2009;114:192-202.
- Saling E. Fetal pulse oximetry during labour: issues and recomendations for clinical use. J Perinat Med 1996;24:467-78.
- Puertas A, Valverde M, Carrillo MP, Gallo JL. Pulsioximetría fetal intraparto. En: Monitorización Biofísica Fetal. Colección de Medicina Fetal y Perinatal. Volumen 6. Gallo M (director y coordinador general); Gallo JL, Beltrán P, Ruoti Cosp M, Espinosa A, editores invitados. AMOLCA, Actualidades Médicas, CA. 2011; pp107-111.
- González Salmerón MD. Registros cardiotocográficos con deceleraciones variables intraparto: Aplicación de la pulsioximetría fetal como prueba de apoyo para mejorar la calidad del control fetal. Tesis doctoral. Editor: Editorial de la Universidad de Granada. 2008.

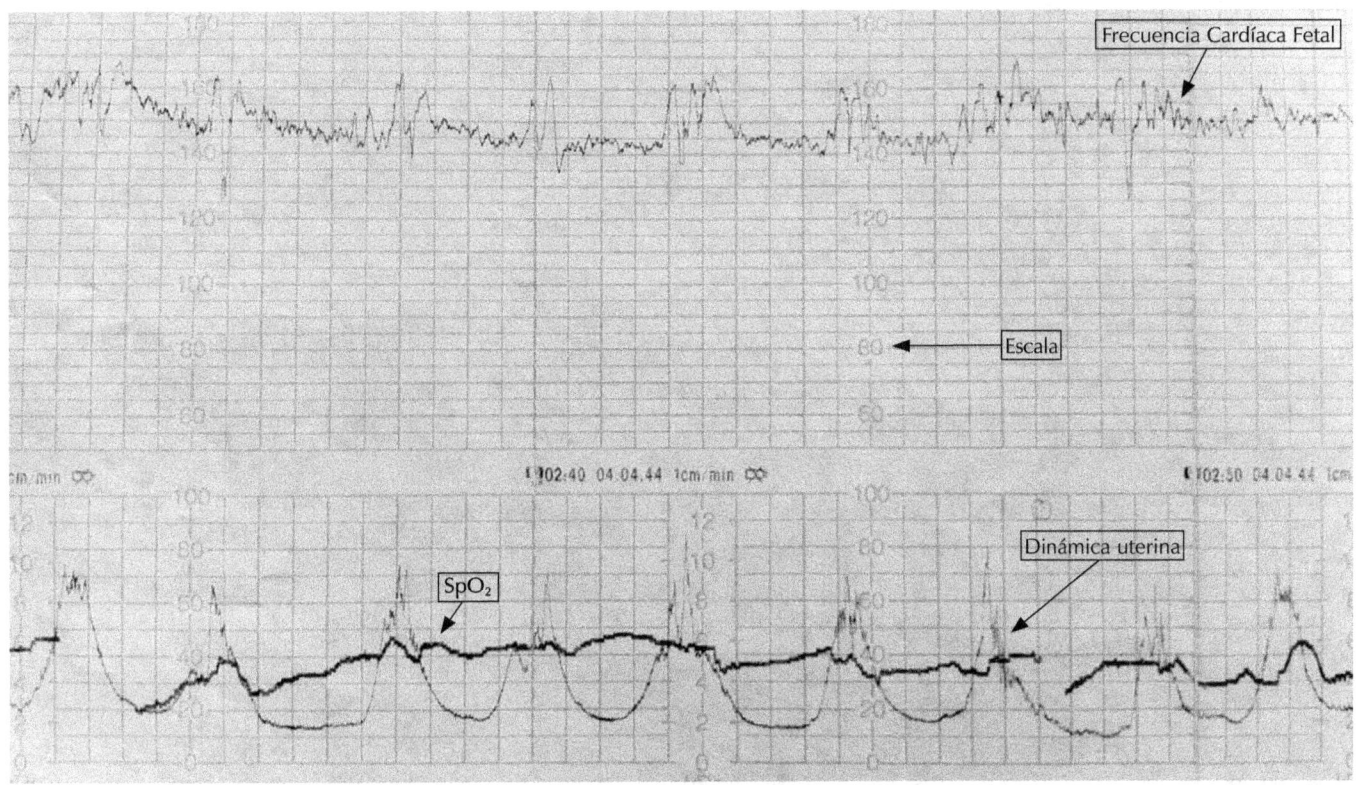

Fig. V-45. Presentación de los datos: 1. Frecuencia cardíaca fetal (FCF). 2. Escala. 3. Actividad Uterina. 4. SpO$_2$: gráfico de SaO$_2$ medido con pulsioxímetro corresponde al trazado más oscuro marcado sobre el registro de actividad uterina.

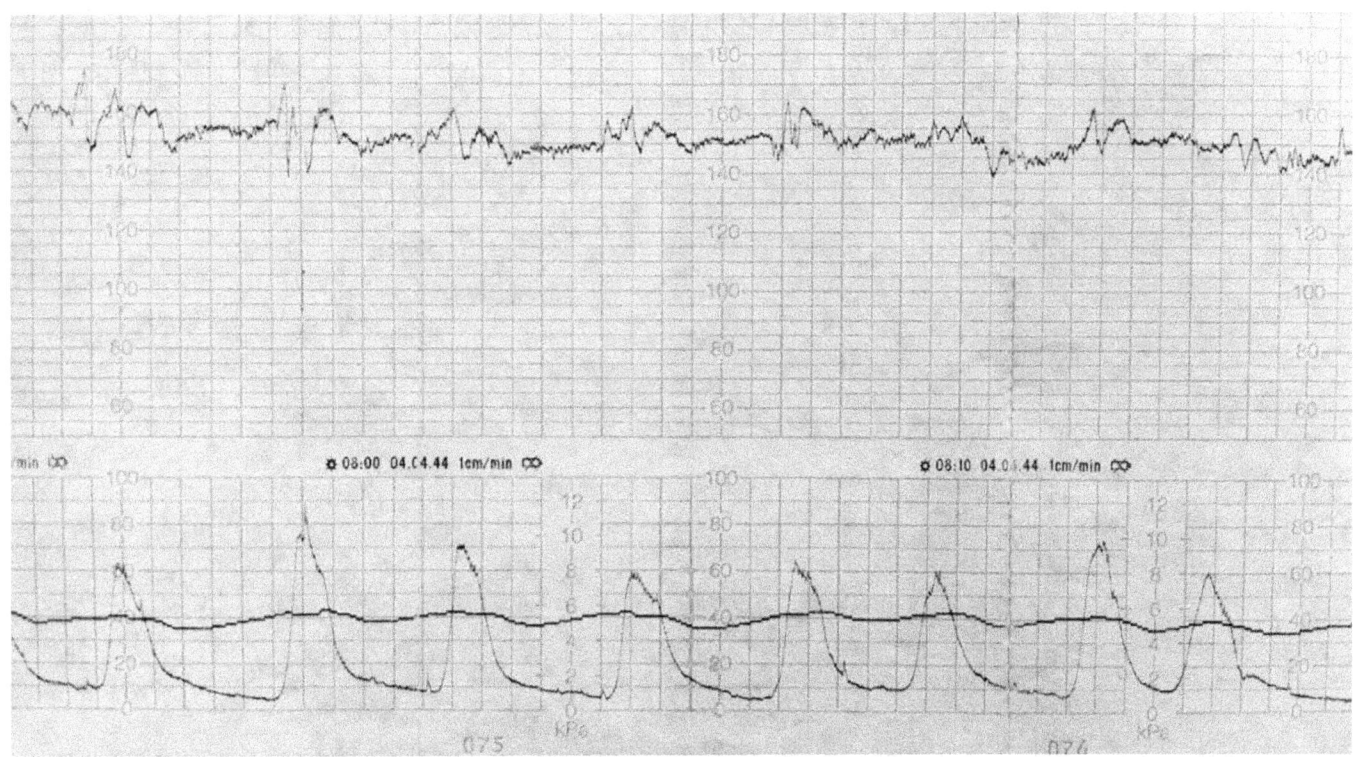

Fig. V-46. Línea de base en 150 lpm, con ascensos, variabilidad normal, sin presencia de deceleraciones. Dinámica uterina regular, 4 contracciones cada 10 minutos con intensidad entre 60-80 mmHg. El trazado de pulsioximetría marca valores normales en torno a 40% durante este tramo con mínimos ascensos coincidiendo con el acmé de la contracción.

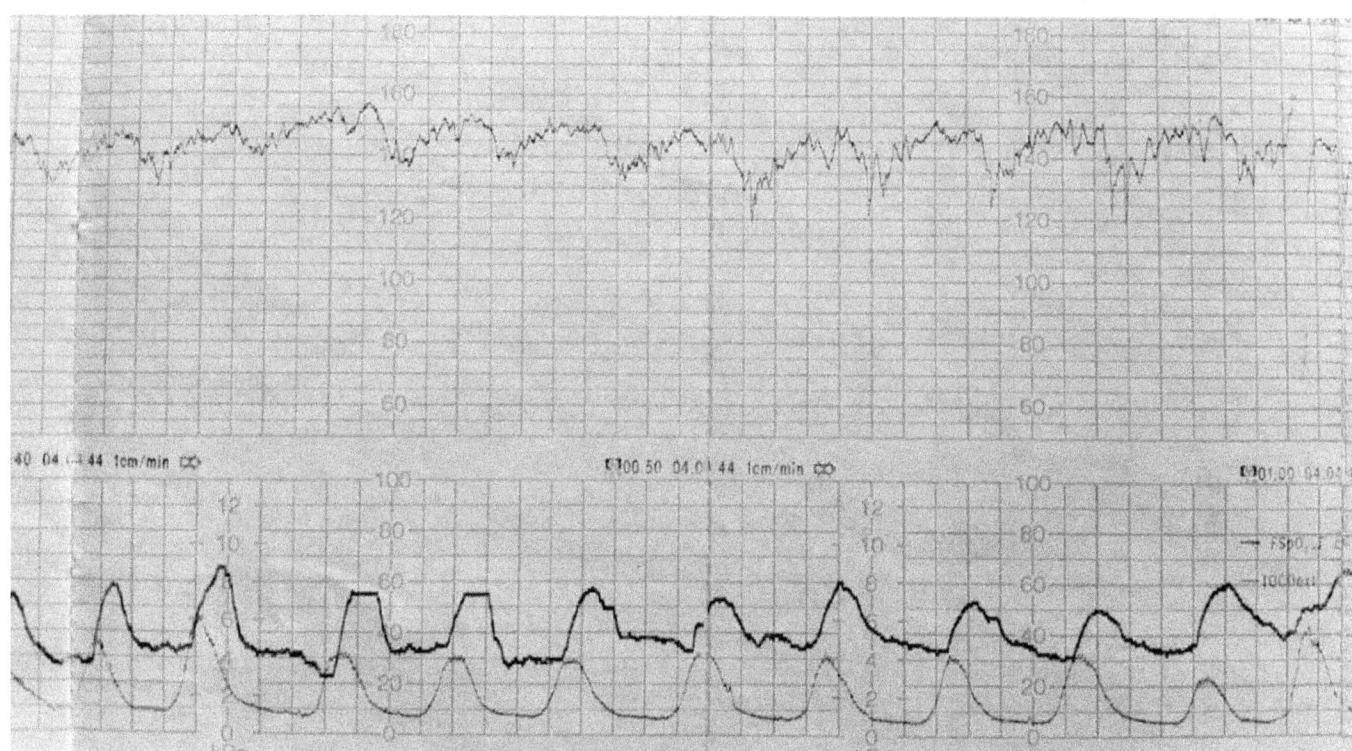

Fig. V-47. Línea de base en 150 lpm, con ascensos, variabilidad normal, sin deceleraciones. Dinámica uterina regular 5 contracciones cada 10 minutos. El trazado de pulsioximetría marca valores normales superiores a 30% con ascensos hasta 60% coincidiendo con el acmé de la contracción uterina y el ascenso de la FCF. Es indicador de bienestar fetal.

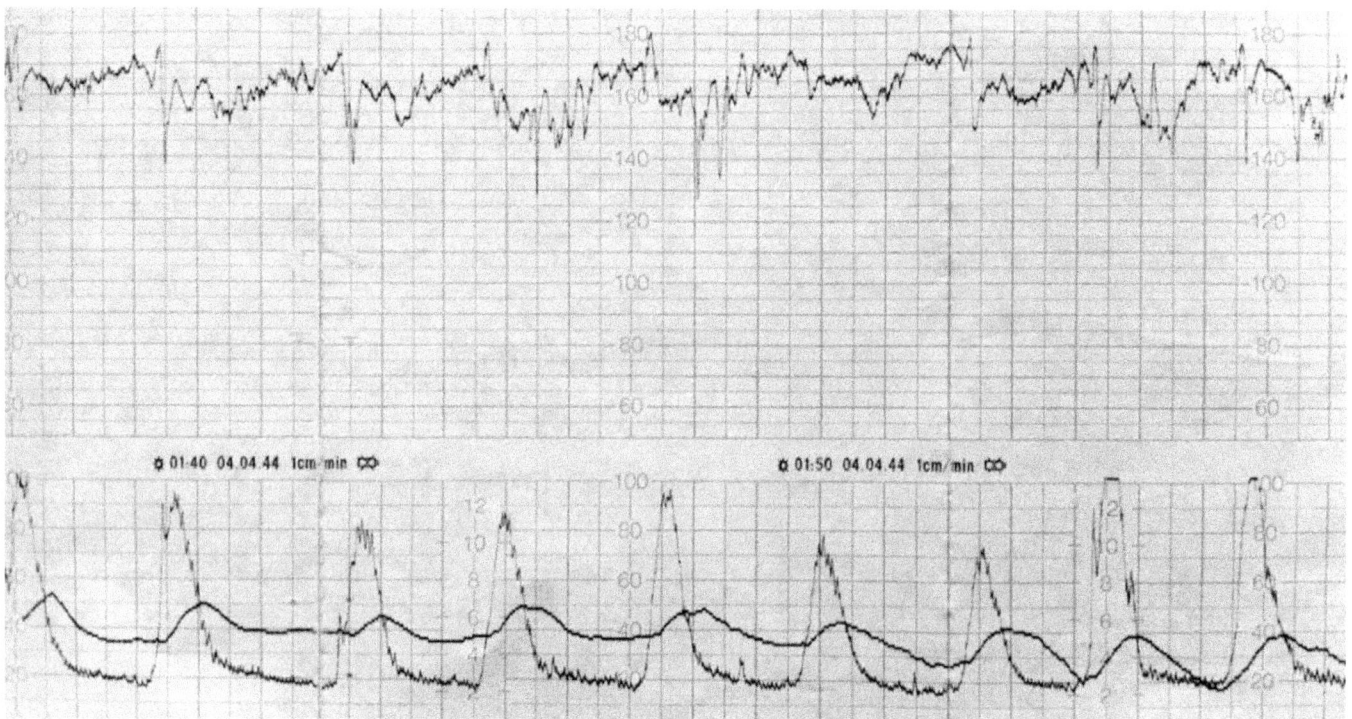

Fig. V-48. Línea de base en 160 lpm, con ascensos, variabilidad normal, sin deceleraciones. Dinámica uterina regular 5 contracciones cada 10 minutos de adecuada intensidad entre 80-100 mmHg. El trazado de pulsioximetría marca valores normales en torno a 40% con ascensos hasta 50% coincidiendo con acmé de la contracción uterina, en el tramo final se producen descensos transitorios hasta 20% de SpO_2 con recuperación espontanea que no reflejan compromiso fetal en el contexto de un registro normal.

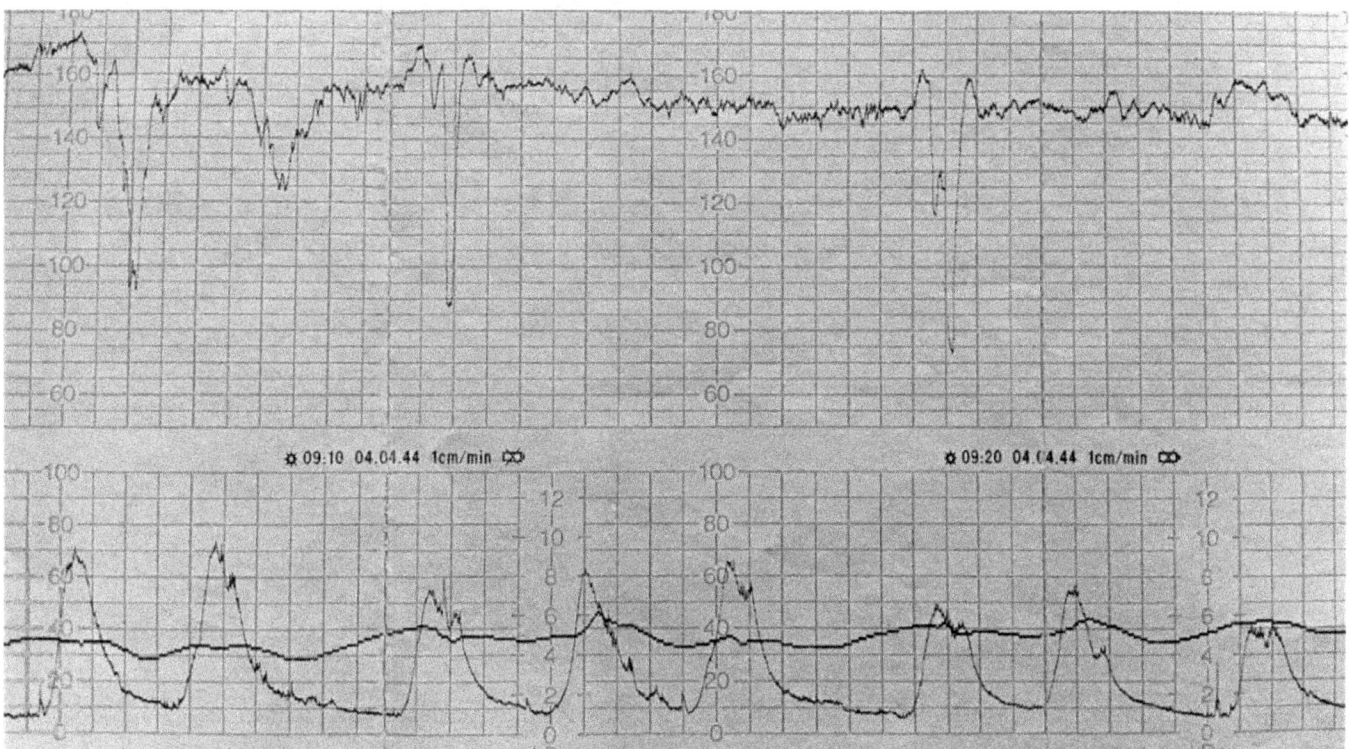

Fig. V-49. Línea de base en 150 lpm, con ascensos, variabilidad normal, se registran 4 deceleraciones variables con ascenso primario y secundario. Dinámica uterina regular 4 contracciones cada 10 minutos con intensidad entre 60-80mmHg. El trazado de pulsioximetría marca valores normales en torno a 40%, sin repercusión de las deceleraciones en la saturación de oxígeno fetal.

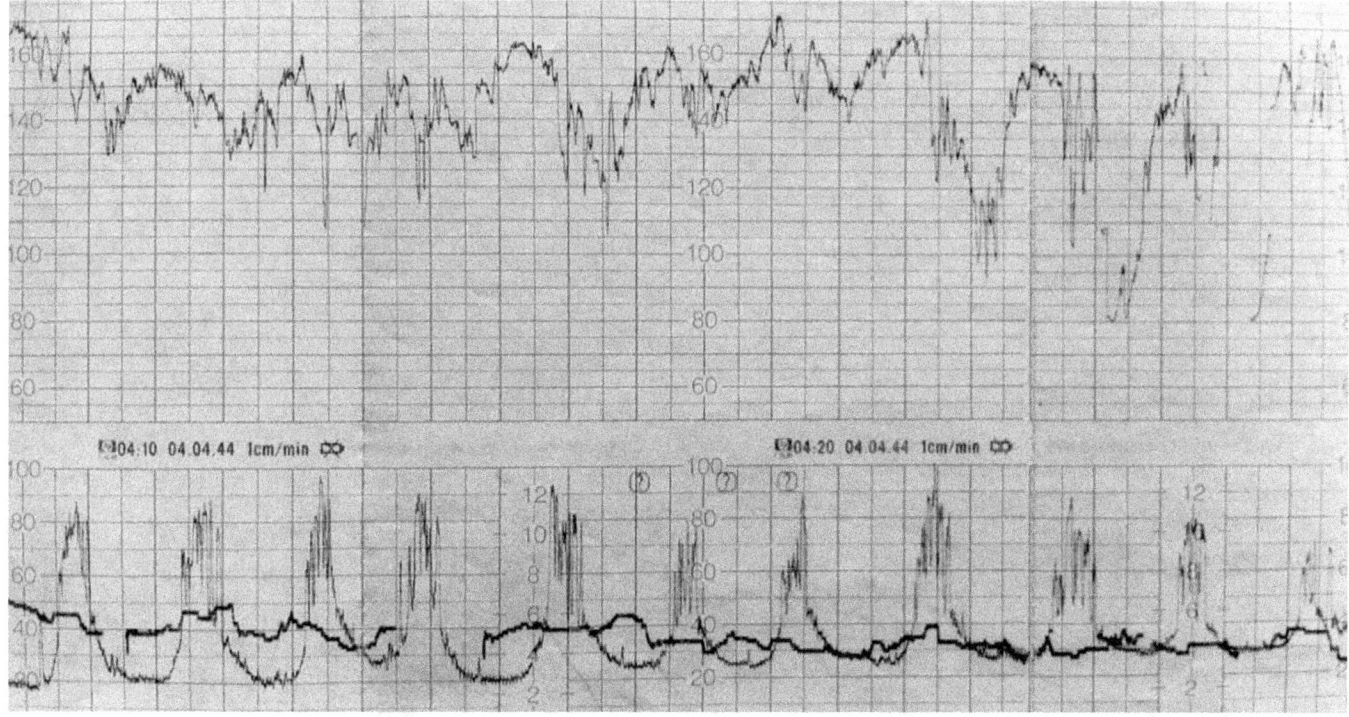

Fig. V-50. Línea de base en torno a 140 lpm, con ascensos, variabilidad normal, se registran deceleraciones variables al final del trazado. Dinámica uterina regular 6 contracciones cada 10 minutos que coinciden con el pujo materno. El trazado de pulsioximetría marca valores normales en torno a 40% al inicio con ligera disminución en la segunda mitad del trazado manteniéndose en 30% de SpO_2 en el momento del expulsivo.

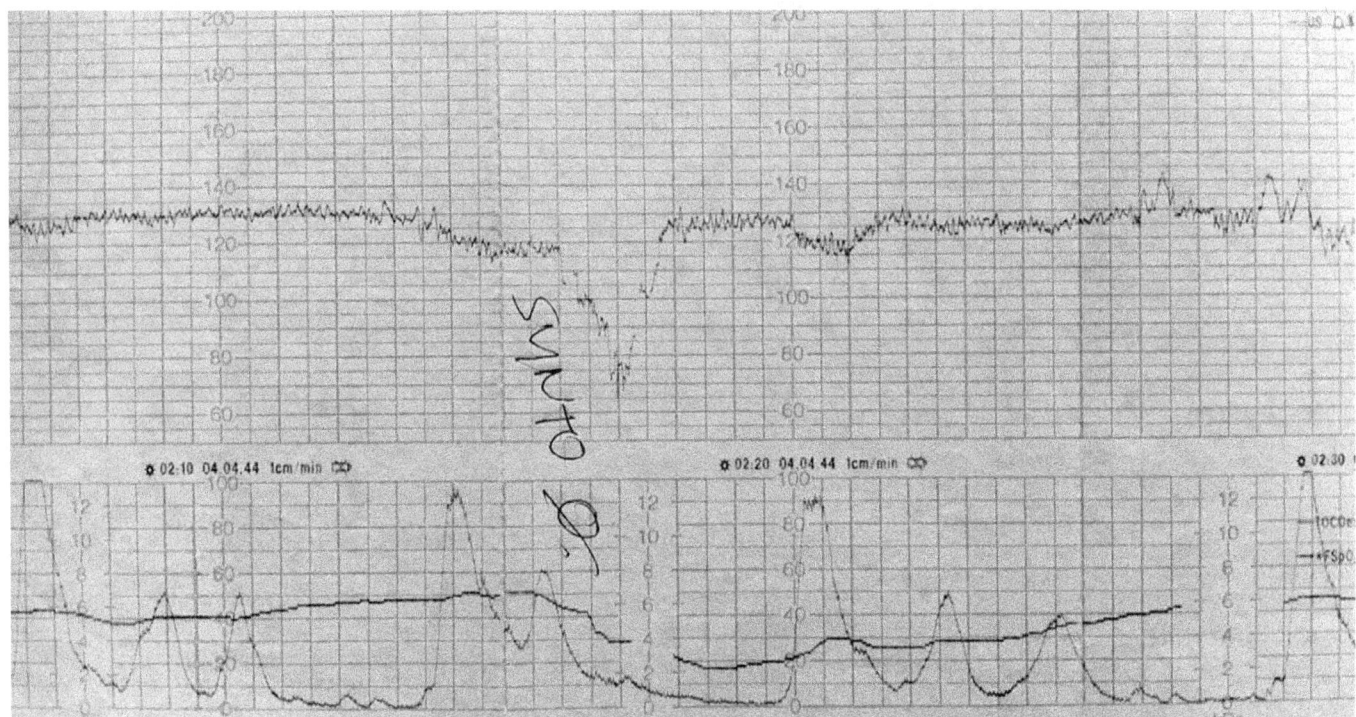

Fig. V-51. Línea de base en 130 lpm, con ascensos, variabilidad normal, se registra una deceleración prolongada y una deceleración tardía coincidiendo con una hipertonía que se resuelve con el cese de administración de oxitocina. El trazado de pulsioximetría marca valores normales en torno a 40-50% al inicio con un descenso de hasta el 20% tras la deceleración prolongada, con la resolución de la misma se produce una recuperación paulatina hasta valores de normalidad.

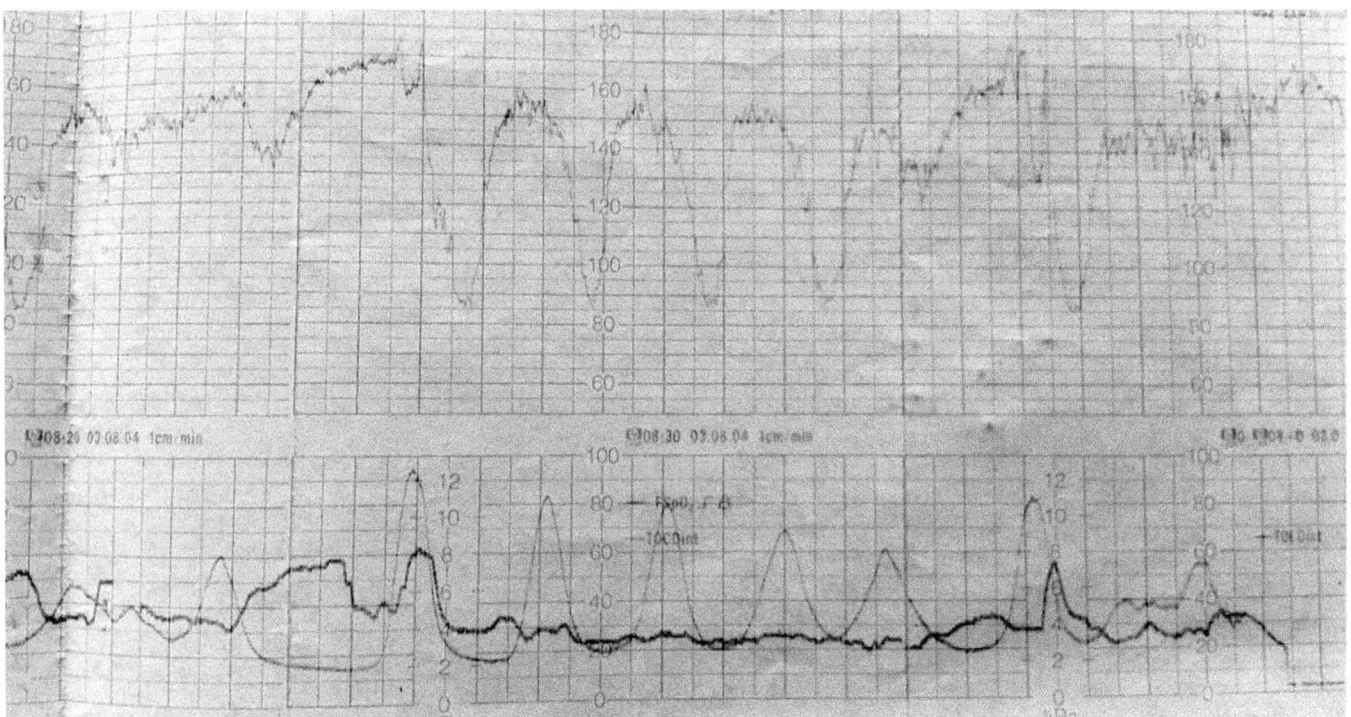

Fig. V-52. Línea de base en 140 lpm, con variabilidad normal, se registran deceleraciones variables con pérdida de los ascensos primarios y secundarios coincidiendo con un periodo de taquisistolia. El trazado de pulsioximetría marca valores normales en torno a 40-50% al inicio con un descenso marcado hasta el 20% de forma mantenida durante casi 10 minutos los que indicaría la necesidad de realizar maniobras encaminadas a controlar la dinámica que parece ser la causante del descenso en la saturación.

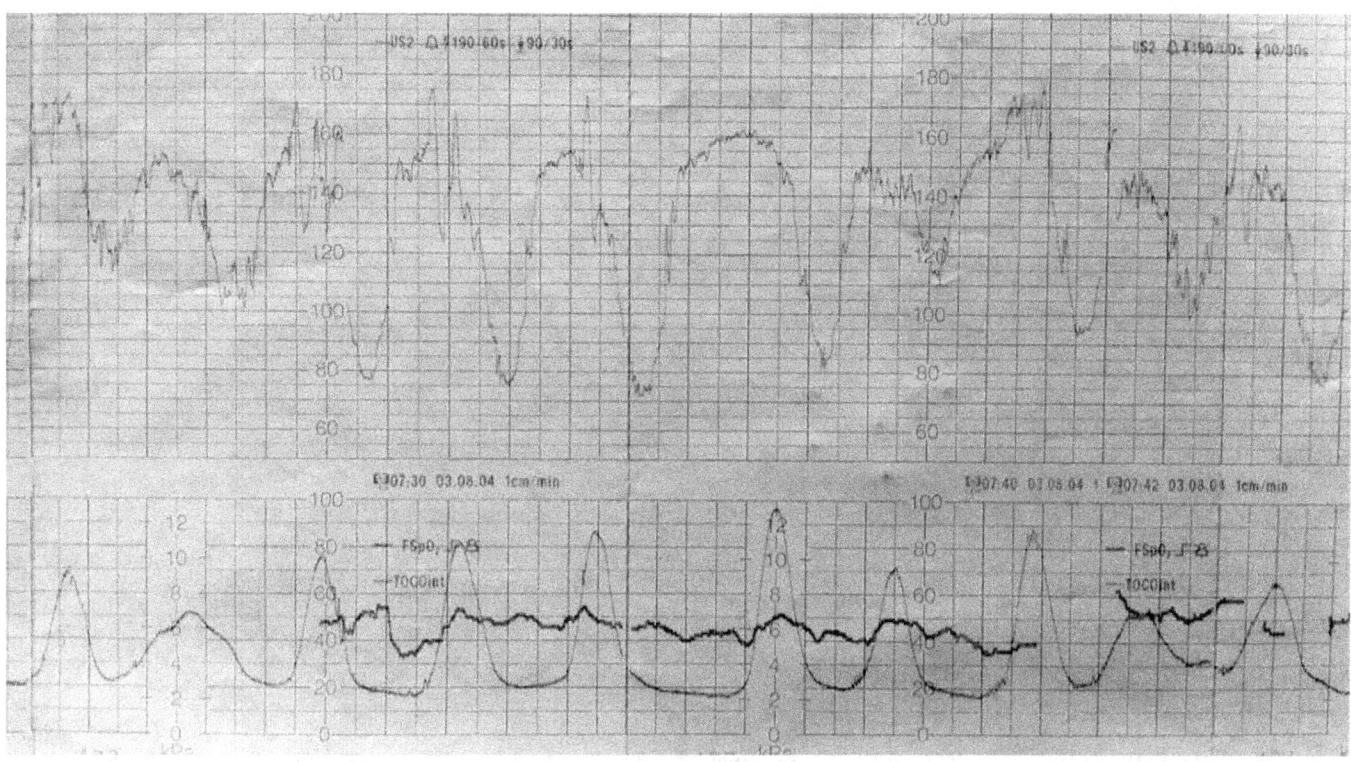

Fig. V-53. Línea de base en 140 lpm, con variabilidad normal, se registran deceleraciones variables profundas con pérdida de los ascensos primarios y secundarios con dinámica uterina normal El trazado de pulsioximetría marca valores normales en torno a 40-50%, las deceleraciones no parecen tener repercusión en esta ocasión en la SaO_2, coincide con el periodo expulsivo.

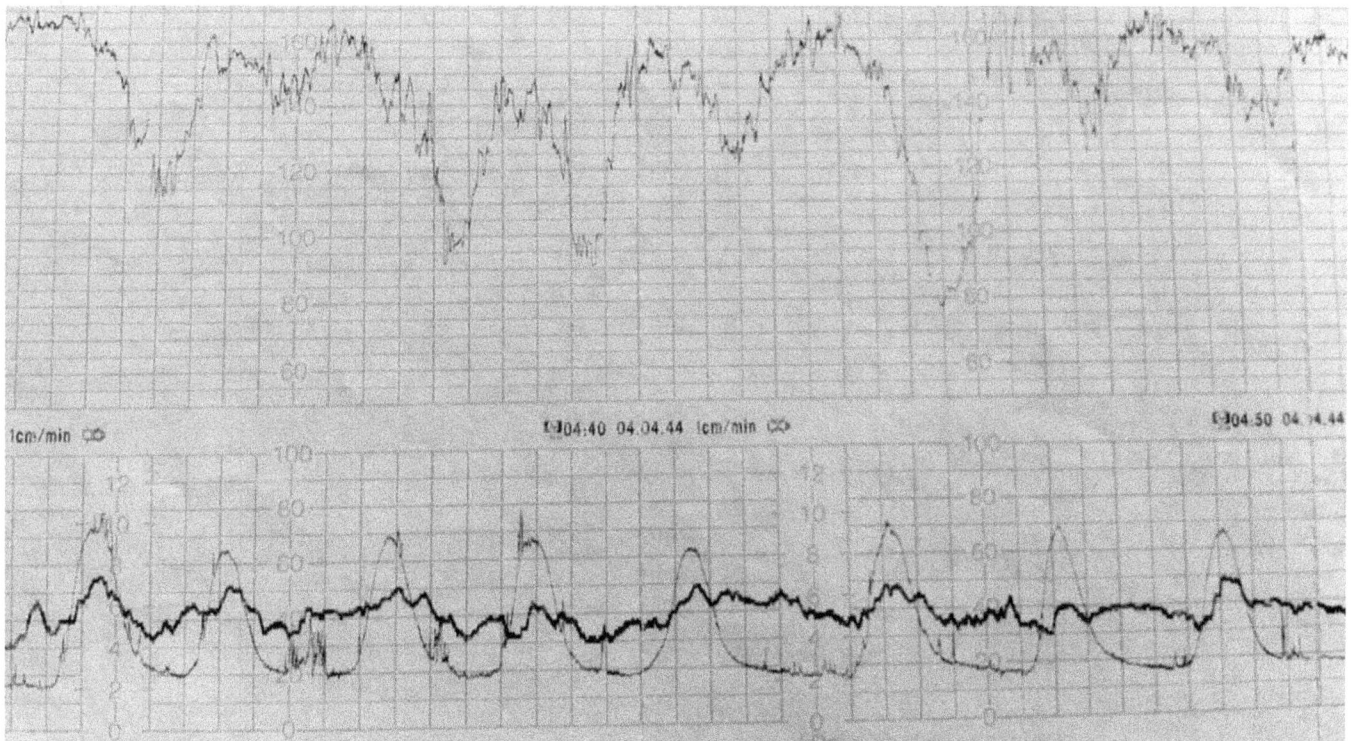

Fig. V-54. Línea de base en 150 lpm, con variabilidad normal, se registran deceleraciones variables recurrentes en el 100% de las contracciones. El trazado de pulsioximetría marca valores normales en torno a 40-50%, las deceleraciones no parecen tener repercusión en esta ocasión en la SaO_2, se asume que el feto está bien oxigenado.

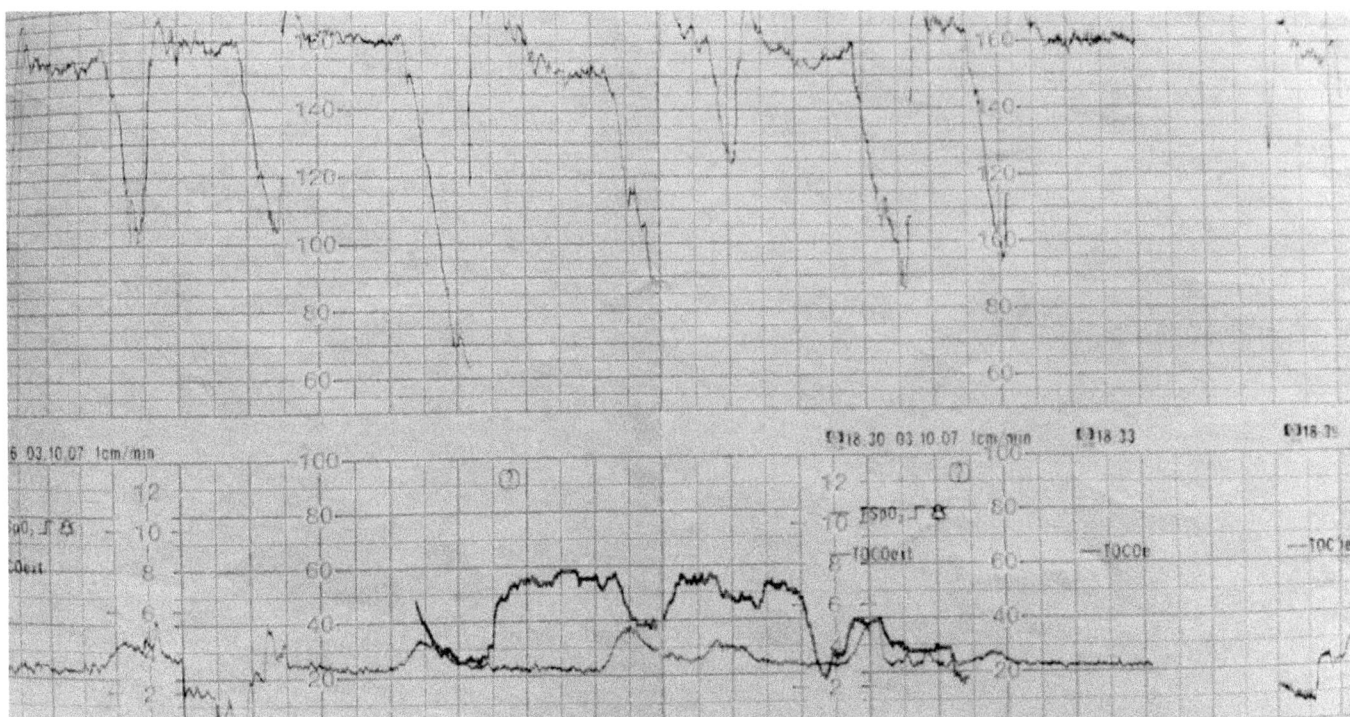

Fig. V-55. Línea de base en 160 lpm, con variabilidad normal, se registran deceleraciones variables profundas con pérdida del ascensos primarios y taquicardia post-deceleración. El trazado de pulsioximetría marca valores normales en torno a 50% con descenso profundo hasta un 20% aunque no mantenido de la SaO_2. Este trazado exige evaluación, vigilancia continua y aplicación de medidas encaminadas a mejorara la oxigenación fetal.

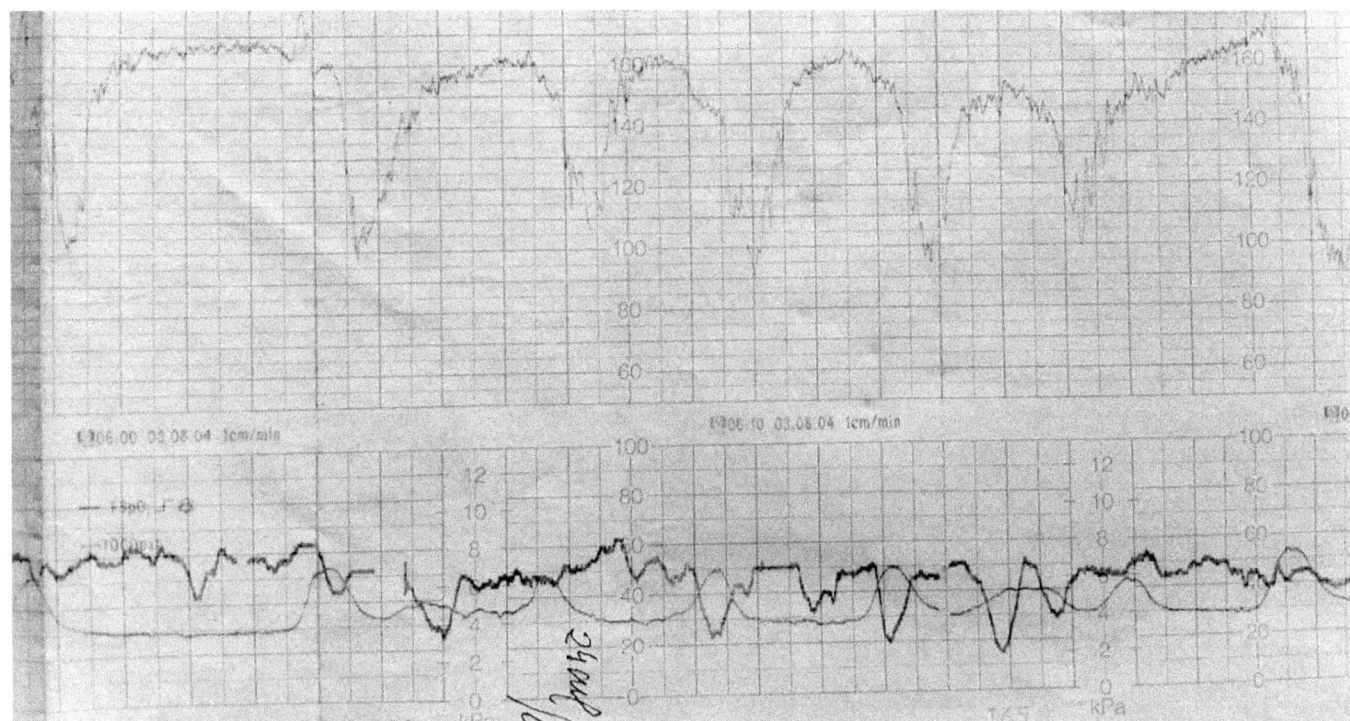

Fig. V-56. Línea de base en 160 lpm, con variabilidad normal, se registran deceleraciones variables profundas, recurrentes, con pérdida del ascensos primarios y secundarios. El trazado de pulsioximetría marca valores normales en torno a 50% con descenso profundo hasta un 20%. Este trazado indica la necesidad de evaluación precoz, aplicación de medidas encaminadas a mejorara la oxigenación fetal y si persisten, determinación del equilibrio ácido-base para poder continuar con el parto.

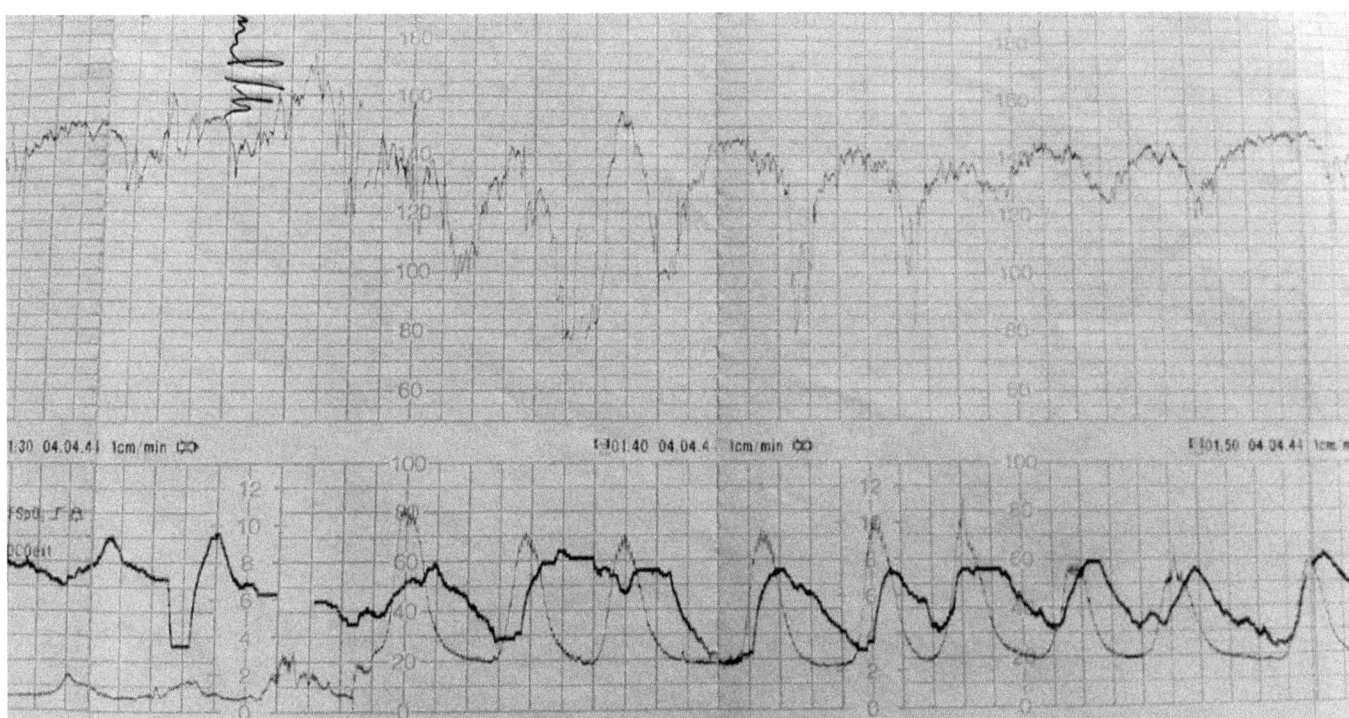

Fig. V-57. Línea de base en 140 lpm, con variabilidad normal, se registran deceleraciones variables recurrentes, con pérdida del ascensos primarios y secundarios, en las ultimas retorno lento de la FCF tras el final de la contracción. El trazado de pulsioximetría marca valores normales en torno a 60% con descenso profundo hasta un 20% de 1-2 minutos de duración. Este trazado predice que el estado ácido-base fetal se alterará sin se mantiene dicha situación.

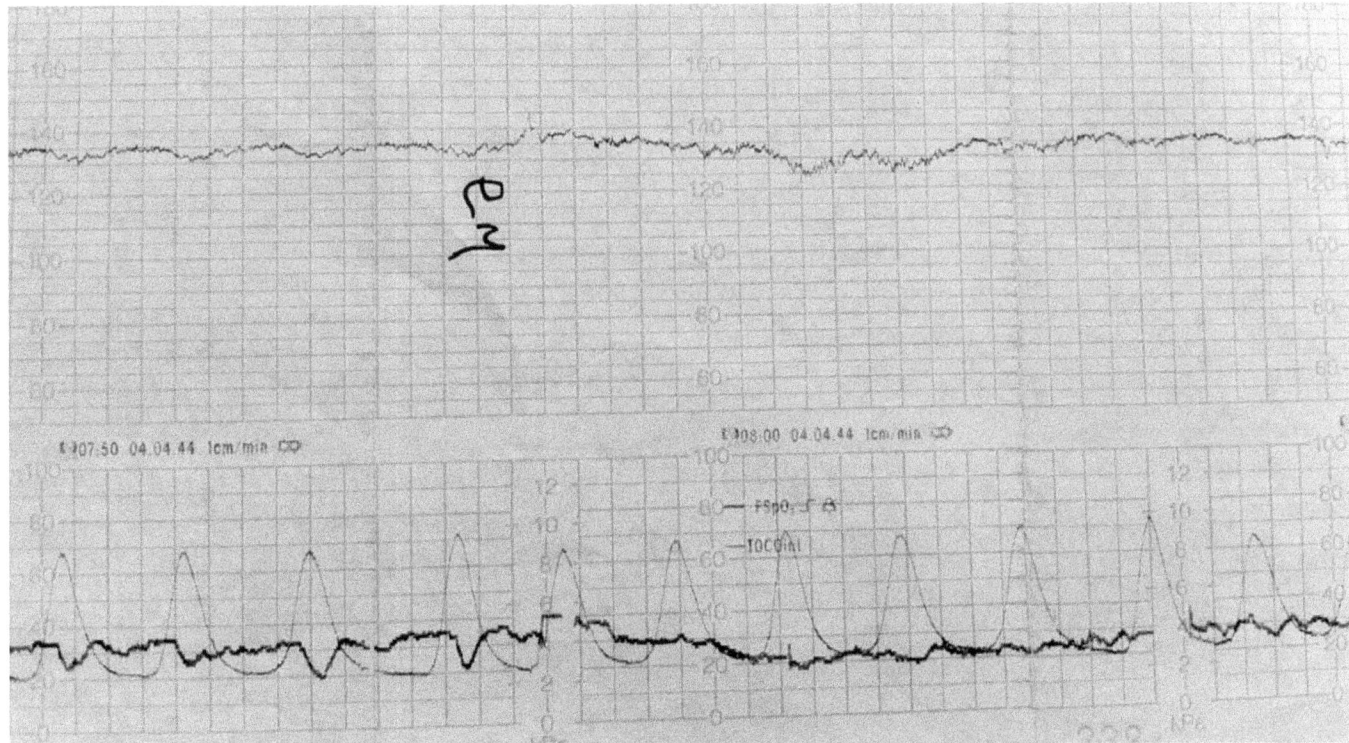

Fig. V-58. Línea de base en 130 lpm, sin ascensos, con variabilidad mínima, no se registran deceleraciones. El trazado de pulsioximetría marca valores en torno a 30% con descenso mantenido posterior a 20%, lo que predice un descenso del pH fetal si se mantiene dicha situación.

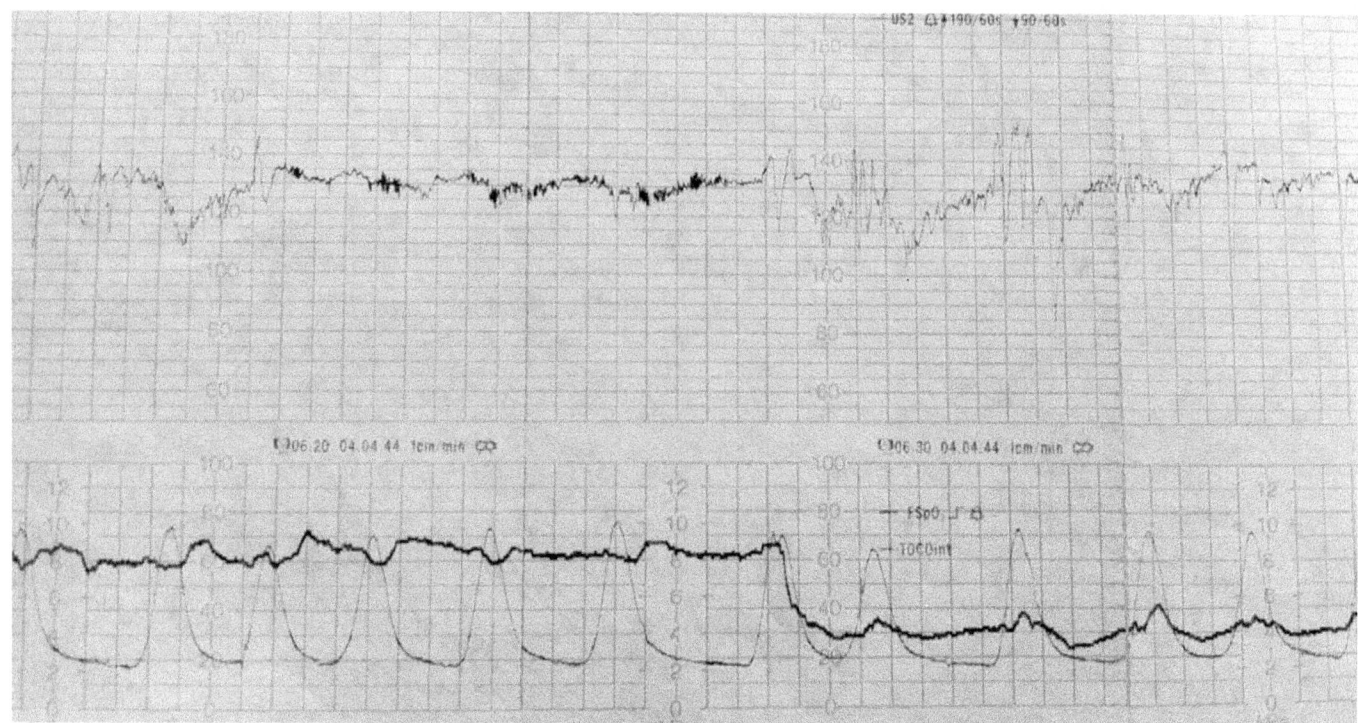

Fig. V-59. Línea de base en 130 lpm, con variabilidad normal, se registra al inicio una deceleración variable poco profunda con retorno lento de la FCF tras el final de la contracción. El trazado de pulsioximetría marca valores normales en torno a 60-70% con descenso hasta un 30% sin causa aparente en el registro. Se debe realizar una evaluación clínica encaminada a determinar la causa, como una hipotensión, hipertermia, administración de fármacos etc.

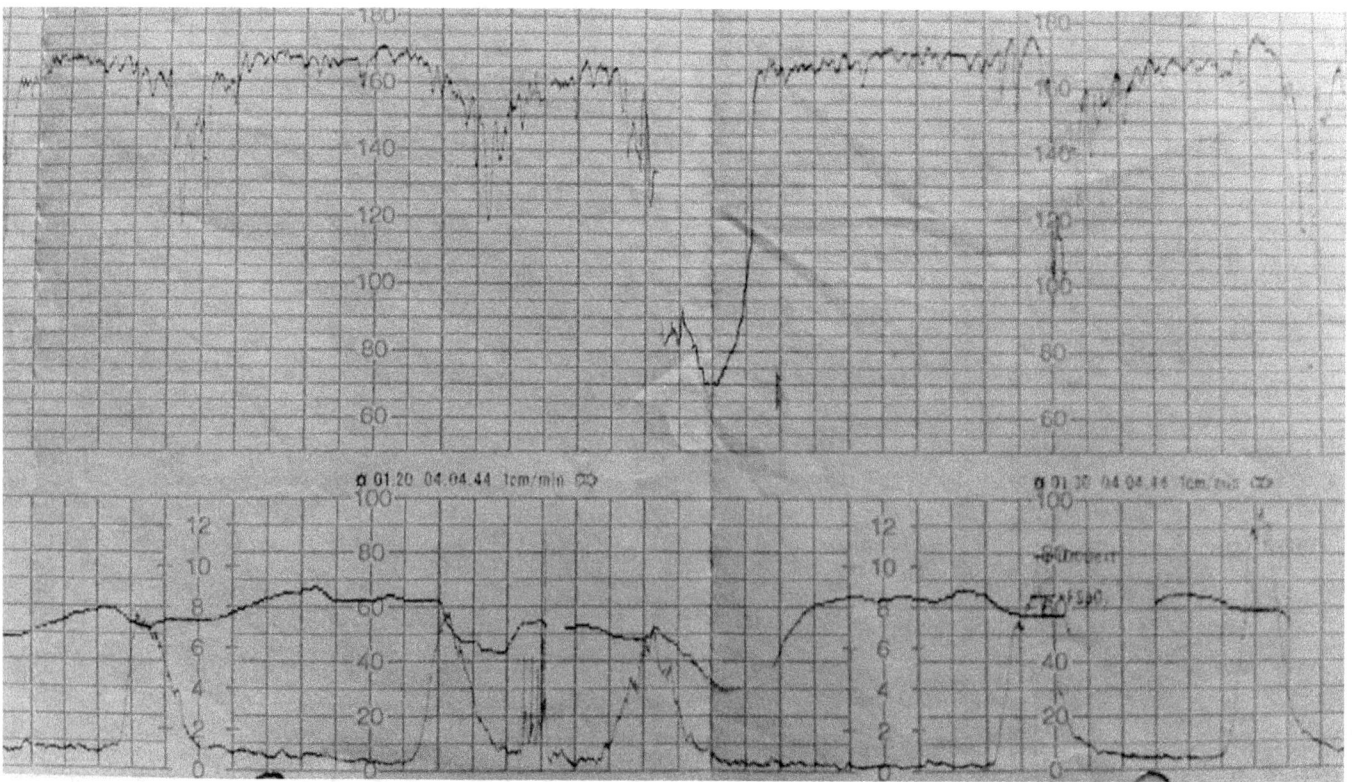

Fig. V-60. Línea de base en 170 lpm, con variabilidad normal, llama la atención la presencia de una deceleración tardía profunda y la repercusión casi simétrica en el descenso en la SpO_2.

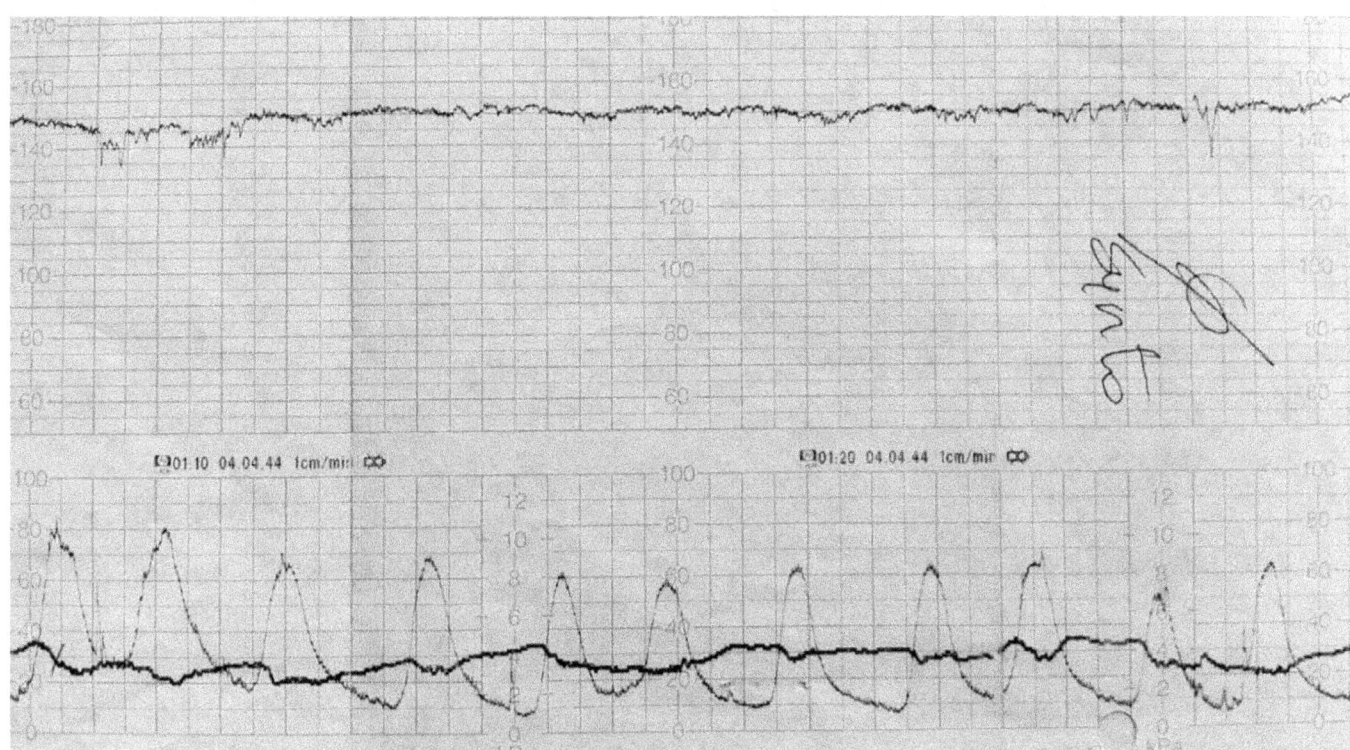

Fig. V-61. Línea de base en 150 lpm, sin ascensos, con variabilidad mínima, no se registran deceleraciones. Taquisistolia. El trazado de pulsioximetría marca valores en torno a 30% con descensos transitorios hasta 20%, lo que predice un descenso del pH fetal si se mantiene dicha situación, se indica no continuar con la administración de oxitocina.

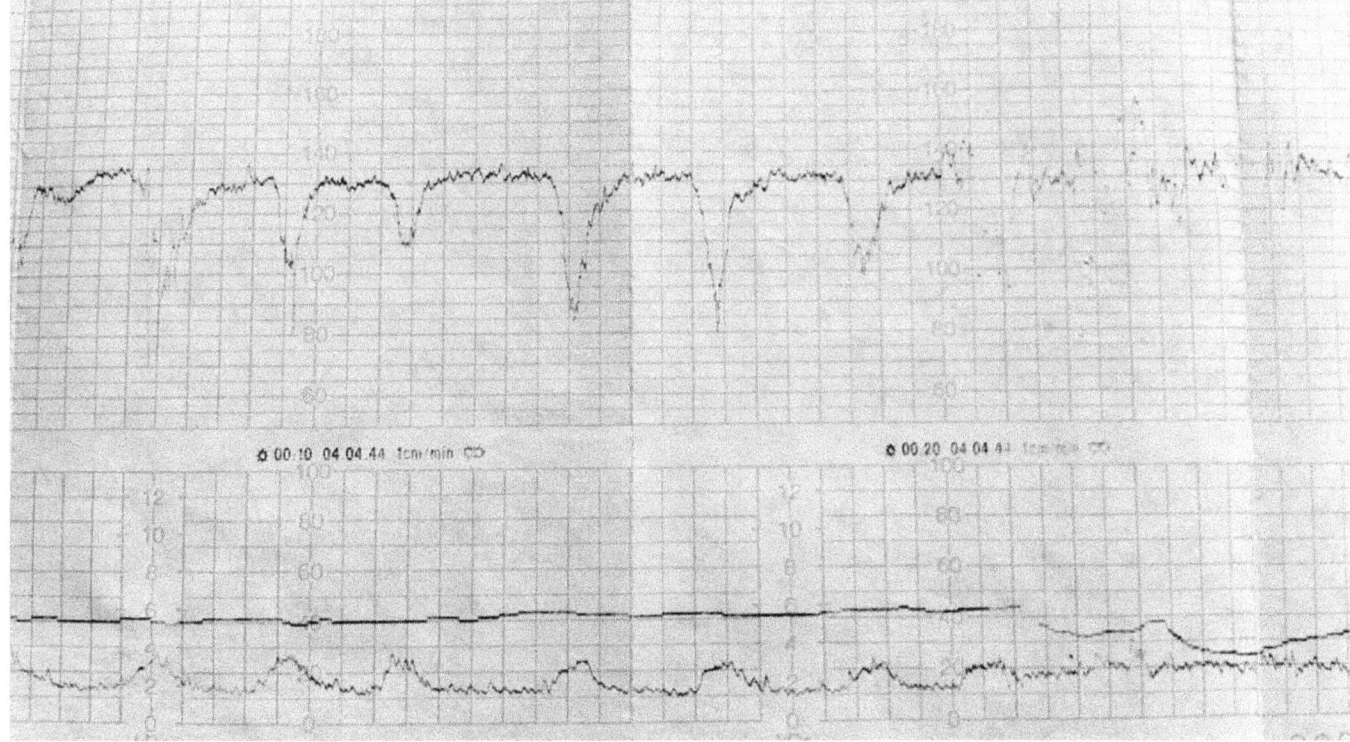

Fig. V-62. Línea de base en 130 lpm, con variabilidad normal, se registran deceleraciones variables recurrentes, en el 100% de las contracciones, con pérdida de los ascensos primarios y secundarios. El trazado de pulsioximetría marca valores normales en torno a 40%, pero la situación mantenida ocasiona un descenso de la SpO_2.

Proyecto Docente "Ágora Médica" (www.agoramedica.com)
Campus online de Medicina Materno-Fetal «Caldeyro Barcia»
Diplomado en «Fundamentos, Indicaciones y Técnicas de Monitorización Biofísica Fetal en Embarazo y Parto»
Módulo V. Monitorización Fetal en el Parto
Unidad 2.5. Sistema STAN 31

2.5.
Sistema STAN 31

Alberto Puertas,
Susana Ruiz,
Javier Góngora
y José Luis Gallo

ÍNDICE

* Concepto
* Interpretación del Sistema STAN
* Fisiopatología
* Bibliografía seleccionada

CONCEPTO

El sistema STAN 31® es un equipo de monitorización fetal intraparto que, además de determinar la frecuencia cardíaca fetal (FCF), realiza una detección y análisis automatizado del electrocardiograma (ECG) fetal. Se basa en los cambios que la hipoxemia produce en el ECG fetal, combina las mediciones del intervalo R-R con las evaluaciones del cambio del intervalo S-T, y la relación T/QRS, que refleja una medida exacta de los cambios de la amplitud de la onda T.

El corazón y el cerebro fetales son igual de sensibles al déficit de oxígeno, por lo tanto, los datos relativos a la función del miocardio aportan una medición indirecta del estado del cerebro fetal.

FISIOPATOLOGÍA

En condiciones normales en el corazón fetal predomina el metabolismo aerobio (balance energético positivo) y el ECG muestra una onda ST «normal». En situaciones de hipoxia, la cantidad de oxígeno disponible disminuye, generándose un balance energético negativo y cambios del segmento S-T, que pasa de ser horizontal, o inclinado hacia arriba, a inclinarse hacia abajo «ST bifásico». El feto normalmente recupera el balance energético liberando adrenalina que estimula la glucogenólisis (metabolismo anaerobio). Con la liberación de glucosa, los iones de potasio quedan en libertad aumentando la amplitud de la onda T. Por lo tanto, el aumento de la amplitud de la onda T representa una adaptación activa a la hipoxia, mientras que el ST bifásico es indicador de la depresión directa producida por la falta de oxígeno sobre la función del miocardio. En situaciones de asfixia severa y duradera, la onda ST vuelve a la normalidad, reduciéndose la capacidad de respuesta del feto; por esta razón, el análisis del ECG fetal debe comenzar antes de que el metabolismo fetal se altere.

INTERPRETACIÓN DEL SISTEMA STAN

La toma de decisiones en cuanto a las intervenciones se llevarán a cabo mediante guías estandarizadas que evalúan en conjunto el registro cadiotocográfico (RCTG) y el análisis del ST.

Clasificación del Registro Cardiotocográfico

El sistema de clasificación del RCTG del sistema STAN es ligeramente diferente al del National Institute of Child Health and Human Development Workshop Report, pero coherente con el mismo. Se evalúa la FCF con la línea base, la variabilidad, la reactividad y la aparición de deceleraciones. Según estos parámetros se clasifica como RCTG nor-

Tabla V-2. Clasificación de la CTG. La asociación de varios parámetros de CTG dudoso conducen a un CTG patológico

Clasificación de la CTG	Frecuencia cardíaca en la línea base	Variabilidad Reactividad	Deceleraciones
Normal	• 110 a 150 lpm	• 5 a 25 lpm • Aceleraciones	• Deceleraciones precoces • Deceleraciones variables sencillas que duran <60 segundos y pérdida de <60 latidos
Dudoso	• 100 a 110 lpm • 150 a 170 lpm • Episodio breve de bradicardia	• >25 lpm sin aceleraciones • <5 lpm durante >40 minutos	• Deceleraciones variables sencillas que duran <60 segundos y pérdida de >60 latidos
Patológico	• 150 a 170 lpm y menor variabilidad • >170 lpm Bradicardia persistente	• <5 lpm durante >60 minutos • Patrón sinusoidal	• Deceleraciones variables complicadas que duran >60 segundos • Deceleraciones tardías repetidas
Preterminal	• Falta total de variabilidad y reactividad, con o sin deceleraciones o bradicardia		

mal, intermedio o dudoso, patológico y preterminal (Tabla V-2).

Interpretación del ECG Fetal

Se necesita un electrodo espiral sobre el cuero cabelludo fetal, tras la ruptura de las membranas, para obtener el ECG fetal con vistas al análisis del S-T. Se crea una onda de ECG media a partir de 30 complejos de ECG aceptados, obteniendo, desde entonces, un ECG medio, un cálculo de la T/QRS y un análisis del segmento S-T.

Cambios del S-T

S-T normal

El feto suele presentar una relación T/QRS bastante estable durante todo el parto. La lista de eventos no presentará ningún mensaje sobre eventos del S-T; indica que el feto domina la situación.

No obstante, es posible que un registro comience tarde en un proceso hipóxico, cuando los recursos fetales han sido agotados. En estos casos, aunque la relación T/QRS puede ser constante, el patrón de la CTG es anómalo de forma mantenida, con una falta completa de reactividad y variabilidad.

Ascenso episódico de la T/QRS

La relación T/QRS sube y regresa en 10 minutos. Si dicho cambio supera 0,10 quedará anotado como evento. El impacto clínico depende del patrón de la CTG. Cuando la CTG es intermedia, puede aceptarse un aumento mayor de la T/QRS que cuando la CTG es patológica.

Ascenso de la T/QRS en la línea base

El aumento de la relación T/QRS dura más de 10 minutos, siendo significativo y quedando reflejado como evento a partir de 0,05. Aparece en circunstancias en las que el feto responde a la hipoxia con metabolismo anaerobio.

S-T bifásico

Los ST bifásicos se dividen en tres grados, dependiendo de cuanto difiere el segmento ST de lo normal. Son recogidos con la numeración 1, 2, 3 según su grado de anormalidad, considerándose anormales sólo los grados 2 y 3. Adquieren importancia cuando los grados anormales continúan apareciendo durante más de 2 minutos o si aparecen dos episodios. Un episodio se define como la presencia de tres segmentos bifásicos grado 2 o 3.

Decisiones clínicas según el análisis ST

La información sobre el análisis S-T debe usarse conjuntamente con la CTG. En principio, un patrón reactivo normal de la CTG indica que el feto controla la situación. Cuando hay cambios de la CTG, el análisis de la onda S-T proporcionará información

Tabla V-3. Directrices clínicas para uso del STAN

CTG S-T	CTG dudoso	CTG patológico	CTG preterminal
Ascenso episódico de la T/QRS	• >0,15	• >0,10	
Ascenso de la línea base de la T/QRS	• >0,10	• >0,05	• Parto inmediato
S-T bifásico	• Continuos de >5 minutos o 3 episodios	• Continuos de >2 minutos o 2 episodios	

detallada sobre la gravedad del estrés. Las directrices clínicas indican situaciones en que es necesario una intervención, ya sea mediante extracción o supresión de la causa del estrés fetal, como por ejemplo hiperdinamia o hipotensión materna.

BIBLIOGRAFÍA SELECCIONADA

- Macones G, Hankins G, Spong C, Hauth J, Moore T. The 2008 National Institute of Child Health and Human Development Workshop Report on Electronic Fetal Monitoring Update on definitions, interpretation, and research guidelines. Obstet Gynecol 2008;112:661-666.
- Fetal monitoring and ST analysis. Neoventa.
- Valverde M, Gallo JL, Carrillo MP, Puertas A. Análisis del segmento ST del ECG en la Monitorización Fetal Intraparto. En: Monitorización Biofísica Fetal. Colección de Medicina Fetal y Perinatal. Volumen 6. Gallo M (director y coordinador general); Gallo JL, Beltrán P, Ruoti Cosp M, Espinosa A, editores invitados. AMOLCA, Actualidades Médicas, CA. 2011; pp 112-116.

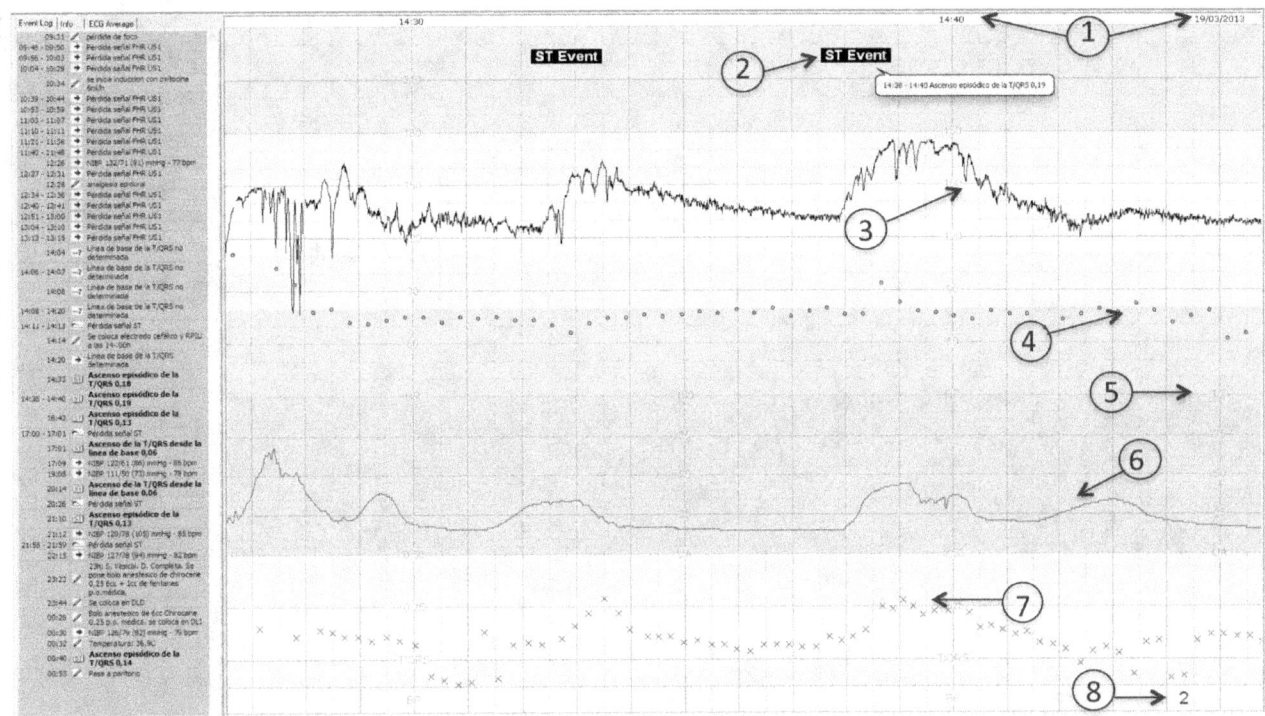

Fig. V-63. Pantalla principal. Los siguientes datos se pueden ver en la pantalla principal del sistema STAN: 1. Hora y fecha. 2. Evento ST: este símbolo indica que se ha producido un cambio significativo en la curva del ECG fetal. 3. Trazado de la frecuencia cardíaca fetal. 4. Trazado de la frecuencia cardíaca materna. 5. Escala. 6. Trazado de actividad uterina. 7. Cocientes T/QRS. 8. Indicaciones de complejo bifásico (BP) con los números 1, 2 y 3.

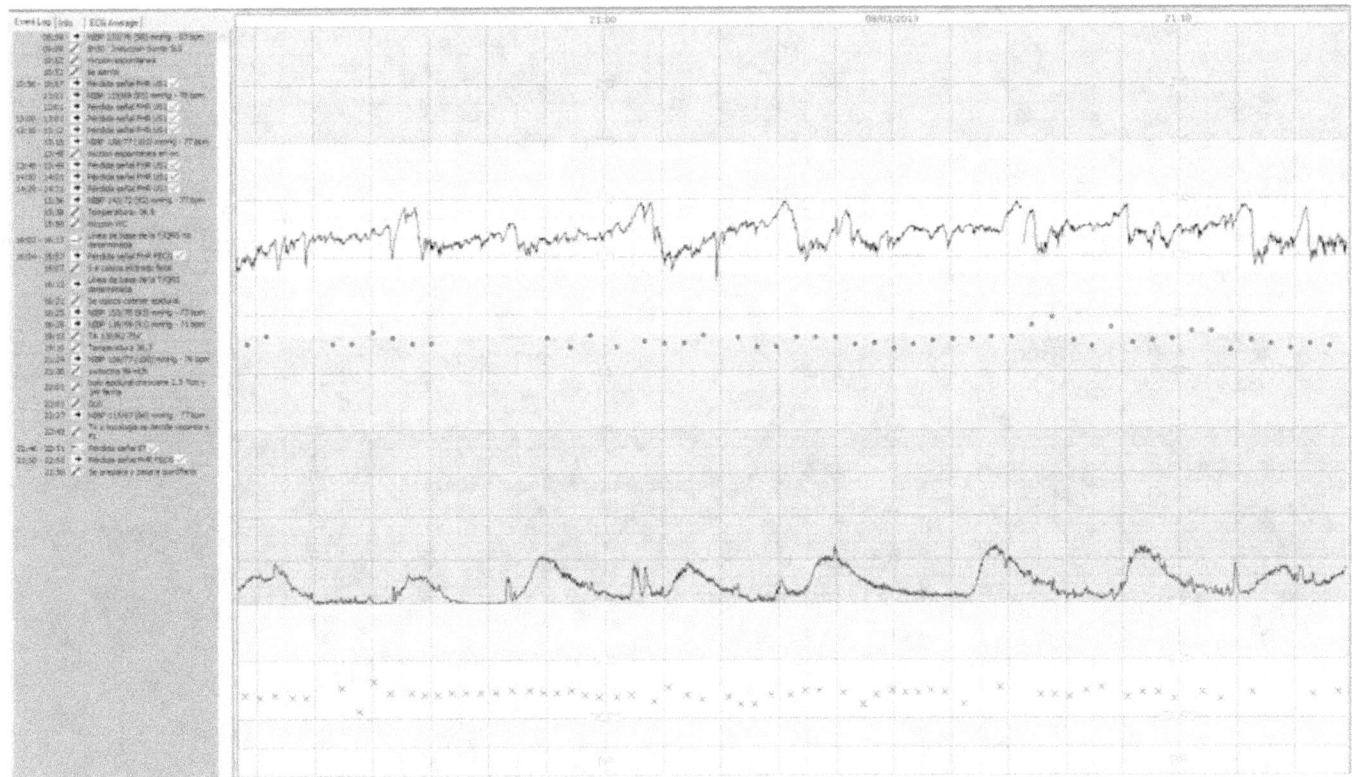

Fig. V-64. Línea de base en torno a 130 lpm, con variabilidad normal, con aceleraciones periódicas y sin deceleraciones. Corresponde a un CTG normal. Con un análisis del ST normal.

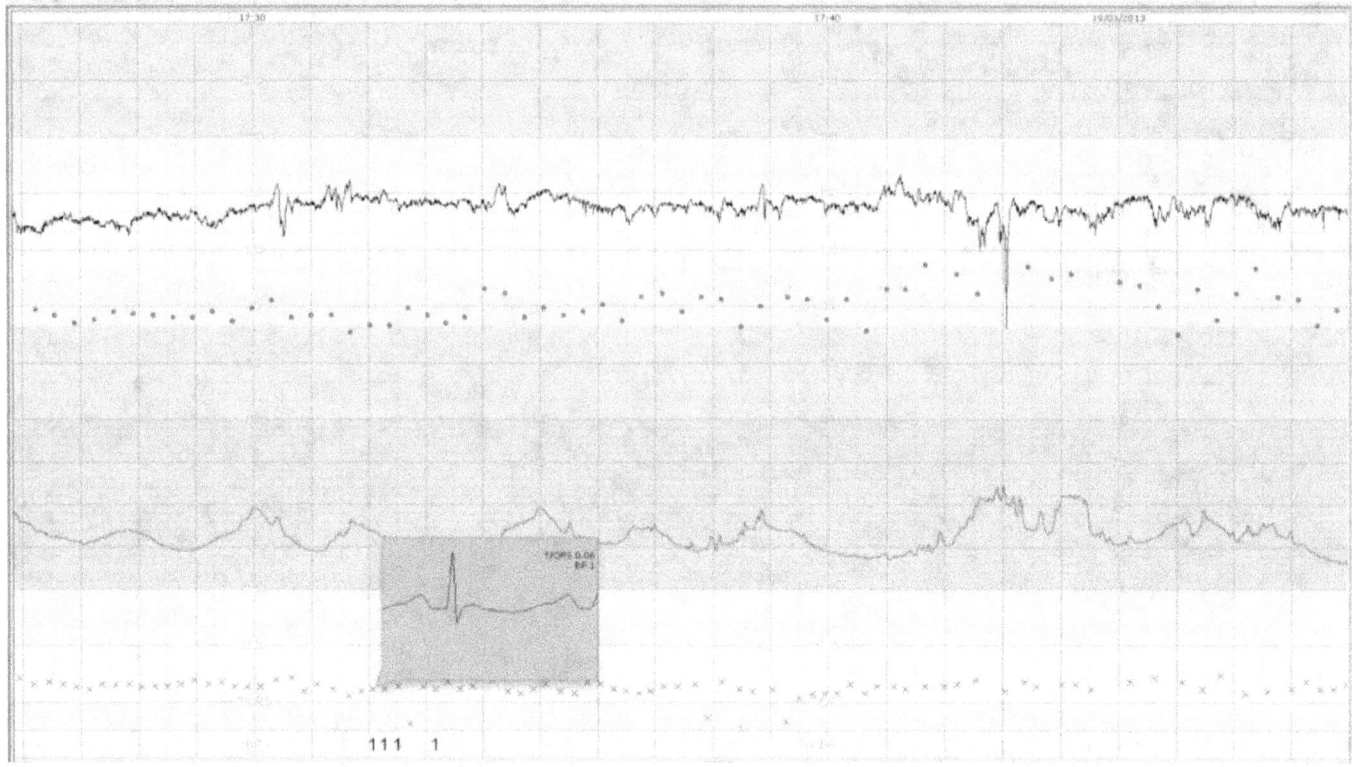

Fig. V-65. Segmento ST bifásico grado 1.

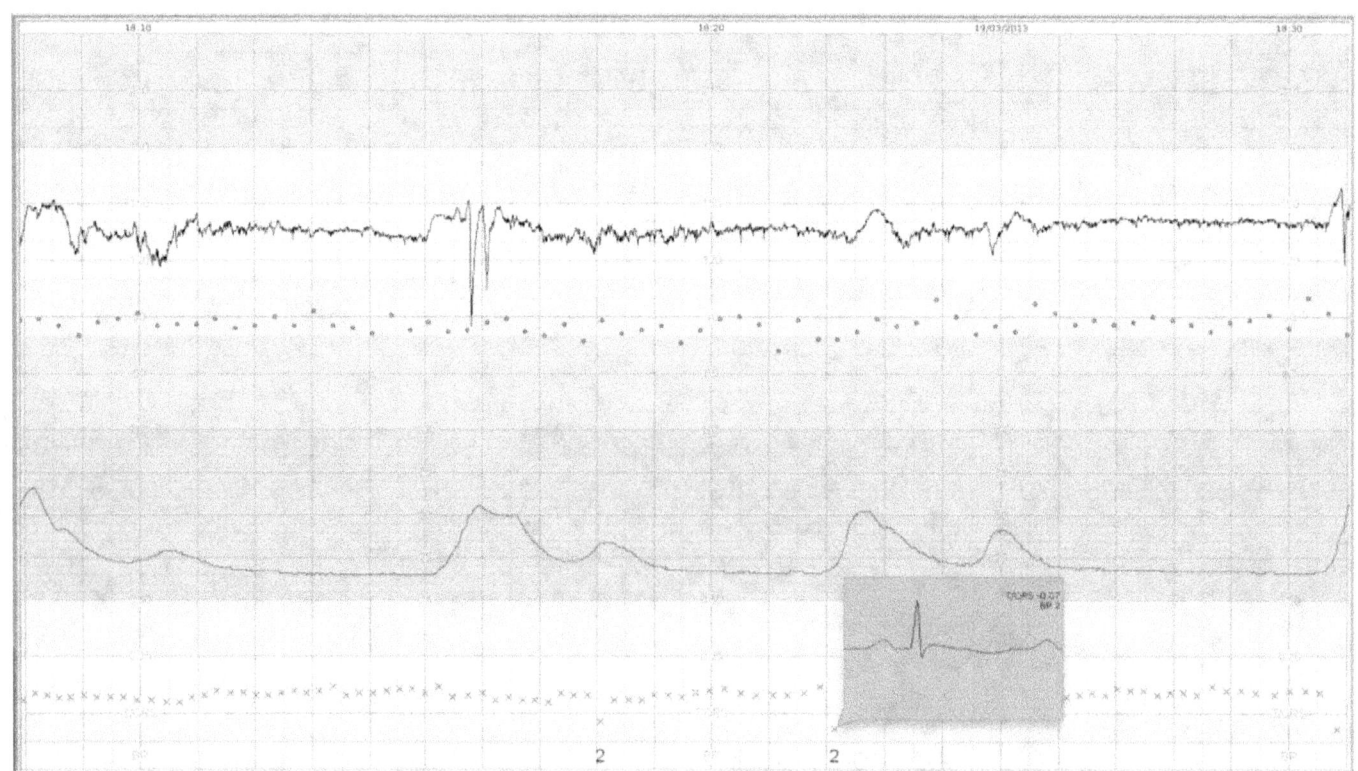

Fig. V-66. Segmento ST bifásico grado 2.

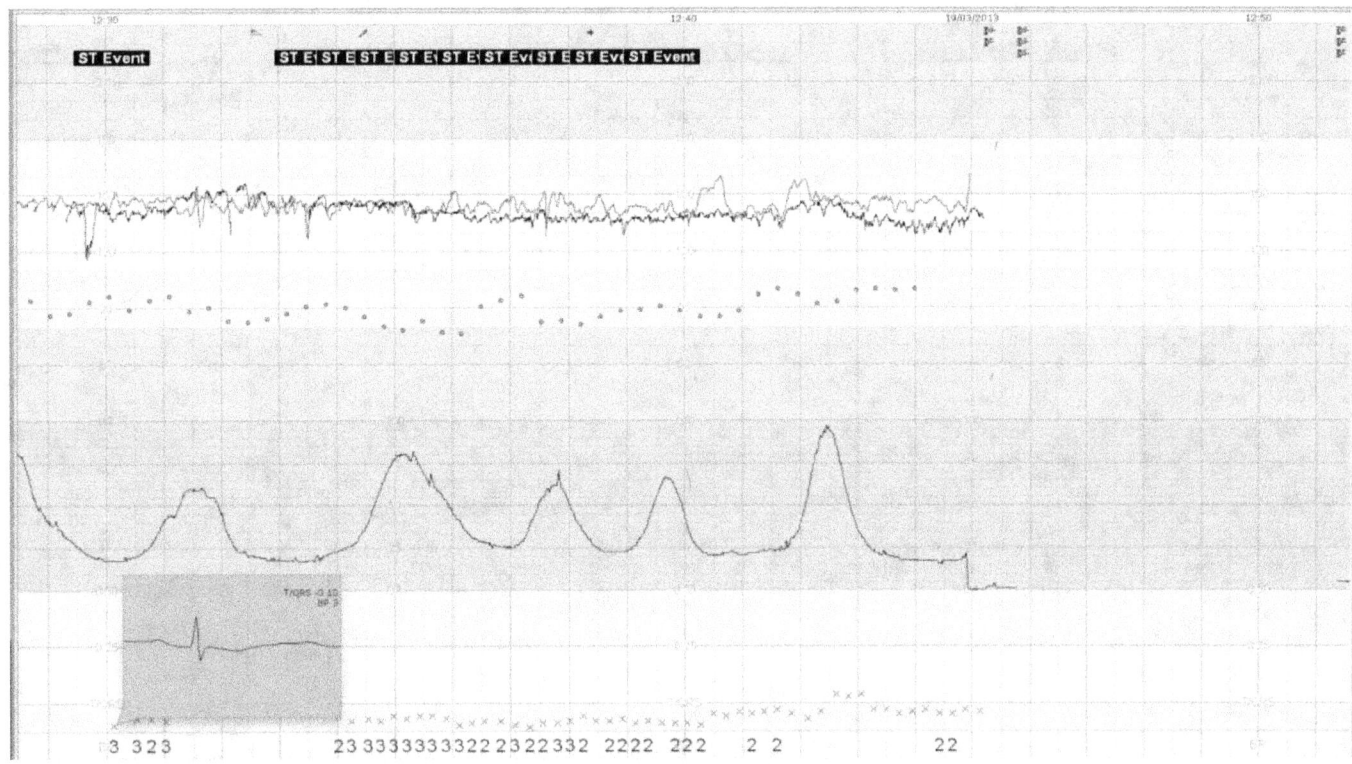

Fig. V-67. Segmento ST bifásico grado 3.

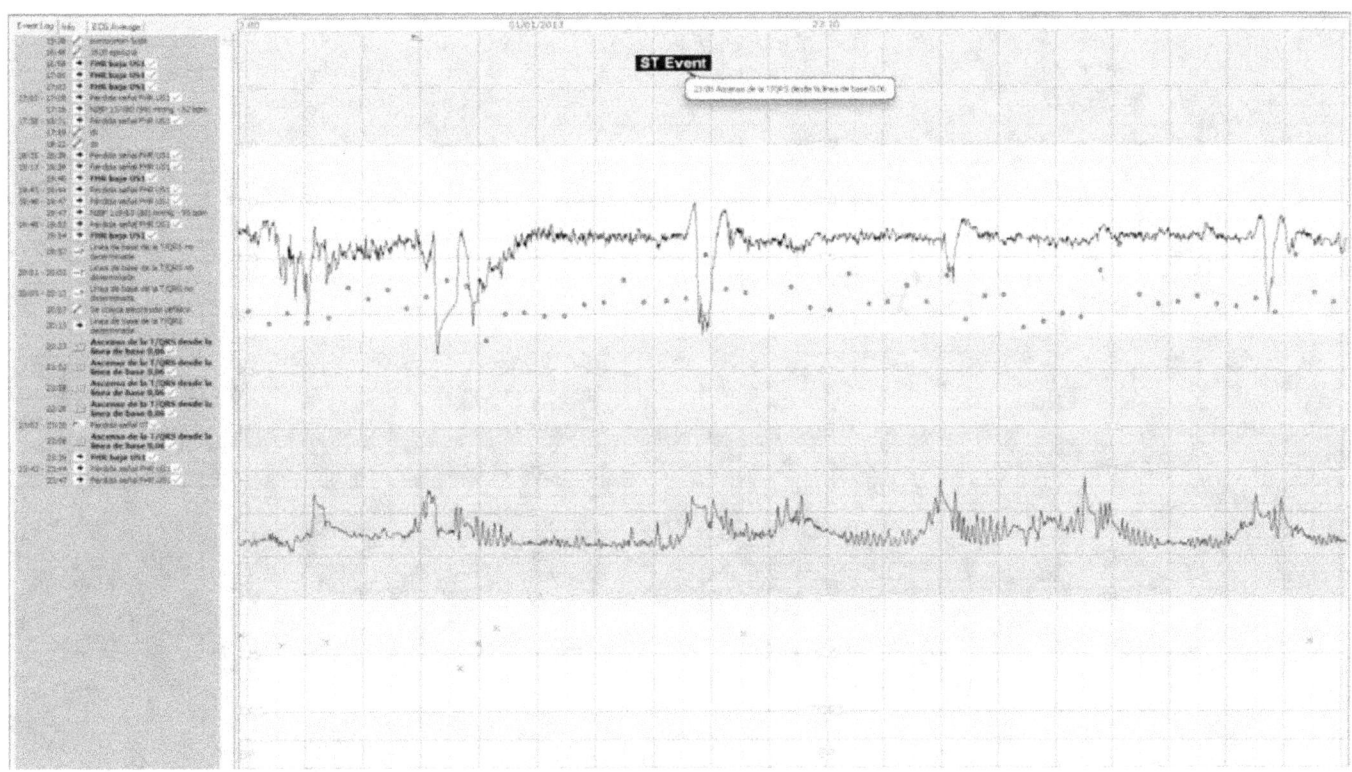

Fig. V-68. La relación T/QRS se establece en una escala que va de -0.125 a 0.5, que se traza de forma continua. La ausencia de dicho trazado de forma continua indica mala calidad de la señal.

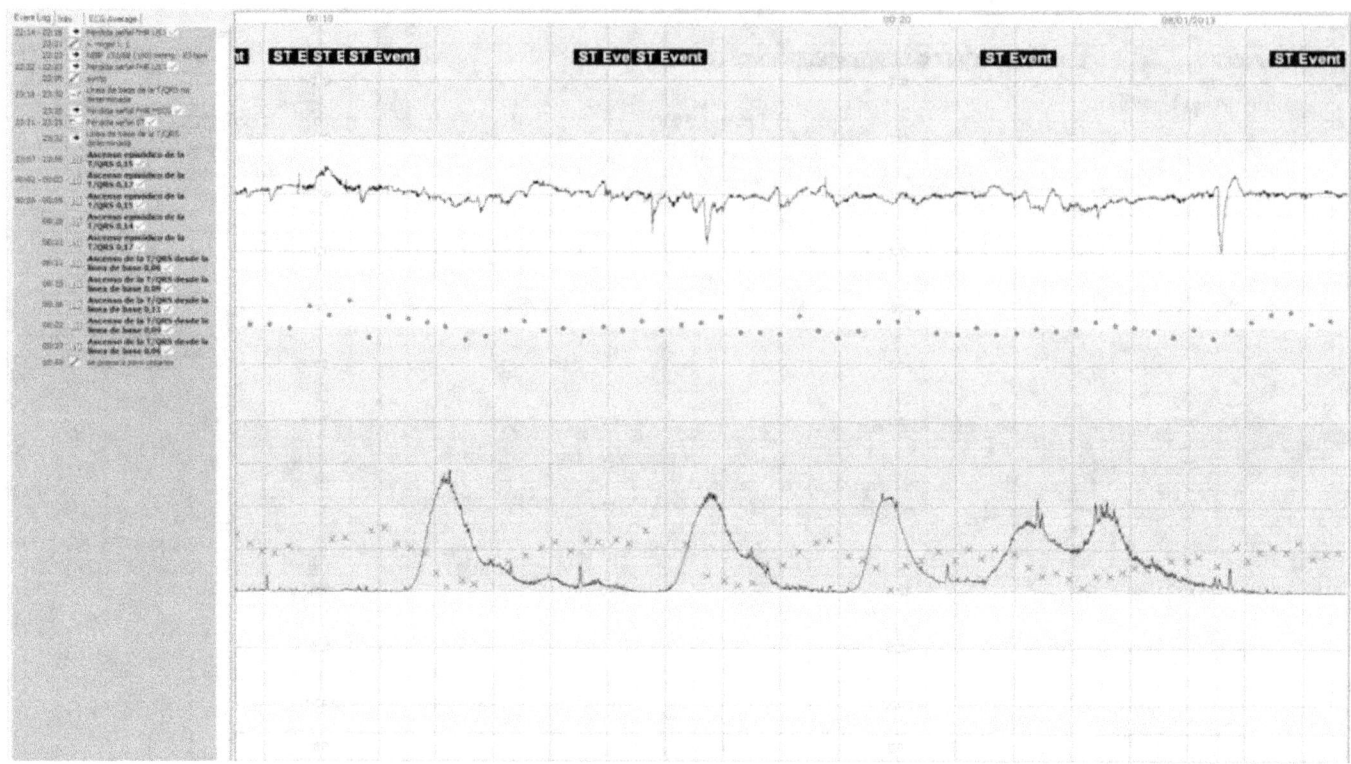

Fig. V-69. La lista de eventos necesita 20 minutos de RCTG normal antes de que pueda comenzar el análisis automático del S-T.

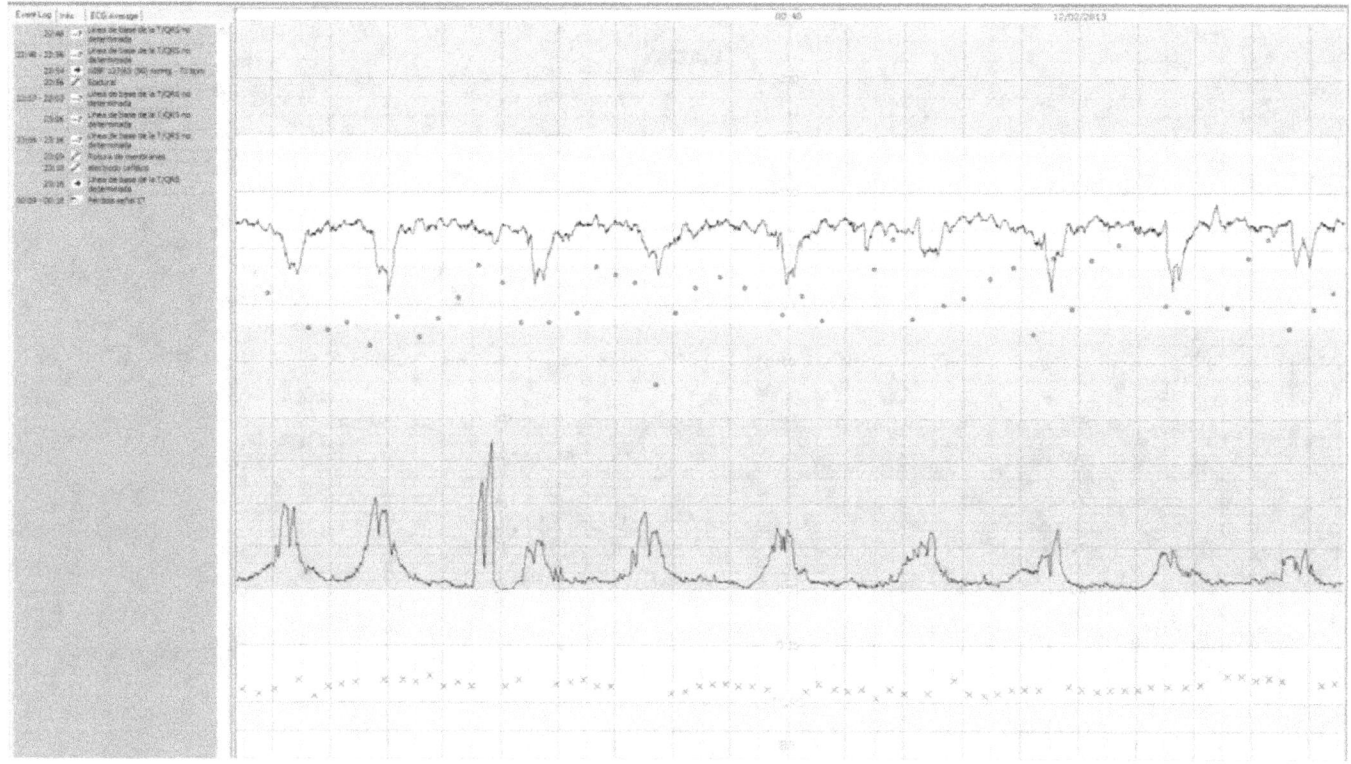

Fig. V-70. Línea de base 130 lpm, variabilidad normal y deceleraciones precoces coincidiendo con el pujo materno, sin observarse cambios en el análisis ST.

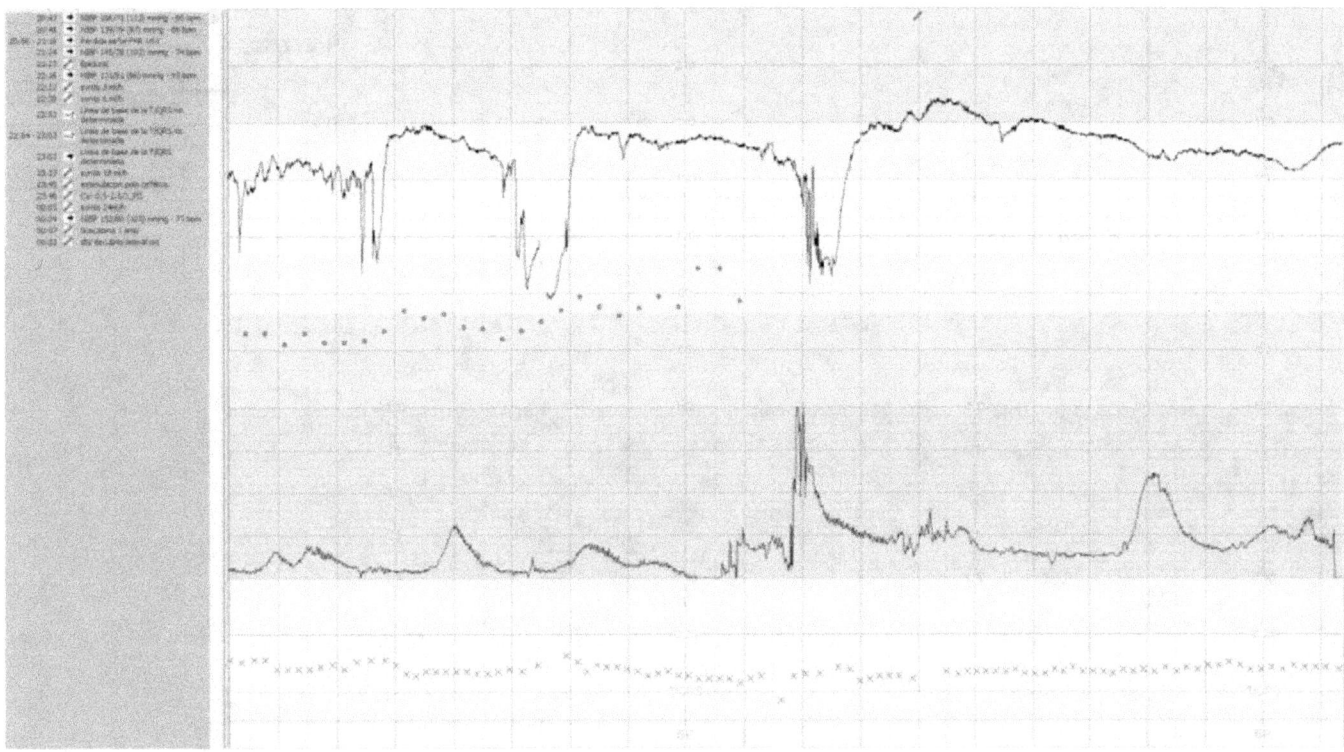

Fig. V-71. Línea de base en torno a 170 lpm, disminución de la variabilidad, deceleraciones variables sencillas (según la clasificación del sistema STAN). CTG intermedio. El análisis del ST es normal, durante la segunda fase del parto, luego el trazado exige evaluación y vigilancia continua.

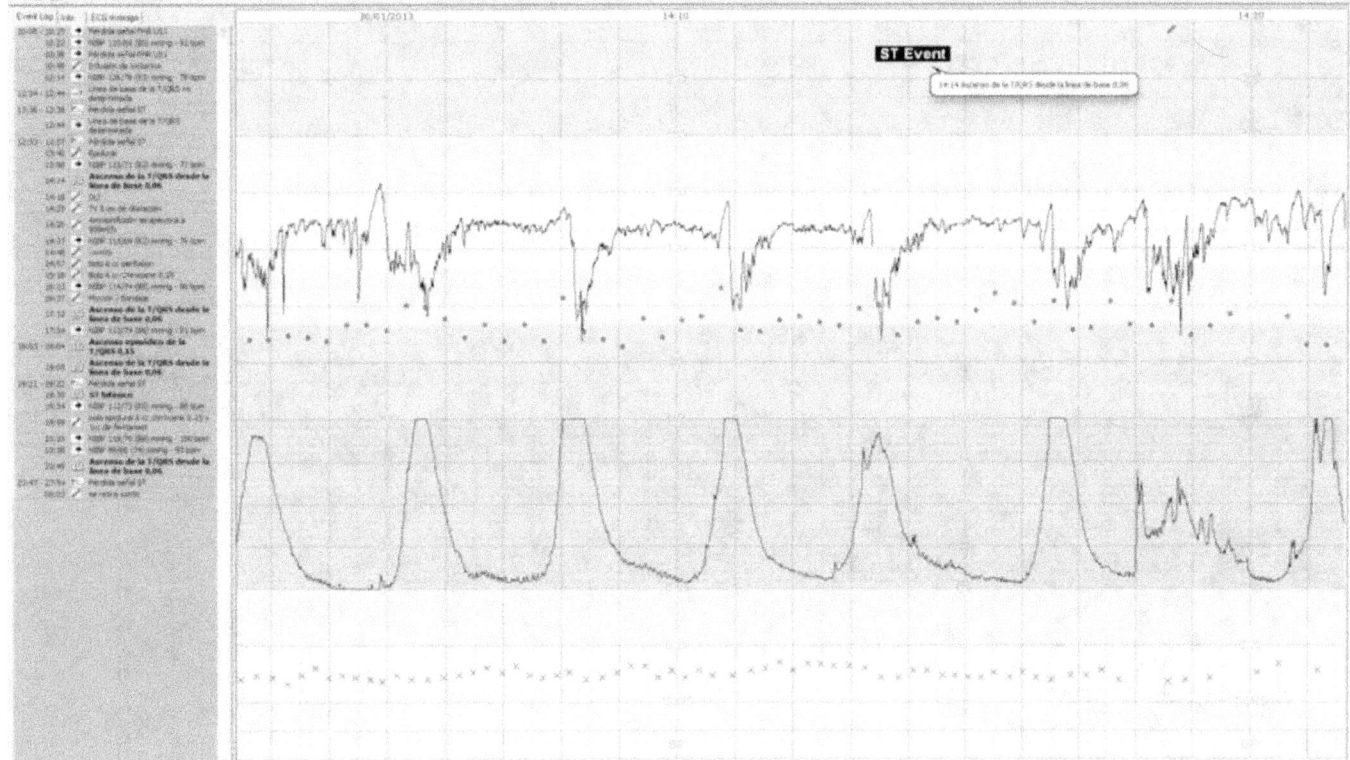

Fig. V-72. Línea de base en torno a 140 lpm, variabilidad normal, con deceleraciones variables sencillas que duran menos de 60 segundos y pérdida menor de 60 latidos. Se registra un ascenso en la línea de base de la T/QRS de 0.06. Se deben realizara medidas intermedias como control de presión arterial, temperatura, indicación de amnioinfusión y posterior reevaluación.

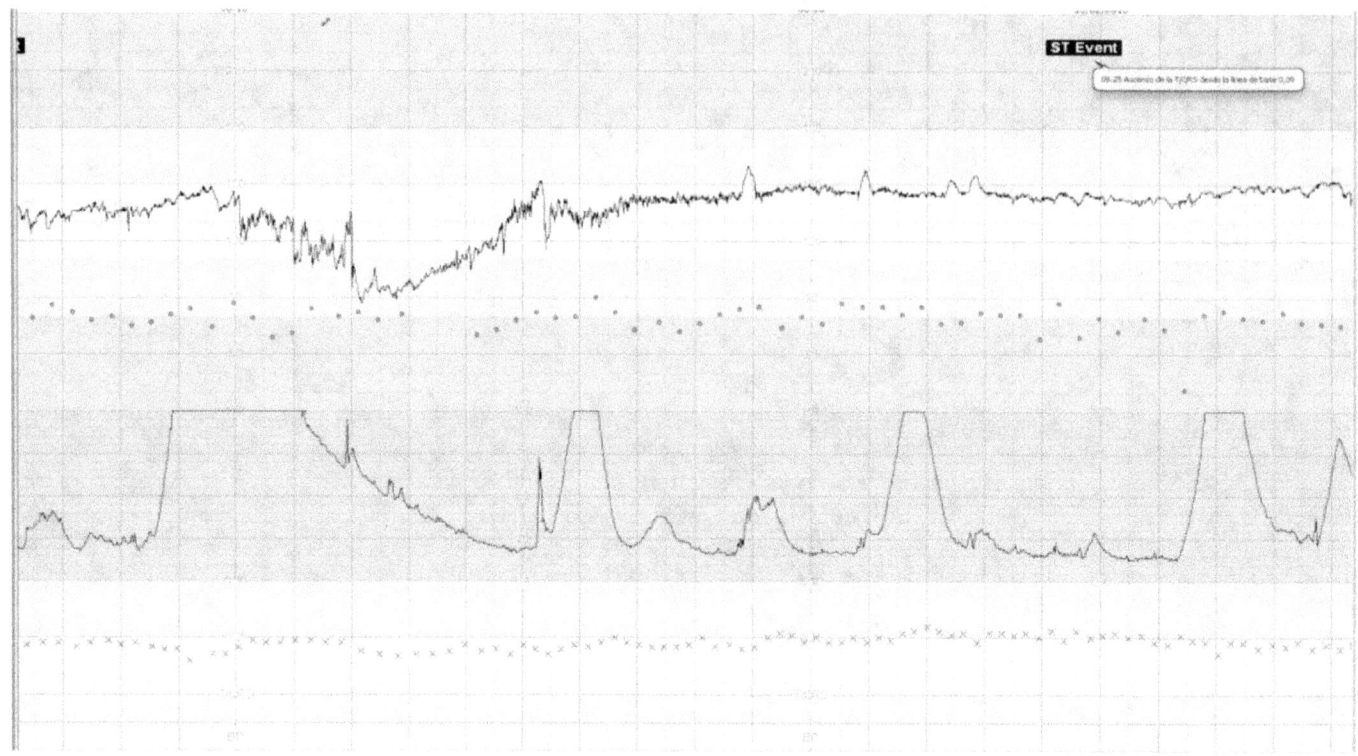

Fig. V-73. Línea de base en torno a 140 lpm, variabilidad normal, con una deceleración variable complicada con una duración mayor de 60 segundos, tras lo cual se registra un ascenso en la línea de base de la T/QRS 0.09. En este caso, la causa del estrés fetal parece secundario a una hipertonía y se deberán tomar medidas encaminadas a su corrección.

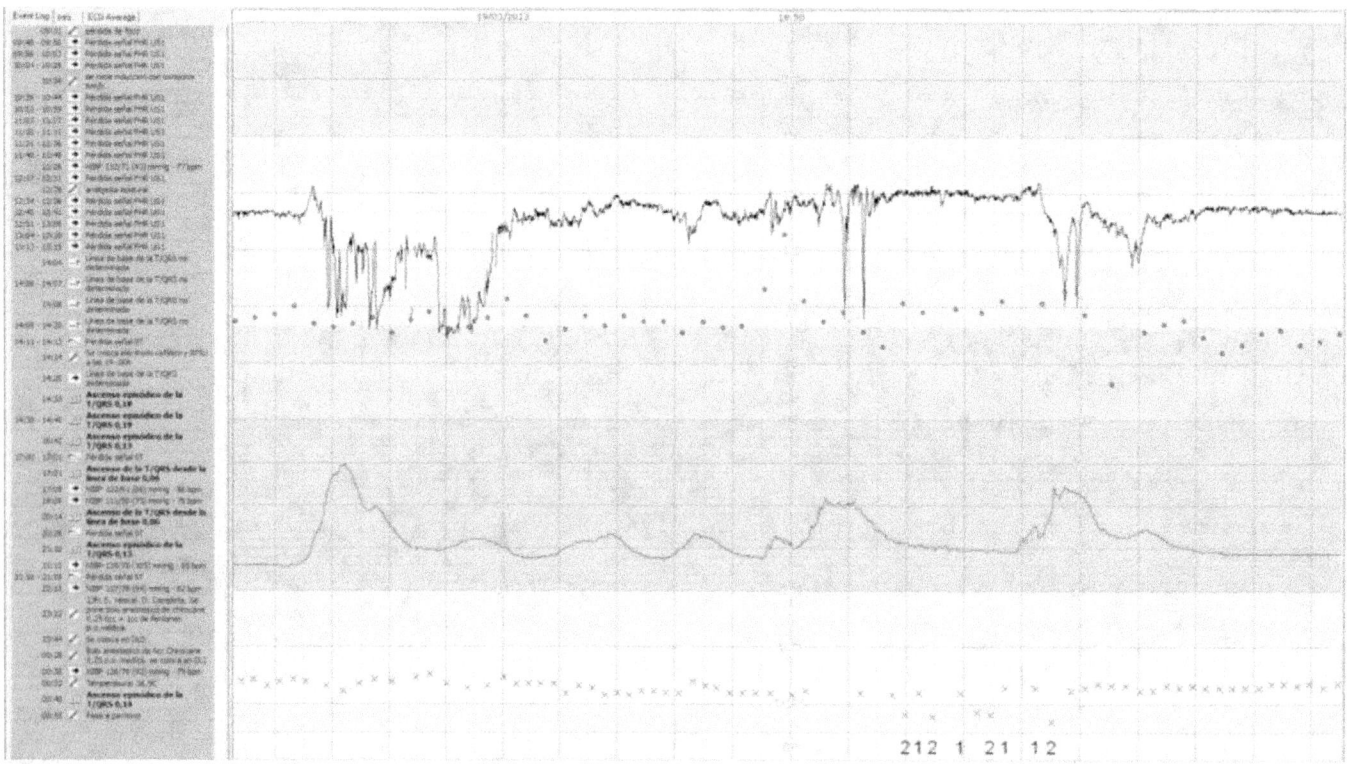

Fig. V-74. Línea de base en torno a 140 lpm, variabilidad normal, con una deceleración variable complicada con una duración mayor de 60 segundos. Con 4 segmentos bifásicos grado 2, lo que indica que el feto está siendo expuesto a una situación de hipoxia.

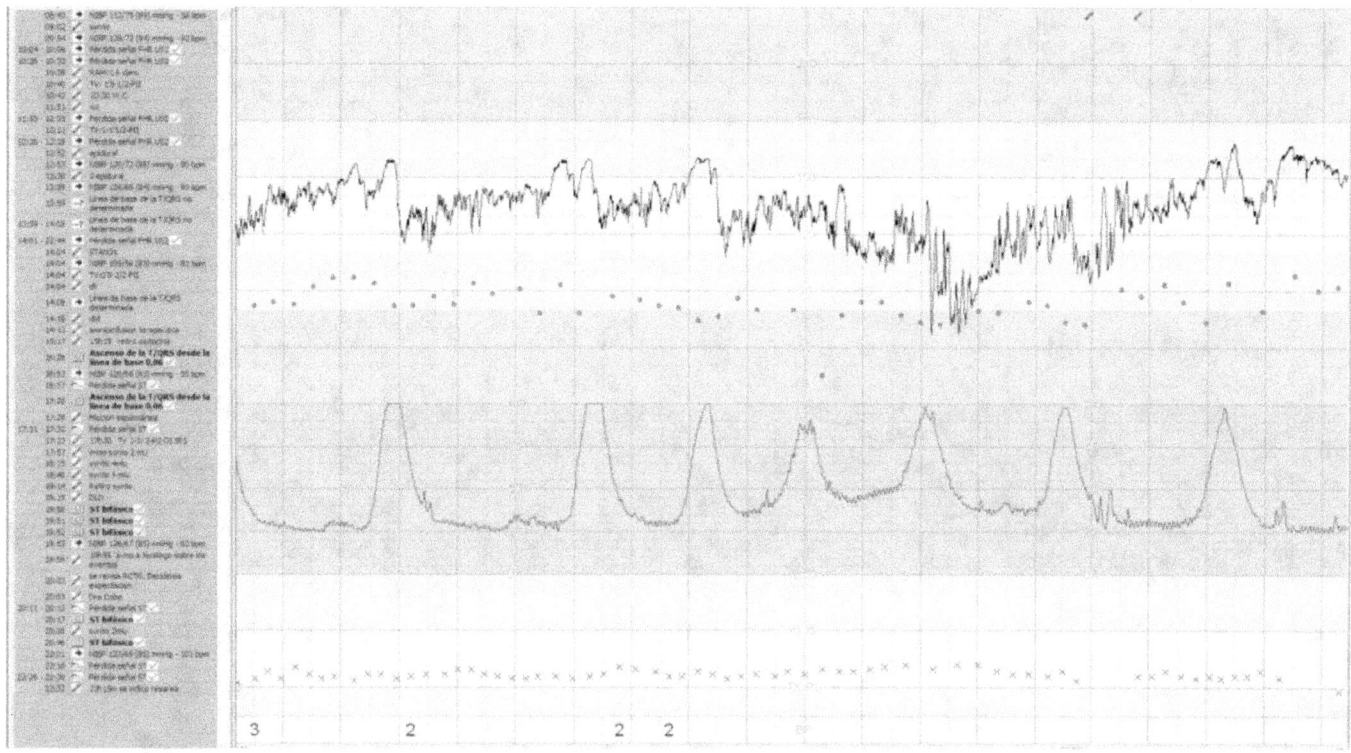

Fig. V-75. Línea de base en torno a 140 lpm, variabilidad normal, con dos deceleraciones variables sencillas. Con un segmento bifásico grado 3 y tres grados 2 aislados. La clasificación del CTG entra dentro de la normalidad, luego sería adecuado continuar con vigilancia del RCTG.

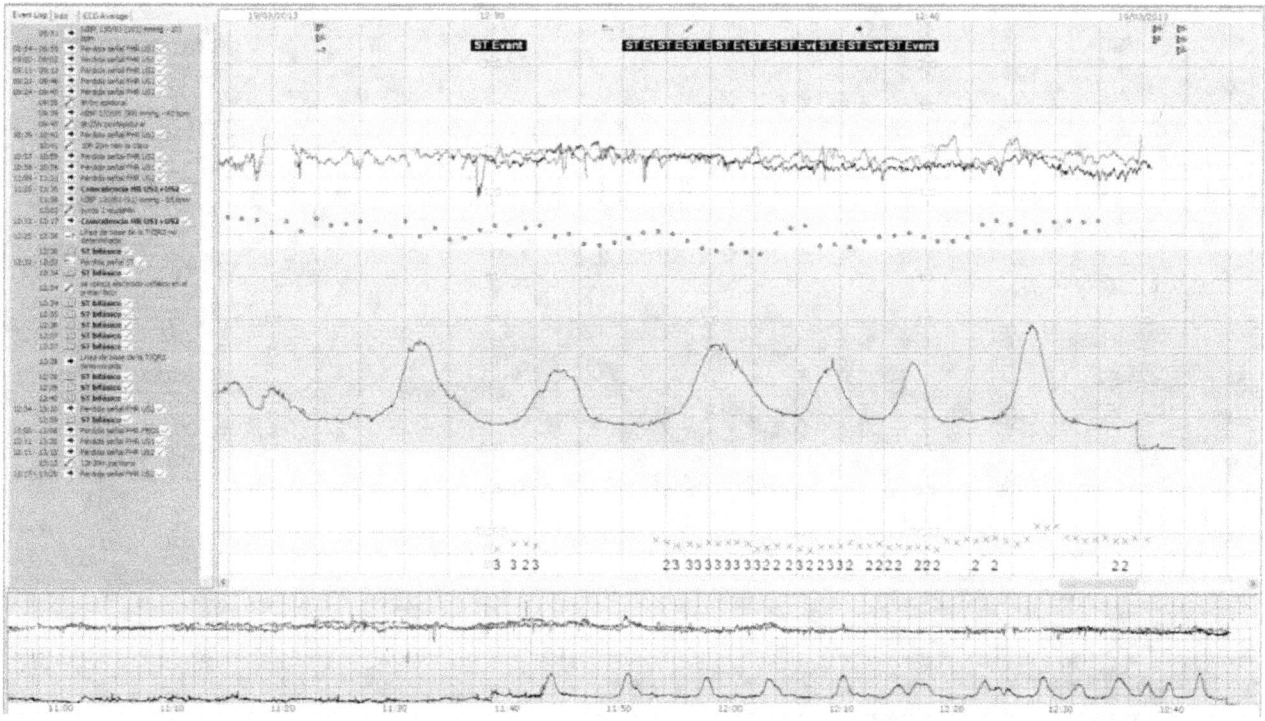

Fig. V-76. Gestación gemelar con electrodo cefálico en primer gemelo. La línea de base de ambos gemelos está en torno a 145 lpm con variabilidad disminuida. El sistema STAN registra más de dos episodios de segmentos bifásicos grado 2 y 3 con una duración mayor de 5 minutos, lo que indica la necesidad de una evaluación rápida y finalización de la gestación por la vía más rápida. En este caso se finalizó con cesárea.

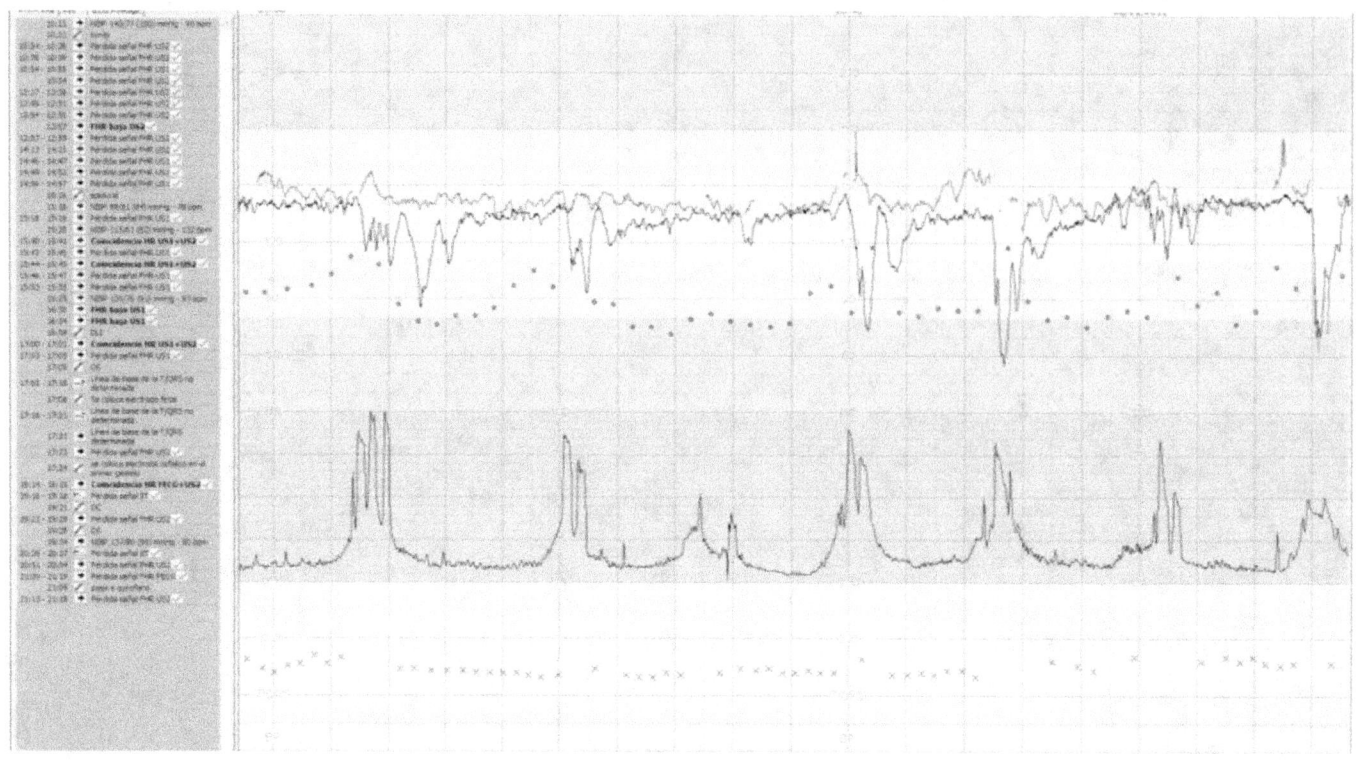

Fig. V-77. Gestación gemelar con electrodo cefálico en primer gemelo. La línea de base de ambos gemelos está en torno a 140 lpm con variabilidad normal, en el primer gemelo se registran deceleraciones variables coincidiendo con el pujo materno durante el periodo expulsivo, sin afectar al ECG fetal. El parto finaliza espontáneamente sin incidencias.

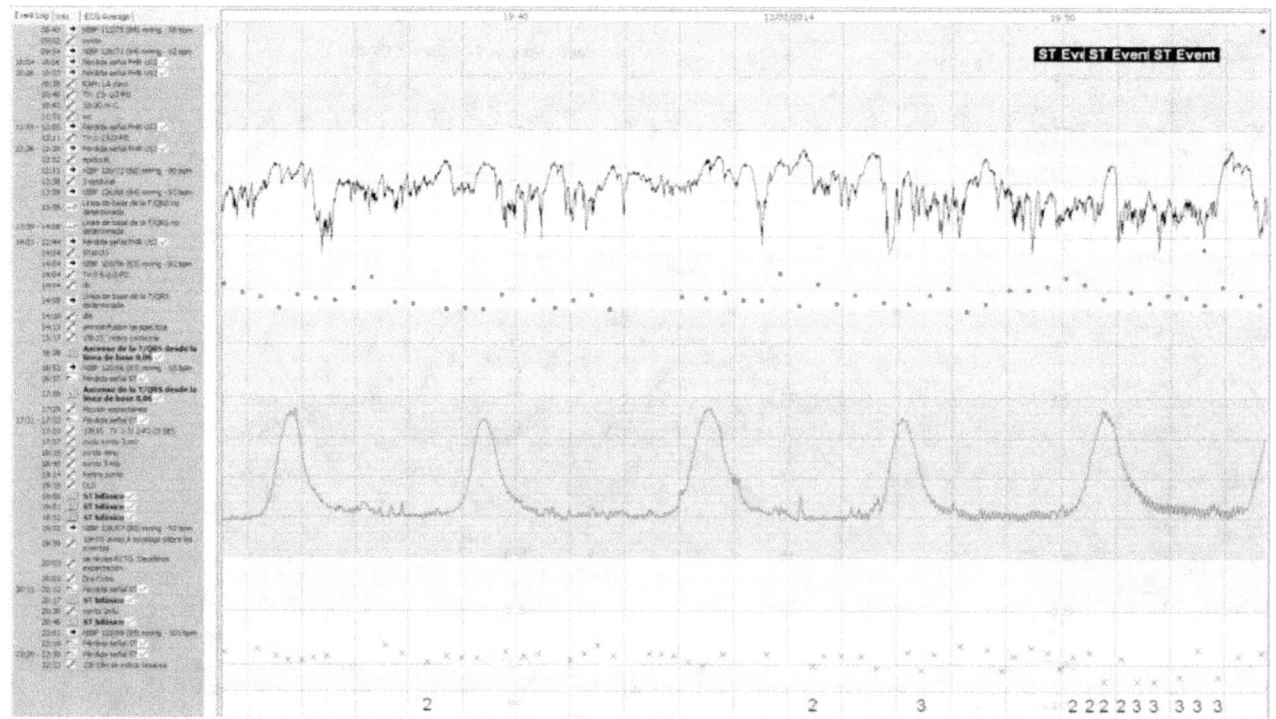

Fig. V-78. Línea de base en torno a 144 lpm, variabilidad normal y ascensos. Con segmentos bifásicos grado 2 y 3 dos episodios. El análisis del segmento ST no se debe realizar de forma aislada. En este caso, la clasificación CTG entra dentro de la normalidad; por lo tanto, deberán evaluarse otros factores como la historia clínica, la progresión del parto, intensidad de las contracciones y estado hemodinámico de la gestante antes de cualquier intervención.

Proyecto Docente "Ágora Médica" (www.agoramedica.com)
Campus online de Medicina Materno-Fetal «Caldeyro Barcia»
Diplomado en «Fundamentos, Indicaciones y Técnicas de Monitorización Biofísica Fetal en Embarazo y Parto»
Módulo V. Monitorización Fetal en el Parto
Unidad 2.6. Sistema MONICA AN23-24TM

2.6.
Sistema MONICA AN23-24TM

Susana Ruiz
Alberto Puertas
José Luis Gallo

ÍNDICE

* Introducción
* Interpretación del sistema Monica
* Ventajas del dispositivo
* Bibliografía seleccionada

INTRODUCCIÓN

El Sistema MONICA (*Monica Health Care Limited, Nottingham, UK*) consiste en un equipo de monitorización externa de la frecuencia cardíaca fetal (FCF) con electrocardiograma (ECG) fetal, frecuencia cardíaca materna (FCM) y electromiograma que percibe de forma no invasiva la señal bioeléctrica del músculo uterino (mV).

La señal se obtiene desde cinco electrodos (no es necesario el uso de correas, ni de gel) que se adhieren al abdomen materno, y emiten la señal a un ordenador cercano mediante Bluetooth. A partir de los electrodos se perciben 3 señales distintas que, mediante el software específico del MONICA, se convierte en formato digital y se procesa en tiempo real para obtener información acerca de la FCF, FCM y dinámica uterina.

El cálculo de la frecuencia cardíaca, tanto materna como fetal, se lleva a cabo mediante el intervalo R-R, es decir, el tiempo entre las ondas R de dos complejos QRS consecutivos, en el electrocardiograma materno y fetal respectivamente.

Este sistema de control de dinámica parece tener más sensibilidad y especificidad para el reconocimiento de la actividad contráctil uterina que el método mecánico clásico. Ha sido diseñado en principio para el control a largo plazo del bienestar fetal anteparto. La información de los electrodos se recoge en un dispositivo portátil (115 x 55 x 19 mm, peso 100 g, colocado del cuello de la paciente) y de ahí la información puede descargarse automáticamente al monitor o, en un segundo tiempo, al ordenador. Los parámetros medidos son analizados en forma de gráficos, apoyados en un algoritmo de decisiones de la FCF basado en un método publicado por Dawes y Redman que sirven de directrices clínicas, aunque a día de hoy solo han sido validados para ayudar en la evaluación del bienestar fetal y de la madre anteparto (Fig. V-79 a Fig. V-92).

VENTAJAS DEL DISPOSITIVO

A continuación se determinan las principales ventajas del sistema MONICA con respecto a otro sistemas de monitorización de FCF:

- Se puede utilizar desde la semana 20, ya que discrimina entre contracciones significativas y las contracciones de Braxton-Hick.
- Es una alternativa útil en gestantes obesas, ya que el IMC no interfiere en la calidad de la señal.
- La monitorización de la FCF mediante el ECG fetal y de la frecuencia cardíaca materna identifica con facilidad cualquier potencial confusional entre la FCF y FCM, cuando los movimientos fetales interfieren en la señal de la FCF.
- La actividad uterina no invasiva ha sido validada su equivalencia al registro de presión intrauterina.
- Permite tener monitorizadas a varias pacientes en una sola pantalla.
- Es posible una monitorización ininterrumpida de hasta 22 horas seguidas.
- Es de utilidad en gestaciones de alto riesgo que queramos monitorizar en su domicilio (incluso durante el sueño materno).
- Cuando la paciente está monitorizada puede moverse y deambular.
- La satisfacción materna es alta.

Aunque el sistema MONICA se ha estado usando para la monitorización anteparto, ya se está empezando a usar también durante la fase activa del parto. No precisa reubicación de electrodos durante la progresión del parto.

INTERPRETACIÓN DEL SISTEMA MONICA

Clasificación del registro cardiotocográfico

El sistema de clasificación del RCTG del sistema MONICA difiere ligeramente al del National Institute of Child Health and Human Development Workshop Report, pero coherente con el mismo. Se evalúa la FCF con la línea base, la variabilidad, la reactividad y la aparición de deceleraciones.

Los ascensos se definen como:

- *Ascensos pequeños*: aumento en la FCF de la línea de base mayor de 10 latidos por minuto y una duración de al menos 15 segundos.
- *Ascensos largos*: aumento en la FCF de la línea de base mayor de 15 latidos por minuto y una duración de al menos 15 segundos.

Las deceleraciones se clasifican en:

- *Deceleraciones pequeñas*: caída de la FCF desde la línea de base superior a 10 lpm y una duración mayor de 10 segundos.
- Deceleraciones largas: descenso en la FCF desde la línea de base superior a 20 lpm y una duración de 60 segundos.

Variabilidad a corto plazo (STV(ms)): se calcula en minutos que no contienen desaceleraciones o pérdidas de señal mayores de 10 segundos.

Rango medio por minuto (MMR (ms)): se analiza en tramos que no contenga deceleraciones ni pérdidas de señal mayores de 10 segundos; se calcula como la diferencia entre el valor máximo positivo y el máximo negativo de la línea de base.

Episodios de alta variabilidad expresada en % y ms.
Episodio de baja variabilidad expresada en % y ms.

BIBLIOGRAFÍA SELECCIONADA

- Graatsma *et al*. Fetal electrocardiography: feasibility of long-term fetal heart rate recordings. BJOG2009;116: 334-338.
- Zietek J, Horoba K, Jezewski J, Matonia A, Sikora J, Kupka T. Analysis of Bioelectrical Uterine Activity for Detection of Threatening Premature Labour. In: 14th Nordic-Baltic Conference on Biomedical Engineering and Medical Physics. 2008. Berlin: Springer Berlin Heidelberg p. 469-472.
- Miller J, Ty-Torredes K, Schindel M, Harman C, Baschat A. Non-invasive detection of significant uterine activity. Am J Obstet Gynecol 2008;199:225.
- Stampalija T1, Signaroldi M, Mastroianni C, Rosti E, Signorelli V, Casati D, Ferrazzi EM. Fetal and maternal heart rate confusion during intra-partum monitoring: comparison of trans-abdominal fetal electrocardiogram and Doppler telemetry. J Matern Fetal Neonatal Med 2012;25(8):1517-20.
- Monica AN24TM Reference VR operator manual. Monica Healthcare.

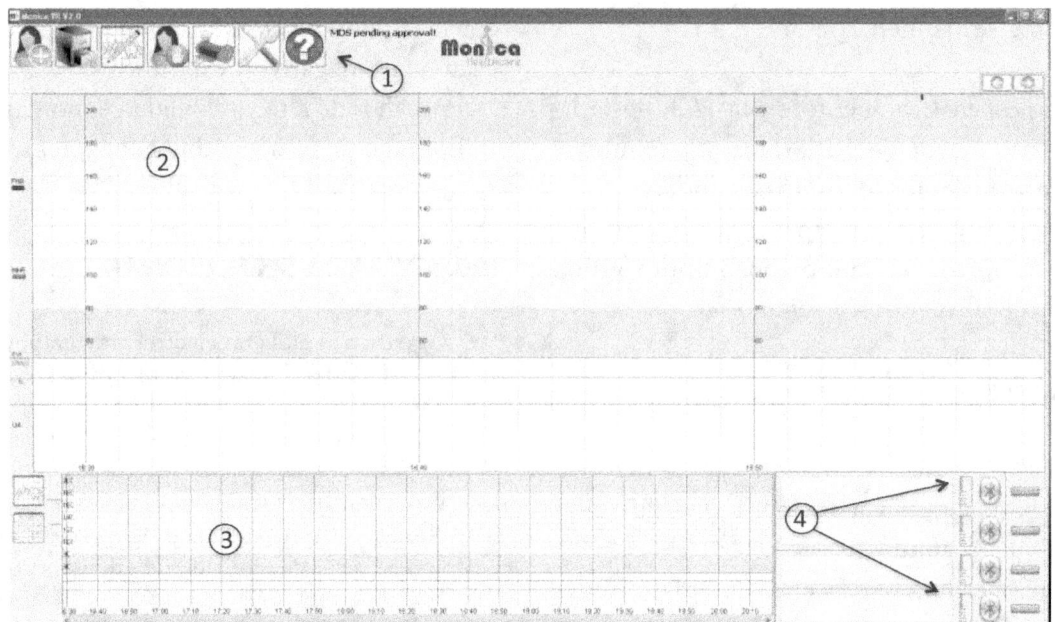

Fig. V-79. Pantalla principal. Los siguientes datos se pueden ver en la pantalla principal del sistema MONICA. 1. Control de mandos. 2. Gráfico principal donde se dibujará la FCF, FCM y actividad uterina. 3. Gráfico secundario con curvas comprimidas: permite al usuario ver una gran cantidad de datos a la vez para una fácil identificación de los períodos de interés, o con tabla de análisis que muestra los datos resumidos de la FCF para cada período de tiempo. 4. Monitorización simultanea de 4 registros en la misma pantalla.

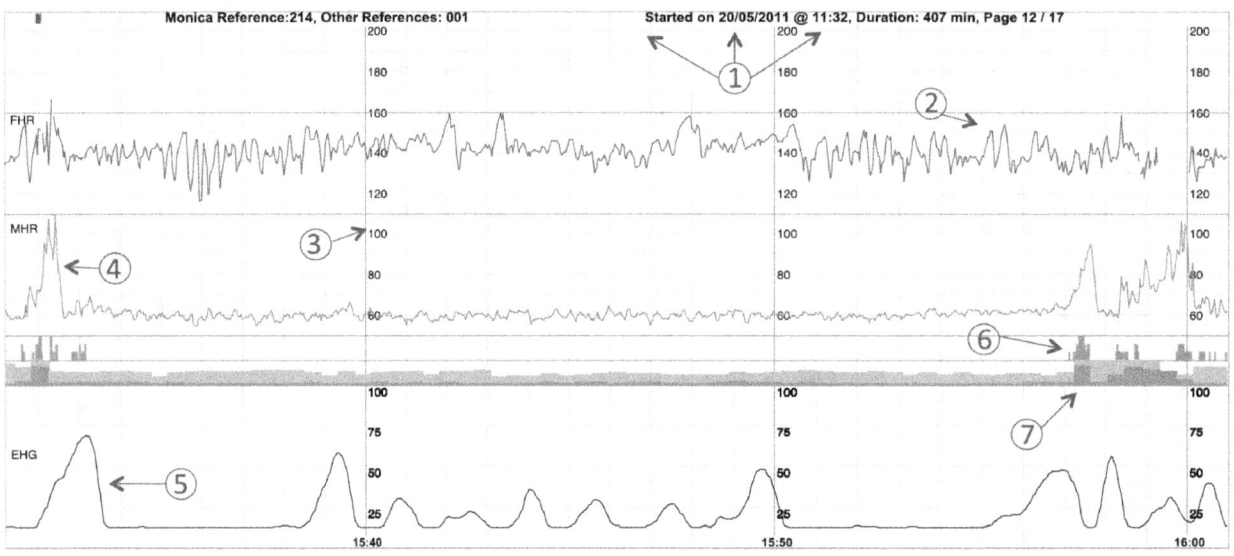

Fig. V-80. Datos de identificación materna, fecha y tiempo real. 2. Frecuencia cardíaca fetal promedio de 2 segundos, línea azul. 3. Escala. 4. Frecuencia cardíaca materna. 5. Actividad Uterina: en negro cuando el paciente no se mueve y en gris cuando la paciente está en movimiento. El algoritmo de extracción de UA de la señal EMG uterino sólo ha sido validado cuando el paciente está en decúbito supino y relajado. 6. Movimientos maternos: se muestra en la barra naranja, un aumento de la altura de la barra naranja indica un aumento en el movimiento de la madre. 7. Señal de ECG fetal y ruidos eléctricos: la altura de la señal de ECG fetal y ruido eléctrico se indica mediante las barras verdes y rojas. Si la barra de ruido rojo es más alta que la barra de ECG fetal verde, el monitor puede no ser capaz de detectar la frecuencia cardíaca fetal. Si se muestra una señal de la frecuencia cardíaca fetal debe ser tratado con precaución (esto puede ser causado por un movimiento materna excesiva o contracción de los músculos abdominales del paciente si no está relajado).

Fig. V-81. Tabla de análisis muestra los datos resumidos en la FCF para cada período de tiempo

Time (H:M)	Loss (%)	Mean (bpm)	Basal (bpm)	Small Accel	Large Accel	Small Decel	Large Decel	STV (ms)	MMR (ms)	High var(%)	High var(ms)	Low var(%)	Low var(ms)	Criteria MET	No of Annotations
00:08	10,31	124,99	122	7	4	0	0	9,24	45,23	41,7	61,3	18,3	23,1	MET	2
01:08	00,00	125,00	123	14	10	0	0	10,67	51,29	48,3	76,3	33,3	25,7	MET	0
02:08	00,00	129,44	122	17	14	0	0	10,48	55,19	53,3	77,8	35,0	22,4	MET	1
03:08	00,00	130,51	123	16	10	0	0	11,13	58,59	63,3	69,9	23,3	33,4	MET	1
04:08	00,73	126,74	126	12	8	1	0	11,23	62,70	70,0	76,1	21,7	24,3	MET	1
05:08	00,00	128,15	124	13	8	0	0	11,14	58,27	71,7	69,4	13,3	20,4	MET	0
06:08	07,40	132,22	131	14	5	4	0	10,92	58,71	46,7	62,6	0,0	0,0	MET	1
07:08	00,00	130,94	129	10	4	4	0	10,21	57,49	61,7	64,5	0,0	0,0	MET	0

Tiempo: el análisis se realiza cada 60 minutos. Porcentaje de pérdidas. FCF media (Mean (BPM)). FCF basal. Ascensos pequeños. Ascensos largos. Deceleraciones pequeñas. Deceleraciones largas. Variabilidad a corto plazo (STV(ms)). Rango medio por minuto (MMR (ms)). Episodios de alta variabilidad expresada en % y ms. Episodio de baja variabilidad expresada en % y ms. Criterios MET: criterios de Dawes y Redman. Número de anotaciones

Fig. V-82. Algoritmo de decisión Dawes y Redman

Criterios	Met	No Met
% Pérdidas	≤40%	>40%
Frecuencia cardíaca basal (lpm)	Entre 110 y 160 lpm	<110 y >160 lpm
Variabilidad	Al menos un periodo de aumento de variabilidad	Ningún periodo
Deceleraciones largas	0	>0
Ascensos	Al menos uno	Ninguno
STV	>3,0 ms	≤3,0 ms

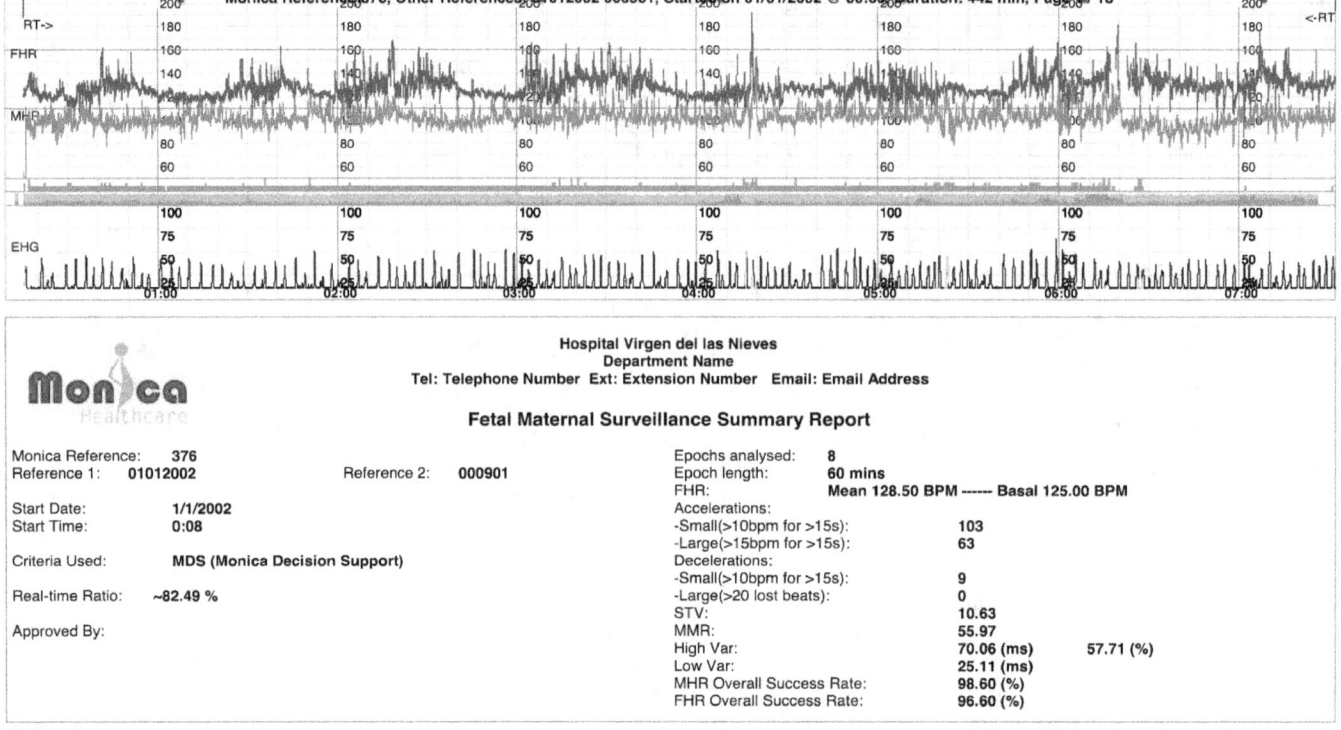

Fig. V-83-1. Primera gráfica muestra el registro cardiotocográfico comprimido, con un análisis global de todos los datos del total de 442 minutos de registro.

Time (H:M)	Loss (%)	Mean (bpm)	Basal (bpm)	Small Accel	Large Accel	Small Decel	Large Decel	STV (ms)	MMR (ms)	High var(%)	High var(ms)	Low var(%)	Low var(ms)	Criteria MET	No of Annotations
00:08	10,31	124,99	122	7	4	0	0	9,24	45,23	41,7	61,3	18,3	23,1	MET	2
01:08	00,00	125,00	123	14	10	0	0	10,67	51,29	48,3	76,3	33,3	25,7	MET	0
02:08	00,00	129,44	122	17	14	0	0	10,48	55,19	53,3	77,8	35,0	22,4	MET	1
03:08	00,00	130,51	123	16	10	0	0	11,13	58,59	63,3	69,9	23,3	33,4	MET	1
04:08	00,73	126,74	126	12	8	1	0	11,23	62,70	70,0	76,1	21,7	24,3	MET	1
05:08	00,00	128,15	124	13	8	0	0	11,14	58,27	71,7	69,4	13,3	20,4	MET	0
06:08	07,40	132,22	131	14	5	4	0	10,92	58,71	46,7	62,6	0,0	0,0	MET	1
07:08	00,00	130,94	129	10	4	4	0	10,21	57,49	61,7	64,5	0,0	0,0	MET	0

Fig. V-83-2. Se analizan 8 periodos de 60 minutos cada uno. En todos los periodos analizados se encuentran los parámetros dentro de la normalidad, todos ellos cumples los criterios.

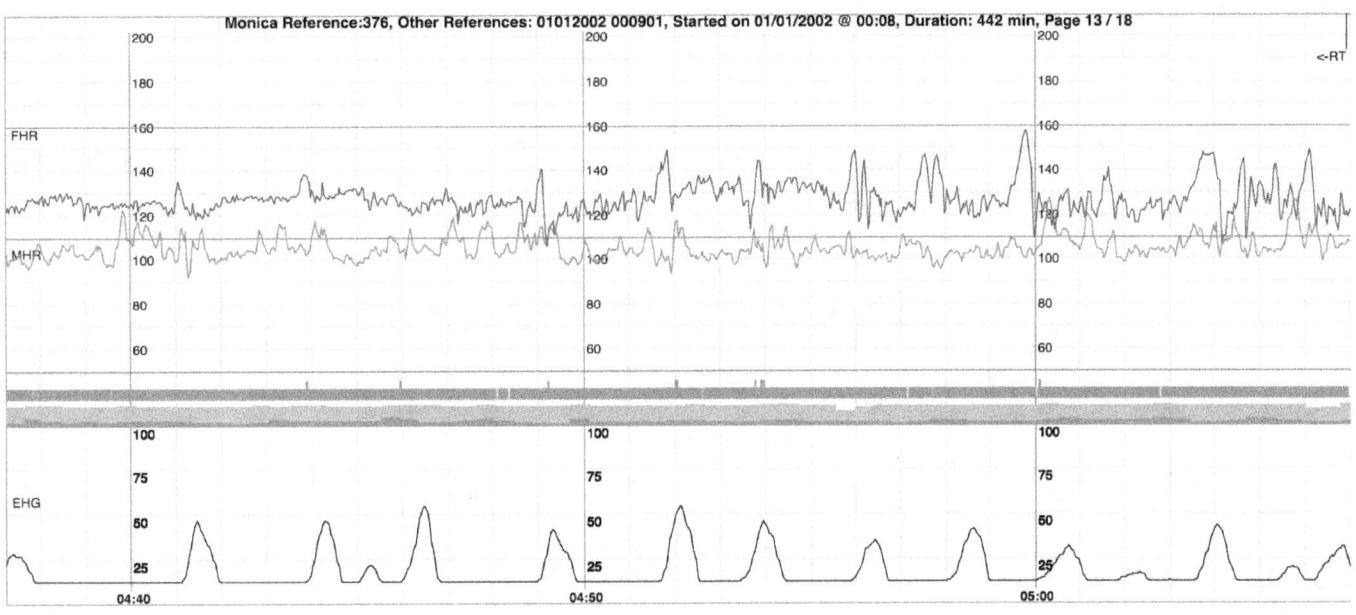

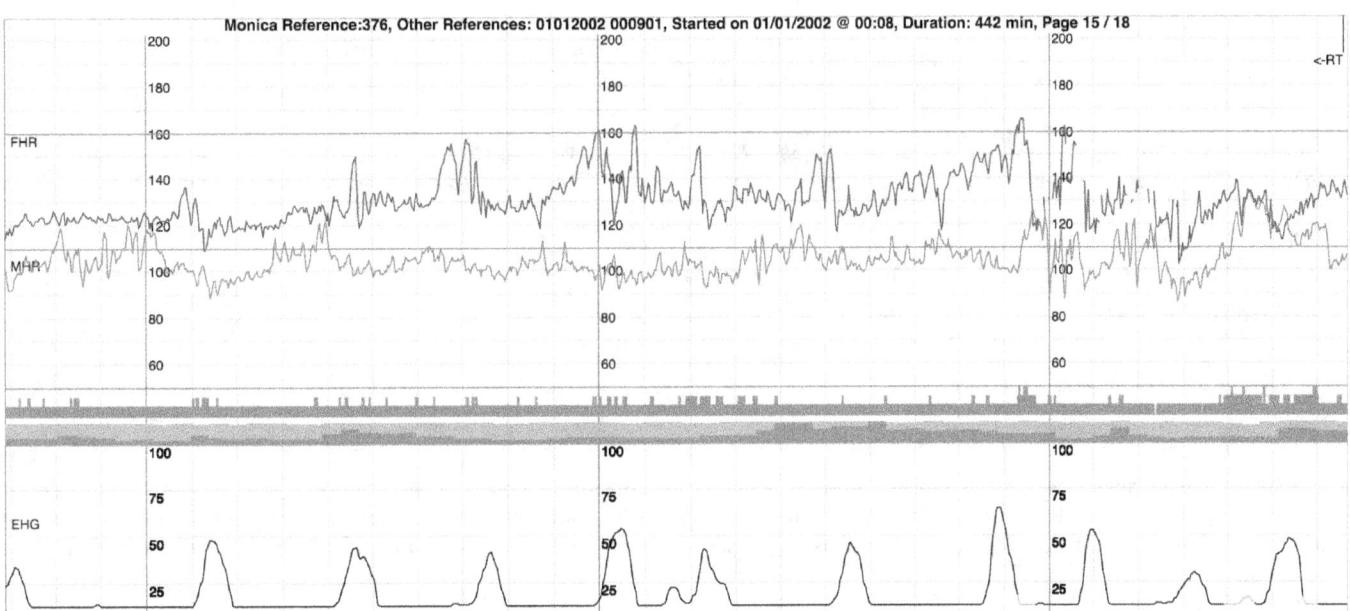

Fig. V-83-3. En los casi 50 minutos de RCTG del total de 442 minutos registrados se observa una línea de base en torno a 130 lpm, con ascensos pequeños y largos en ausencia de deceleraciones. El electromiograma refleja una dinámica regular con 3-4 contracciones cada 10.

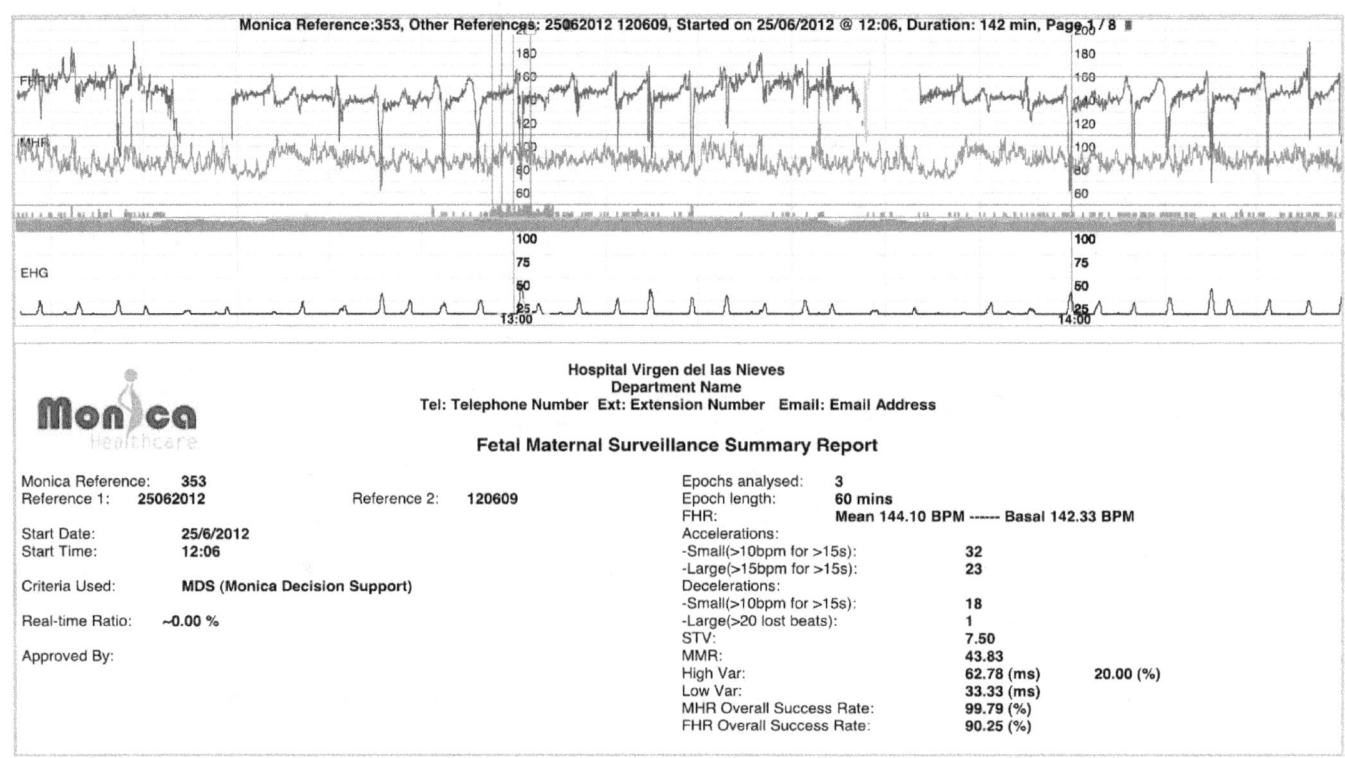

Time (H:M)	Loss (%)	Mean (bpm)	Basal (bpm)	Small Accel	Large Accel	Small Decel	Large Decel	STV (ms)	MMR (ms)	High var(%)	High var(ms)	Low var(%)	Low var(ms)	Criteria MET	No of Annotations
12:06	10,10	143,89	142	10	5	6	1*	7,42	42,72	23,3	70,2	0,0	0,0	NO MET	0
13:06	09,06	145,09	142	12	10	4	0	8,98	53,89	23,3	62,5	0,0	0,0	MET	0
14:06	00,00	143,31	143	10	8	8	0	6,09	34,89	13,3	50,3	0,0	0,0	MET	0

Fig. V-84-1. En este caso encontramos el registro cardiotocográfico comprimido, con un análisis global de los datos y posteriormente se analizan 3 periodos de 60 minutos cada uno. En el primer periodo encontramos una deceleración larga indicándonos en el supuesto de decisión que no cumple los criterios, el asterisco nos indica el parámetro por el que no se cumple los criterios de Dawes y Redman.

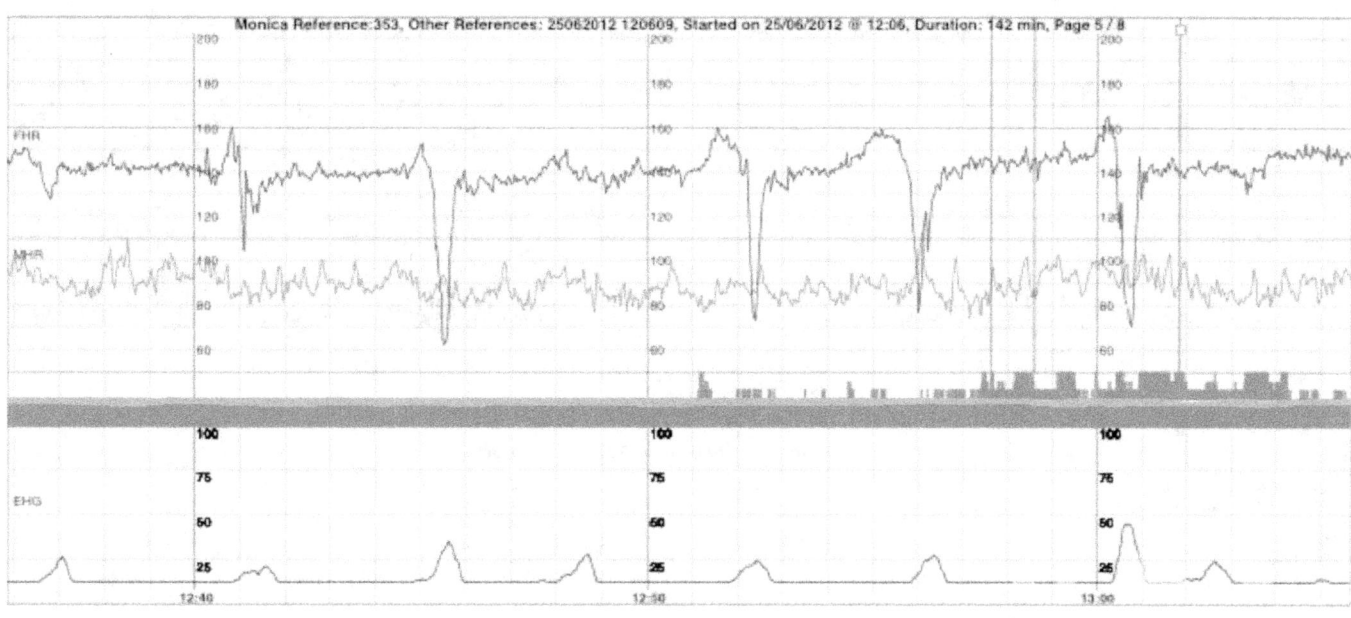

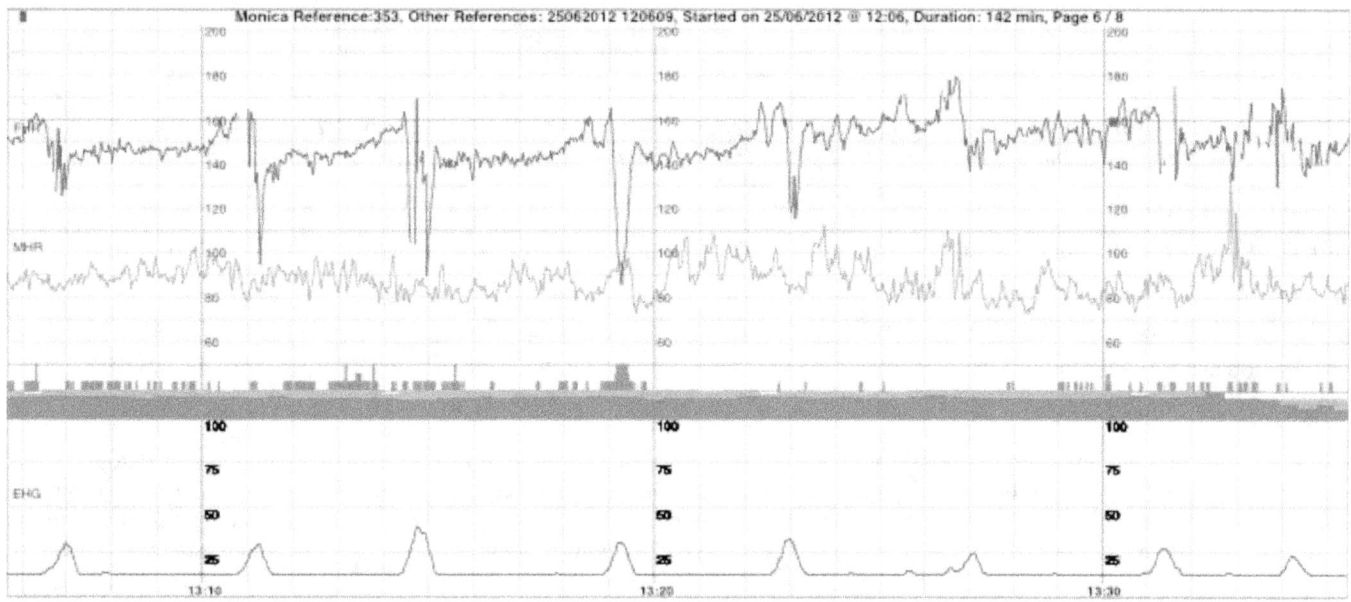

Fig. V-84-2. En los casi 50 minutos de RCTG presentados la línea de base está en torno a 140 lpm con variabilidad normal, se observan deceleraciones variables en casi el 100% de las contracciones, con conservación de los ascensos primarios y secundarios en algunas de ellas, calificadas por el sistema MONICA como deceleraciones pequeñas.

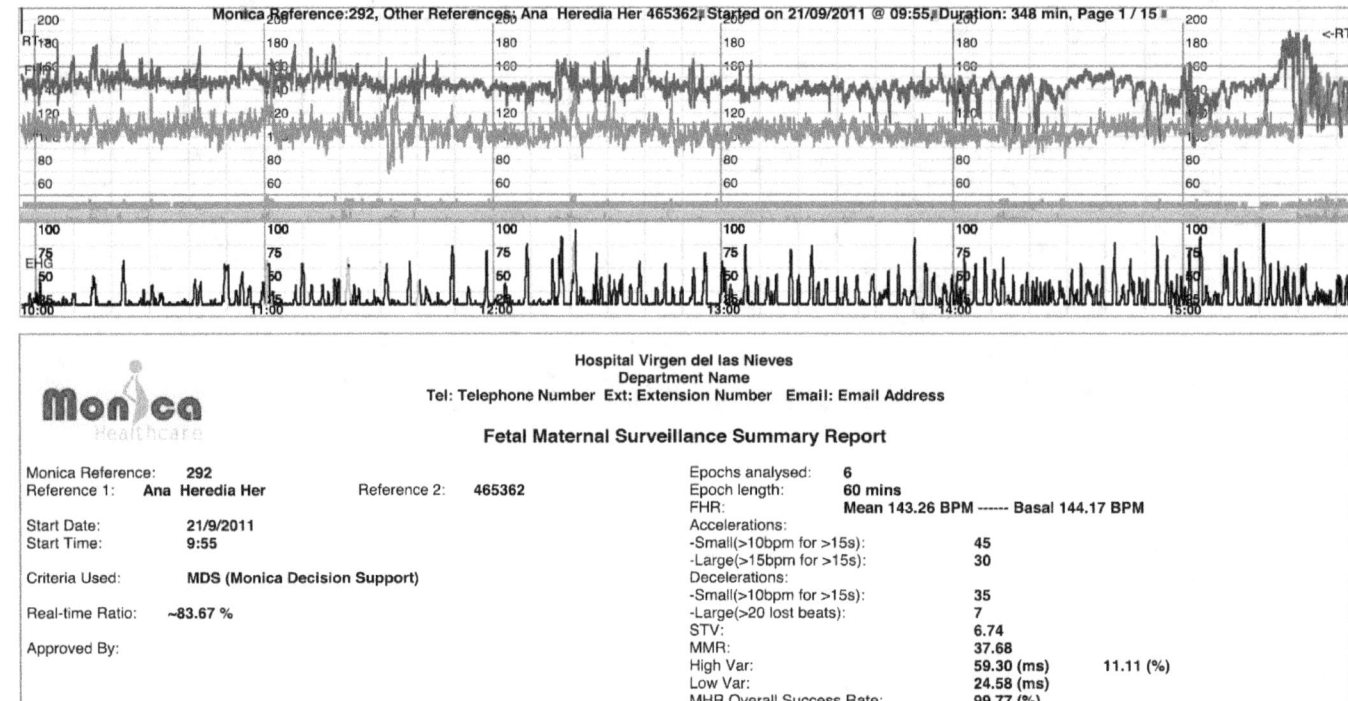

Time (H:M)	Loss (%)	Mean (bpm)	Basal (bpm)	Small Accel	Large Accel	Small Decel	Large Decel	STV (ms)	MMR (ms)	High var(%)	High var(ms)	Low var(%)	Low var(ms)	Criteria MET	No of Annotations
09:55	01,25	148,04	146	9	6	2	0	6,75	38,48	15,0	52,3	26,7	23,7	MET	0
10:55	00,21	146,89	143	13	7	3	0	6,74	36,56	0,0*	0,0	15,0	18,5	NO MET	1
11:55	00,00	143,34	141	11	8	2	0	7,23	43,83	35,0	60,1	23,3	26,4	MET	1
12:55	00,00	139,52	151	3	2	3	0	6,39	33,53	0,0*	0,0	16,7	31,7	NO MET	0
13:55	00,00	141,18	148	1	1	13	3*	5,24	26,74	0,0*	0,0	23,3	20,7	NO MET	1
14:55	00,00	140,60	146	8	6	12	4*	8,08	46,93	16,7	64,0	8,3	29,8	NO MET	2

Fig. V-85-1. La primera imagen corresponde al registro cardiotocográfico comprimido, con un análisis global de los datos del total de 348 minutos de registro. Posteriormente se analizan 6 periodos de 60 minutos cada uno. En el segundo, tercero y cuarto no se cumplen los criterios de Dawes y Redman al no presentar ningún periodo de aumento de la variabilidad. En los dos últimos además se registran deceleraciones largas, llama la atención el descenso en el número de ascensos pequeños y largos en este mismo periodo.

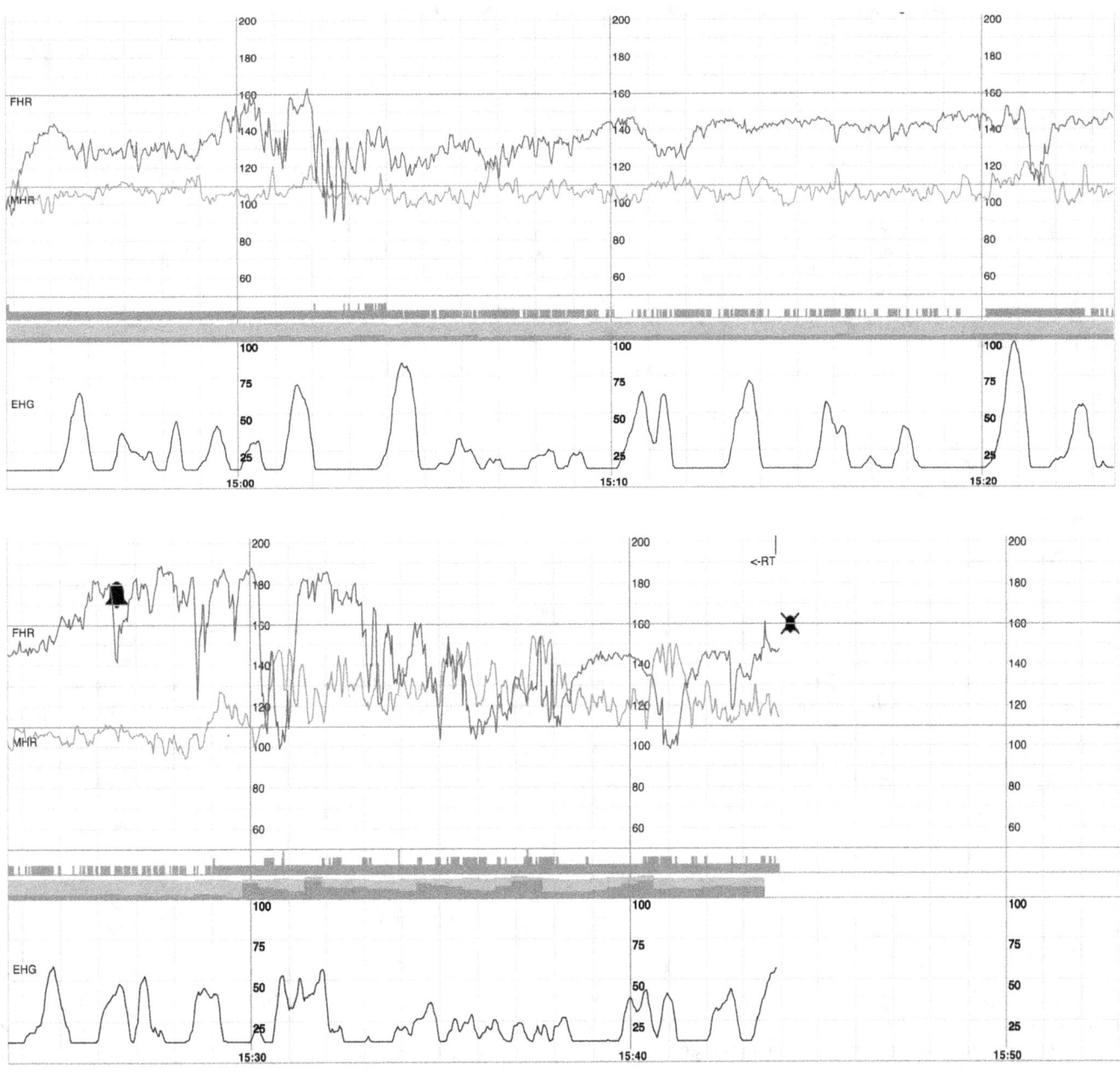

Fig. V-85-2. Tramo final de RCTG en el que se registran las cuatro deceleraciones largas (según la clasificación del sistema MONICA).

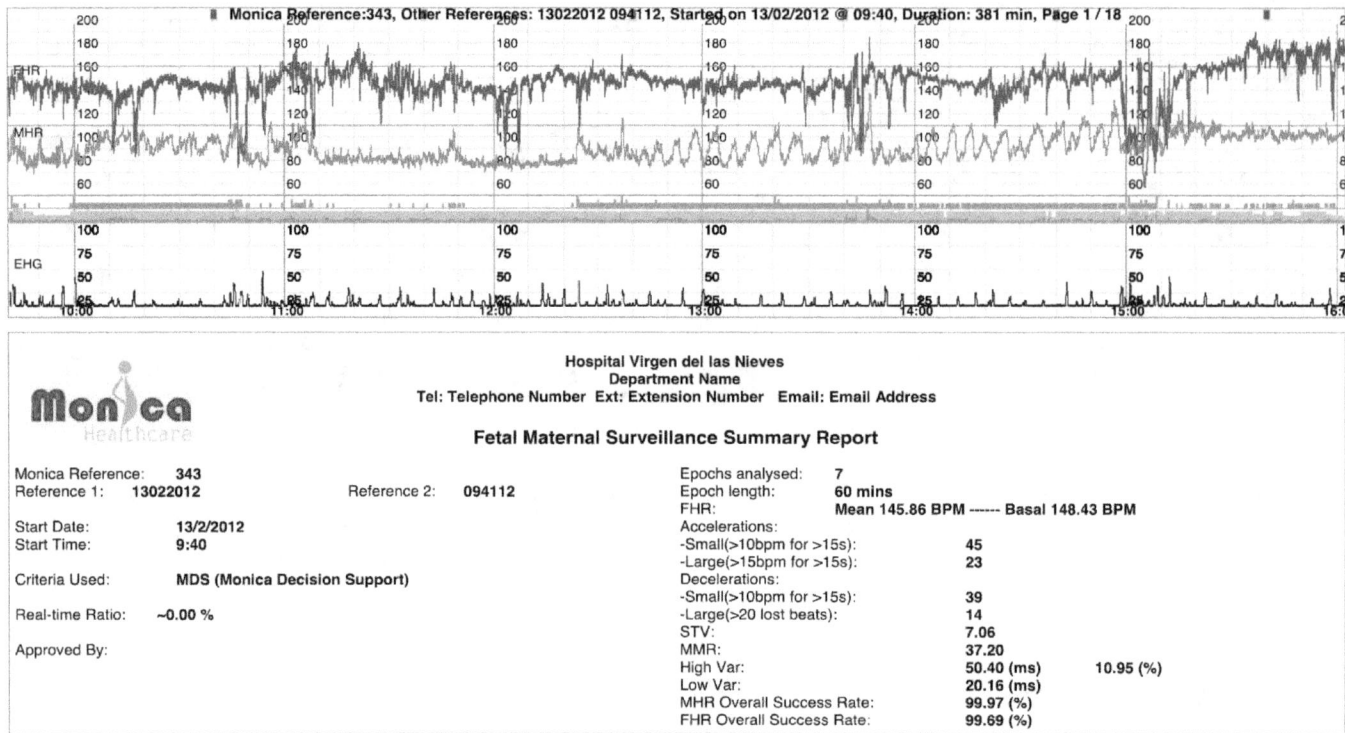

Time (H:M)	Loss (%)	Mean (bpm)	Basal (bpm)	Small Accel	Large Accel	Small Decel	Large Decel	STV (ms)	MMR (ms)	High var(%)	High var(ms)	Low var(%)	Low var(ms)	Criteria MET	No of Annotations
09:40	00,10	140,69	145	1*	0*	4	2*	7,97	33,65	13,3	44,4	25,0	21,4	NO MET	2
10:40	00,00	145,53	132	13	6	6	2*	9,43	50,32	8,3	51,4	0,0	0,0	NO MET	7
11:40	00,10	144,20	151	3	0	8	2*	6,71	32,03	20,0	49,6	21,7	21,5	NO MET	1
12:40	00,00	144,36	146	4	1	3	0	5,63	26,80	0,0*	0,0	46,7	19,0	NO MET	0
13:40	00,00	146,14	148	6	3	6	2*	5,90	36,26	8,3	52,0	33,3	15,9	NO MET	1
14:40	00,31	145,76	157	8	6	7	3*	6,36	38,58	0,0*	0,0	38,3	22,0	NO MET	19
15:40	00,00	154,34	160	10	7	5	3*	7,45	42,79	15,0	49,6	26,7	22,8	NO MET	23

Fig. V-86-1. La primera imagen corresponde al registro cardiotocográfico comprimido, con un análisis global de los datos del total de 381 minutos de registro. Posteriormente se analizan 7 periodos de 60 minutos cada uno. En casi todos los tramos analizados no se cumplen los criterios de normalidad por la presencia de deceleraciones largas y la ausencia de periodos de aumento de la variabilidad.

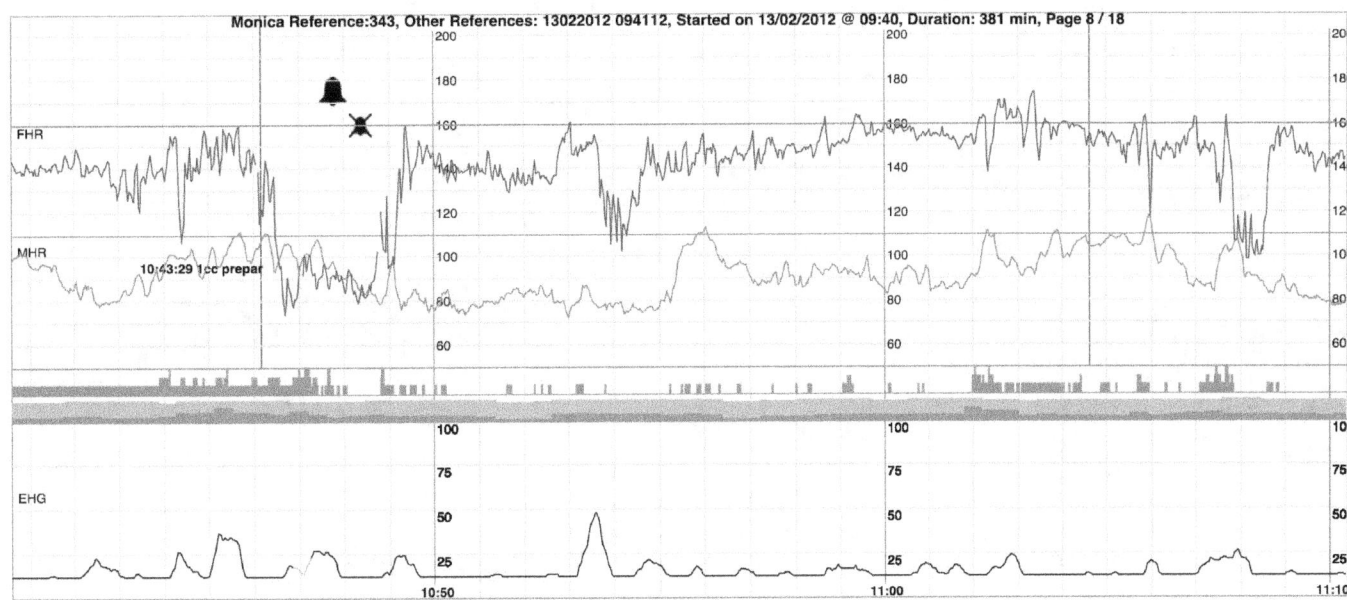

Fig. V-86-2. Tramo de RCTG en el que se registra una deceleración prolongada, clasificada por el sistema MONICA como deceleración larga que precisa de la administración de Ritodrina.

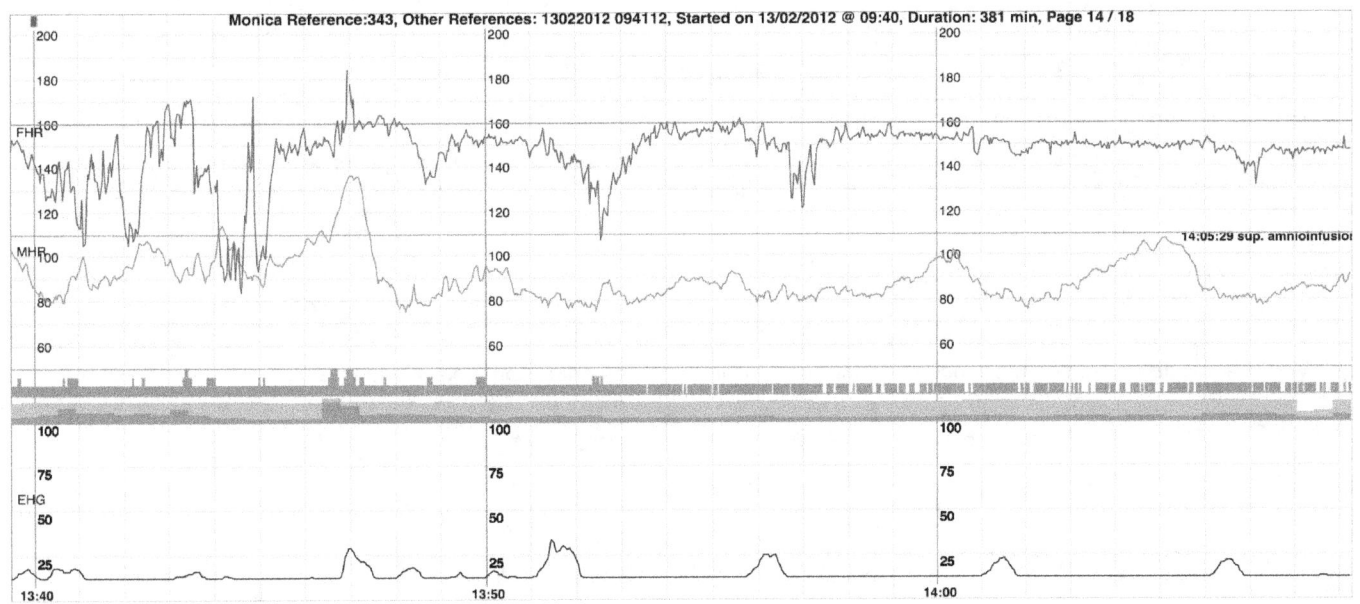

Fig. V-86-3. Tras lo cual persisten las deceleraciones variables por lo que se indica la colocación de amnioinfusión.

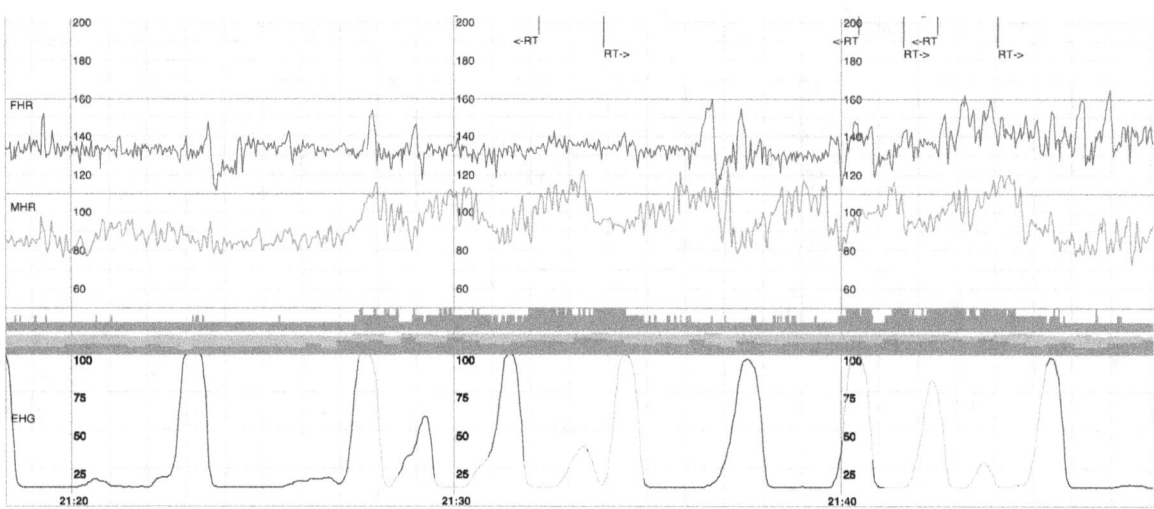

Fig. V-87. La actividad uterina se registra de forma no invasiva, ha sido validada su equivalencia a la del registro de presión intrauterina. La dinámica se registra en gris cuando la gestante está en movimiento y en negro cuando está en reposos.

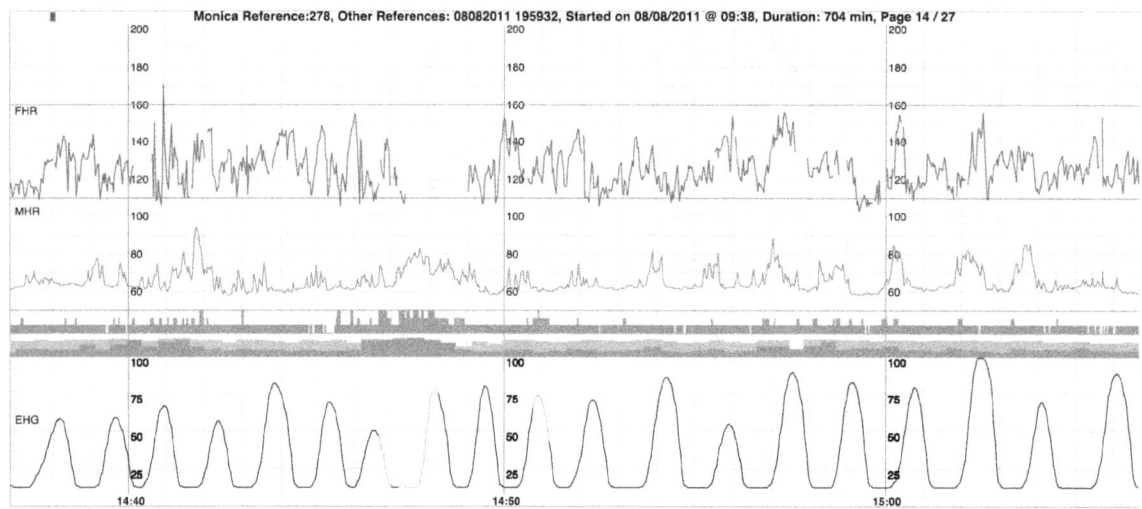

Fig. V-88. Taquisistolia: >5 contracciones en 10 minutos, sacando el promedio sobre una ventana de 30 minutos.

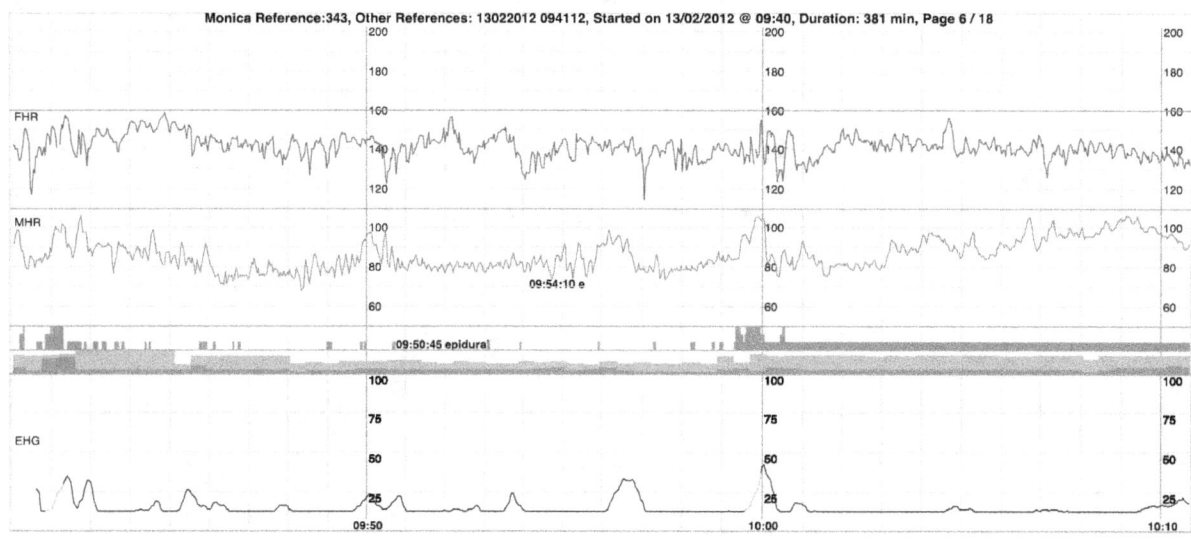

Fig. V-89. El sistema inalámbrico permite continuar el registro mientras se procede a la colocación del catéter epidural.

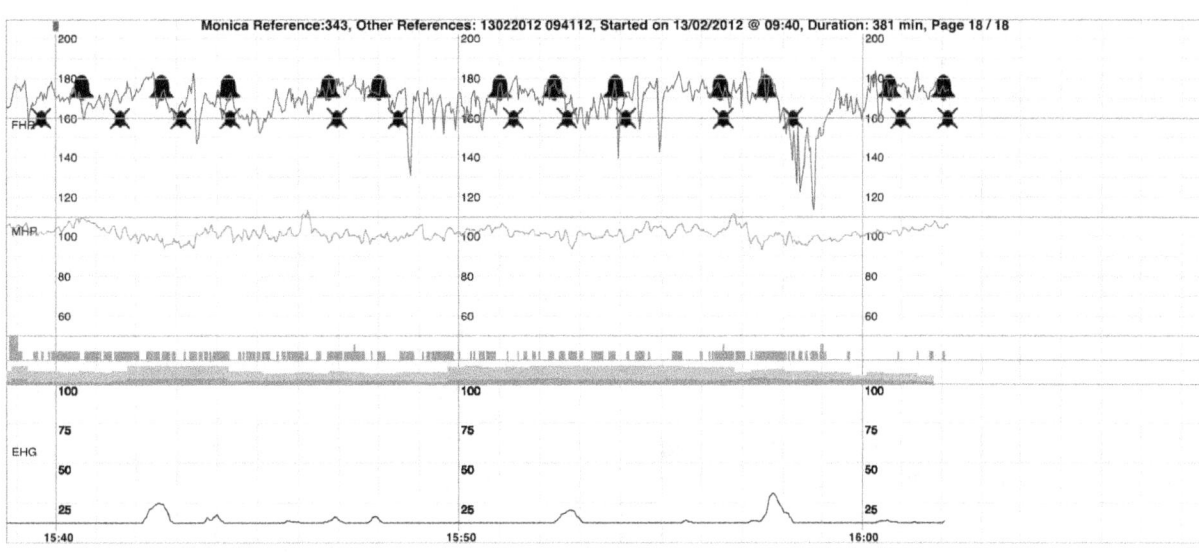

Fig. V-90. Periodo de taquicardia fetal.

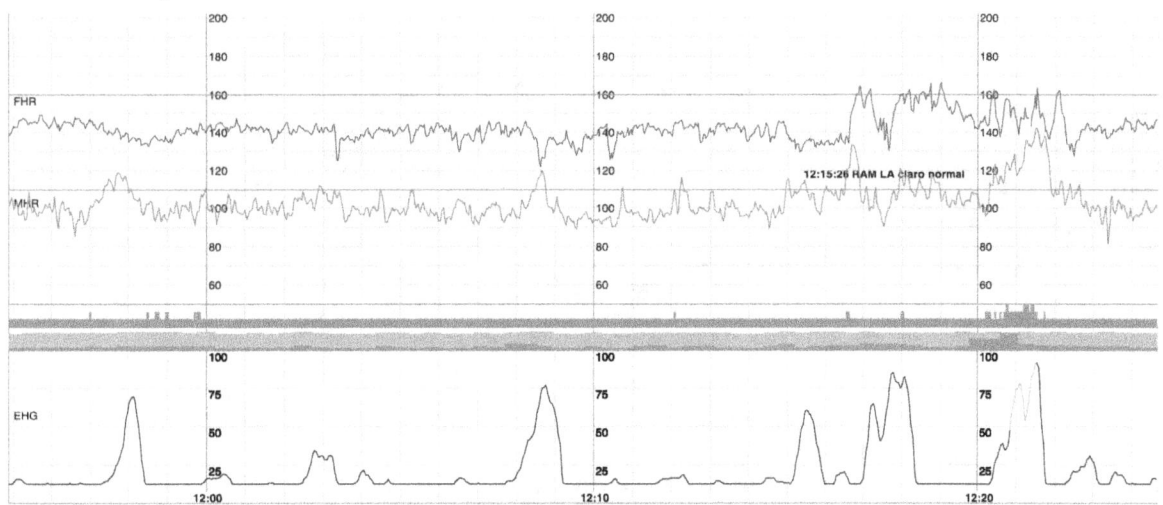

Fig. V-91. Tras la ruptura artificial de membrana y estímulo del polo cefálico presenta un ascenso transitorio del trazado de FCF, lo que se asocia muy probablemente a la ausencia de acidosis.

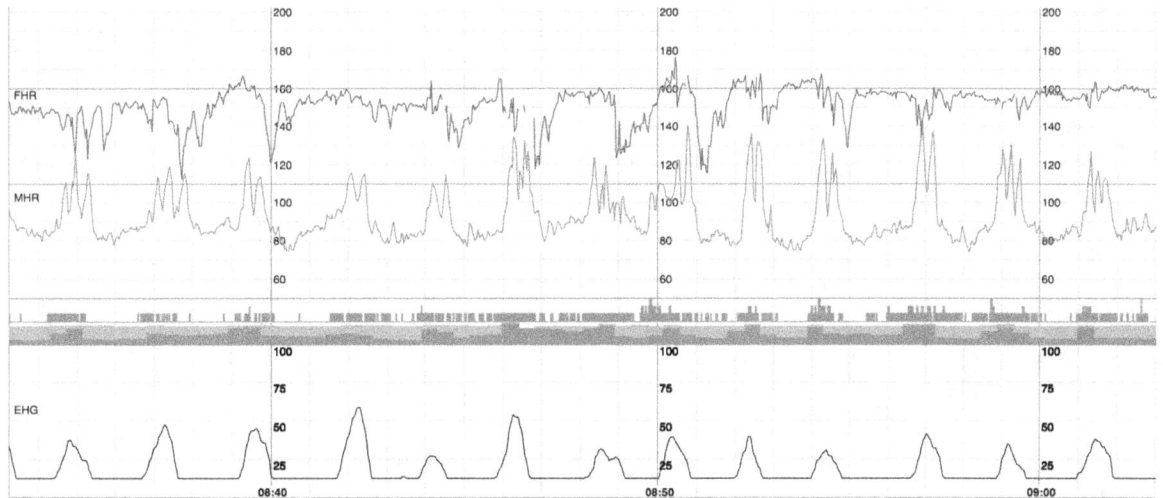

Fig. V-92. Línea de base en 150 lpm, con variabilidad normal, presenta deceleraciones variables en el 100% de las contracciones coincidiendo con los pujos maternos en el periodo expulsivo.

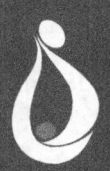

Proyecto Docente "Ágora Médica" (www.agoramedica.com)
Campus online de Medicina Materno-Fetal «Caldeyro Barcia»
Diplomado en «Fundamentos, Indicaciones y Técnicas de Monitorización Biofísica Fetal en Embarazo y Parto»
Módulo V. Monitorización Fetal en el Parto
Unidad 2.7. Otros sistemas computarizados de la Frecuencia Cardiaca Fetal

2.7.

Otros sistemas computarizados de la Frecuencia Cardiaca Fetal

Mercedes Valverde
Francisca Hurtado
Laura Aibar
Alberto Puertas

ÍNDICE

* Introducción
* Tendencia actual
* Sistemas de expertos
* Bibliografía

INTRODUCCIÓN

La fiabilidad del registro cardiotocográfico (RCTG) se define como la concordancia entre los observadores y puede alcanzar valores entre 43 y 98% según la bibliografía.

El análisis computarizado de la FCF pretende eliminar la variación interobservador que subyace de la interpretación visual de los trazados de CTG y producir respuestas clínicas más consistentes ante patrones normales y anormales de la FCF[1].

Se han desarrollado varios sistemas de monitorización computerizada que se diferencian unos de otros en cuanto tiempo pasa desde que se coloca hasta que comienza el procesamiento de los datos, en los criterios que se usan para la interpretación y en los parámetros que define cada uno.

SISTEMAS DE EXPERTOS

Algunos de los sistemas de experto son[2]:

ARGUS
(GMT, Frankfurt, Germany).

Este sistema fue desarrollado por la compañía GMT en Alemania. Está preparado para monitorizar 8 trazados CTG simultáneos así como el análisis del segmento ST y signos maternos como la pulsioximetria. Tiene alarmas visuales y acústicas. No hay estudios que evalúen este sistema en la bibliografía.

Guardianand INFANT®
(K2 Medical Systems, Plymouth, UK).

Este Sistema se desarrolló en la Universidad de Plymouth por el grupo de investigación perinatal. Este grupo perseguía un sistema para tener varios RCTG simultáneos y el análisis del segmento ST en el mismo ordenador y visible en distintas localizaciones. El sistema además integra datos sobre la progresión del parto, la analgesia, el pH de calota y la gasometría de gases de cordón.

Esta centralización tiene un sistema de software; INFANT que integra algoritmos simples con protocolos más complejos para evaluar los RCTG; como es la línea de base, la variabilidad, las aceleraciones, deceleraciones y contracciones. Además atribuye una alerta visual por un sistema de color y una alerta sonora si precisa la rápida actuación del clínico[2].

En 1995 se realizó una comparación con 50 casos de monitorización intraparto evaluados por 17 expertos de 16 centros hospitalarios distintos. El sistema estuvo de acuerdo con la opinión de los expertos en el manejo del 67,3% de los casos con un valor k de 0,31. No se recomendó intervención en ninguno de los casos que finalizó en parto eutócico, con pH de gases de cordón >7,15 y test de Apgar superior o igual a 9. En 11 casos de los que se recomendó realizar una cesárea coincidieron con la recomendación de 15 de los 17 expertos, y fue identificado como casos de asfixia neonatal por la mayoría de los expertos[3]. Este sistema está siendo evaluado en un estudio randomizado y multicentrico que tiene lugar en Estados Unidos.

MILOU®
(Medexa®, Gothemburg, Sweden).

Este sistema lo desarrolló la compañía Medexa® en Suiza. Toma datos del RCTG, el análisis del segmento ST, signos maternos y pulsioximetria en la misma pantalla en distintos ordenadores[2]. No hay estudios que lo evalúen en la bibliografía.

MOSOS ® CTG
(BMA, Houten, The Netherlands).

El Sistema lo presentó la compañía BMA en Holanda. Funciona para RCTG de gestaciones simples y de gemelos, datos del segmento ST, datos maternos incluido pulsioxímetro. Se pueden poner anotaciones personales y datos sobre el progreso del parto. Este sistema contiene alarmas para pérdida de señal, taquicardia fetal y bradicardia. No se han encontrado estudios que evalúen este sistema.

OB TraceVue®
(Philips Healthcare®, Eindhoven, The Netherlands)

El sistema fue desarrollado por Philips Medical® en colaboración con el departamento de obstetricia y el laboratorio de ciencias de la informática del Hospital General de Massachusetts. En este caso se consiguió la monitorización de gestaciones dobles y triples en distintas localizaciones, y la última versión sobre los datos del análisis del segmento ST.

Los algoritmos del sistema detectan los cambios en la línea de base, variabilidad, aceleraciones, número y tipo de deceleraciones y contracciones usando criterios basados en las guías del «National Institute of Child Health and Human Development» (NICHHD). Se introdujeron alarmas para taquicardia fetal, bradicardia, perdida de la señal, variabilidad alterada, deceleraciones y coincidencia entre la frecuencia cardíaca fetal y materna.

Devoe y col. realizaron un estudio donde se realizó un análisis visual de 50 trazados CTG intraparto de una hora de duración, en gestaciones de más de 32 semanas de gestación por 4 observadores, comparando entre cada observador y con este sistema. El porcentaje de acuerdo interobservador para la línea de base fue del 97,3-99%; mientras que el grado de acuerdo entre los observadores individuales y el sistema de análisis computarizado estuvo entre 83,5 y 88,1%. Para las aceleraciones el acuerdo fue del 47,2- 61,8% interobservador mientras que entre los observadores individuales y el sistema estuvo entre el 49,5 y el 62,3%. Para las deceleraciones, el acuerdo interobservador variaba del 43,1 al 66,5% mientras que el acuerdo entre los observadores y el sistema estaba entre 35,8 y 51,1%. En cuando a la presencia de alarmas en ventanas de monitorización de 20 minutos, el acuerdo interobservador variaba entre 71,7 y 83,8% mientras que el acuerdo entre los observadores y el sistema variaba entre 76,9 y 79,2% con un valor k de 0,25 [95% CI; 0,19-0,3[14].

OBIXPerinatal Data System
(Clinical Computer Systems Inc., IL, USA).

Este Sistema se desarrolló la compañía Clinical Computer Systems de Estados Unidos y está basado en un trabajo realizado por Peritronics Medical.

Permite visualizar varios trazados sobre la misma pantalla en un número ilimitado de localizaciones. Los algoritmos del sistema permiten detectar cambios en la línea de base, variabilidad, aceleraciones y deceleraciones basadas en las definiciones de la NICHHD[2]. En 1994 se realizó un estudio retrospectivo realizado con una versión precoz del sistema y se evaluó el impacto de su uso durante 14 semanas en el trabajo activo de parto de pacientes externos de un hospital de tercer nivel.

Respecto a los indicadores perinatales no hubo diferencias en el test de apgar a los 5 minutos menor de 7, ni en pH umbilical, ni en ingresos en la unidad de cuidados intensivos neonatal ni en mortalidad perinatal, pero durante el periodo de la monitorización central hubo una diferencia estadísticamente significativa con un incremento en la tasa total de cesáreas y en las cesáreas y los partos operatorios vaginales por riesgo de pérdida del bienestar fetal (RPBF)[4].

Omniview-SisPorto®
(Speculum, Lisbon, Portugal).

En este caso, el sistema fue diseñado por la escuela médica en colaboración con el instituto de ingeniería biomédica de la Universidad de Porto, en Portugal. Permite una monitorización simultánea de 16 pacientes en la misma pantalla, accesible desde un número ilimitado de localizaciones. Con trazados de fetos únicos y gemelares, análisis del segmento ST, datos maternos, pulsioximetria y un partograma electrónico.

El análisis del trazado cardiotocográfico se basa en las guías de la Federación Internacional de Obstetricia y Ginecologia (FIGO) para la monitorización fetal, incorporando una estimación de la línea de base, identificación de las aceleraciones y las deceleraciones y la evaluación a largo y corto plazo de la variabilidad. El sistema tiene alarmas a tiempo real, tanto visuales con código de color, como acústicas; estas alertas combinan la CTG con los datos del segmento ST y están basadas en las últimas guías revisadas sobre el sistema STAN[2].

El grado de acuerdo en la identificación de los datos básicos de los trazados de CTG (línea de base, aceleraciones, deceleraciones y contracciones uterinas) fue evaluado con 50 trazados intraparto gracias a 3 expertos y entre este sistema computarizado y dichos expertos. En cuanto a la estimación de la línea de base con un coeficiente de correlación para un acuerdo interobservador fue de 0,85 (95% CI 0,46-0,93).

Hubo acuerdo entre los observadores en la identificación de las aceleraciones del 60% (95% CI 48-66%), sin embargo entre el sistema computarizado y los observadores hubo un acuerdo para este ítem del 71% (95% CI 69-73%). En cuanto a las deceleraciones, hubo consenso entre los observadores del 65% (95% CI 57-69%) y con el sistema computarizado del 68% (95% CI 66-70%). Para las contracciones uterinas, el acuerdo entre los observadores fue en el 93% de los casos (95% CI 90-95%), sin embargo con el sistema computarizado fue en el 87% de ellos (95% CI 85-89%)[5].

En un estudio prospectivo, se realizó el análisis computarizado de la monitorización por CTG +ST de 148 fetos únicos, a término, comparando la alerta más grave (roja) con la aparición de acidosis (pH ≤ 7,05) en arteria umbilical al nacimiento. Todos los casos de acidosis neonatal tuvieron alerta roja en la última hora del trazado, con una sensibilidad del 100% (95% CI 0,56-1,00) y una especificidad del 94% (95% CI 0,89-0,97)[6].

PeriCALM
(LMS Medical systems, Montreal, Canada and PeriGen, Princeton, USA)

En este caso el sistema fue desarrollado por la Universidad de Montreal en Canada. Este sistema utiliza datos del RCTG junto con datos maternos, una gráfica del progreso del parto, además permite una comparación con la población de referencia y análisis posteriores.

Para los algoritmos se basa en las indicaciones y definiciones de la NICHHD, incorporando algoritmos matemáticos y sistemas de entrenamiento para evaluar las características de la frecuencia cardíaca fetal; línea de base, aceleraciones, deceleraciones, variabilidad y contracciones. Además tiene un sistema a tiempo real de código de alertas en colores para la notificación y evaluación por el clínico.

Parer y Hamilton evaluaron el grado de acuerdo entre 5 expertos y este sistema en la asignación de la clasificación con 5 alertas de colores distintos de 30 trazados de fetos únicos intraparto. En grado de acuerdo entre los observadores con cada uno en 45,5% de los casos (95% CI 42,1-48,5%), mientras que con el sistema el grado de acuerdo fue en 44,9% de los casos.

Los observadores coincidieron en la opinión de la mayoría en el 56,7% de los casos (95% CI 49,4-63,9%) aportando una proporción de acuerdo de 0,83 (95% CI 0,73-0,94) y un valor k de 0,58 (95% CI 0,48-0,68), mientras que el acuerdo con el sistema se produjo en el 56,8% de los casos, con una proporción de acuerdo de 0,87 y un valor k de 0,52. El acuerdo de los observadores en una alerta de color se produjo en el 88,6% de los casos mientras que con el sistema de computerización fue en el 83,1% de los casos[7].

SonicaidCentrale
(Huntleigh Healthcare, Cardiff, UK)

Este sistema permite tener 48 trazados CTG simples y/o gemelares en la misma pantalla y es accesible desde distintas localizaciones. Además recibe datos de la madre, del segmento ST y tiene un partograma electrónico. Incorpora algoritmos para el análisis de la FCF anteparto pero no es aplicable intraparto ya que no se ha evaluado en este periodo.

Trium CTG Online®
(Trium Analysis Online GmbH, Munich, Germany)

Este sistema desarrollado en Alemania, recoge datos del RCTG, datos maternos y pulsioximetria materna, permite 12 trazados en multitud de puestos. El análisis se realiza con las guías de la FIGO y con alarmas visuales y acústicas en caso de alteración de la línea de base, evaluación de la variabilidad a corto y largo plazo, aceleraciones, deceleraciones y perdida de la señal.

Un estudio retrospectivo realizado en dos hospitales para evaluar el sistema establecía la clasificación para la detección de acidosis fetal evaluando el pH de calota fetal (pH < 7,21 y pH < 7,25). Los resultados mostrados para la clasificación «sospechoso» y «patológica» obtuvo una sensibilidad del 95% y una especificidad cercana al 20% para predecir ambos criterios de acidosis, usando sólo la clasificación «patológica», la especificidad asciende al 55%. La mayor sensibilidad para los parámetros de la FCF fueron las deceleraciones (72% para el pH < 7,25 y 89,5% para un pH < 7,21, mientras que la variabilidad y las aceleraciones obtienen una sensibilidad inferior al 50%[8].

TENDENCIA ACTUAL

La tendencia actual va encaminada a estos sistemas de expertos para alertar al profesional de las situaciones que pueden asociarse con hipoxia fetal, ya que se estima que un 50% de las muertes neonatales se deben a una mala interpretación del RCTG, a una mala comunicación entre profesionales o al retraso en la toma de decisiones y por tanto se podrían evitar[9]. Así cualquier método que aporte objetividad a la interpretación del RCTG será un buen método de monitorización y ese es el objetivo de las centrales de monitorización computerizada.

En 2011 se publican los resultados de un estudio (10) en el que se comparaban dos grupos; uno donde se monitoriza a las gestantes con «CTG cuantitativa» (sistema de expertos) y otro con CTG y pH de calota fetal; es decir el método estándar aceptado para la monitorización fetal, y se han demostrado diferencias significativas en cuanto a los recién nacidos que presentan acidosis en el pH de cordón al nacimiento (2,2 vs 4,4%), en la sensibilidad y especificidad para la detección de acidosis de ambos grupos (97% y 85%, respectivamente para el primer grupo y 88 y 67% para el segundo) y también hay diferencias en los partos operatorios (16,35 vs 27,25).

Por tanto se puede decir que según este estudio es mejor el sistema electrónico o experto de CTG que la CTG clásica más el pH de calota para la detección de acidosis y en cuanto a la finalización operatoria de la gestación.

BIBLIOGRAFÍA

1. Devoe L, Golde S, Kilman Y, Morton D, Shea K, Waller J. A comparison of visual analyses of intrapartum fetal heart rate tracings according to the new national institute of child health and human development guidelines with computer analyses by an automated fetal heart rate monitoring system. Am J Obstet Gynecol, 2000; 183: 361-6.
2. Nunes I, Ayres-de-Campos D, Figueiredo C, Bernardes J. An overview of central fetal monitoring systems in labour. J Perinat Med, 2013; 41: 93-99.
3. Keith RD, Beckley S, Garibardí JM, westgate JA, Ifeachor E, Greene KR. A multicentre comparative study of 17 experts and an intelligent computer system for managing labour using the cardiotocogram. Br J Obstet Gynaecol, 1995; 102: 688-700.
4. Weiss PM, Balducci J, Reed J, Klasko SK, Rust OA. Does Centralized monitoring affect perinatal outcome? J Matern Fetal Med, 1997; 6: 317-9.
5-. Costa MA, Ayres-de-Campos D, Machado AP, Santos CC, Bernardes J. comparison of a computer system evaluation of intrapartum cardiotocographic events and a consensus of clinicians. J Perinat Med, 2010; 38: 191-5.

6. Costa A, Ayres-de-Campos D, Costa F, Santos C, Bernardes J. Prediction of neonatal academia by computer analysis of fetal heart rate and ST event signals. Am J Obstet Gynecol, 2009; 201: 464.e1-6.
7. Parer JT, Hamilton EG. Comparison of 5 experts and computer analysis in rule-based fetal heart rate interpretation. Am J Obstet Gynecol, 2010; 203: 451.e1-7.
8. Schiermeier S, Pildner Von Steinburg S, Thieme A, Reihard J, Daumer M, Scholz M, et al. Sensitivity and specificity of intrapartum computerized FIGO criteria for cardiotocography and fetal scalp pH during labour: multicenter, observational study. Br J Obstet Gynaecol, 2008; 115: 1557-63.
9. Pehrson C, Sorensen J, Amer-Wahlin I. Evaluation and impact of cardiotocography training programmes: a systematic review. BJOG, 2011; 118: 926-935.
10. Ignatov P, Atanasav B. Indirect standard cardiotocography plus fetal blood sampling versus indirect quantitative cardiotocography –a randomized comparative study in intrapartum monitoring. Akush Ginekol, 2012; 51: 3-10.

Proyecto Docente "Ágora Médica" (www.agoramedica.com)
Campus online de Medicina Materno-Fetal «Caldeyro Barcia»
Diplomado en «Fundamentos, Indicaciones y Técnicas de Monitorización Biofísica Fetal en Embarazo y Parto»
Módulo V. Monitorización Fetal en el Parto
Unidad 2.8. Monitorización Bioquímica Fetal y Neonatal

2.8.
Monitorización Bioquímica Fetal y Neonatal

Manuel Gallo
José Luis Gallo

ÍNDICE

* Concepto
* Tipos de acidosis feto-neonatal
* Conducta obstétrica en función de la monitorización bioquímica
* Grados de acidosis feto-neonatal
* Indicaciones
* Limitaciones
* Bibliografía seleccionada

CONCEPTO

Es una determinación analítica, realizada o en la sangre capilar de la cabeza del feto, durante el transcurso del parto o en el cordón umbilical tras el parto y que nos indica el estado ácido-base del feto y neonato[1].

Durante el parto existe una notable dispersión fisiológica de los valores de los diferentes parámetros del estudio ácido-base. Los que muestran más interés son el pH, la PO_2, el PCO_2 y el déficit de bases:

- *El pH es el parámetro más importante del estudio bioquímico*. Sus límites normales durante la dilatación oscilan entre 7,25-7,45 y durante el período expulsivo entre 7,20-7,45.
- La PO_2 fetal durante el parto oscila entre 15-25 mmHg, siendo su valor promedio de 20 mmHg.
- La PCO_2 fetal durante el parto se sitúa entre 30-70 mmHg, siendo su valor promedio de 45 mmHg.
- El *exceso de bases (BE)* fluctúa entre +5 y -12 mEq/L.

El microanálisis de sangre fetal tienen una clara finalidad, disminuir el porcentaje de diagnósticos falsos positivos de RPBF inherentes a otros procedimientos de monitorización (registro de la frecuencia cardiaca fetal, pulsioximetría fetal, etc) tratando de lograr un mejor resultado perinatal con el menor número de intervenciones posibles. Por ello, la monitorización bioquímica complementa la monitorización biofísica y determina, de una manera absoluta, la existencia o no de un compromiso de la salud fetal, aunque ésta no siempre coincida con el estado neonatal.

El modo más preciso de evaluar el estado del feto intraparto es conocer la situación de su equilibrio ácido-base y la monitorización bioquímica está considerada como «prueba de oro» para el diagnóstico de la acidosis fetal. Pese a ello, presenta falsos positivos con respecto a la acidosis neonatal y es un método de control invasivo, no continuo y que requiere repetidas muestras a lo largo del parto. Por esto, la medida del pH fetal no es muy utilizada en algunos centros[2].

GRADOS DE ACIDOSIS FETO-NEONATAL

En función de estos resultados hay diversos grados y tipos de acidosis fetal:

- *Acidosis leve o preacidosis*: pH entre 7,20-7,24.
- *Acidosis moderada*: pH entre 7,15-7,19.
- *Acidosis grave*: pH entre 7,10-7,14.
- *Acidosis muy grave*: pH < 7,10.

TIPOS DE ACIDOSIS FETO-NEONATAL

Son los siguientes:

- *Acidosis respiratoria* (mejor pronóstico).
  - pH < 7,25, PCO_2 > 60 mmHg y Exceso de bases dentro de los límites normales.
- *Acidosis metabólica* (peor pronóstico).
  - pH < 7,25, PCO_2 entre 40-50 mmHg y Exceso de bases <-12 mEq/L.
- *Acidosis mixta* (pronóstico incierto).
  - pH < 7,25, PCO_2 > 60 mmHg y Exceso de bases <-12 mEq/L.

INDICACIONES

Basándonos en las recomendaciones del Grupo de Trabajo sobre la Asistencia al Parto y Puerperio Normal de la Sección de Medicina Perinatal de la SEGO, se deben considerar indicaciones absolutas para realizar una microtoma de sangre en el cuero cabelludo fetal, siempre que sea técnicamente posible, las siguientes:

Líquido amniótico teñido de meconio que cursa con alteraciones de la frecuencia cardiaca fetal.

- Auscultación fetal que no cumple los criterios de normalidad, aunque en esta situación se puede

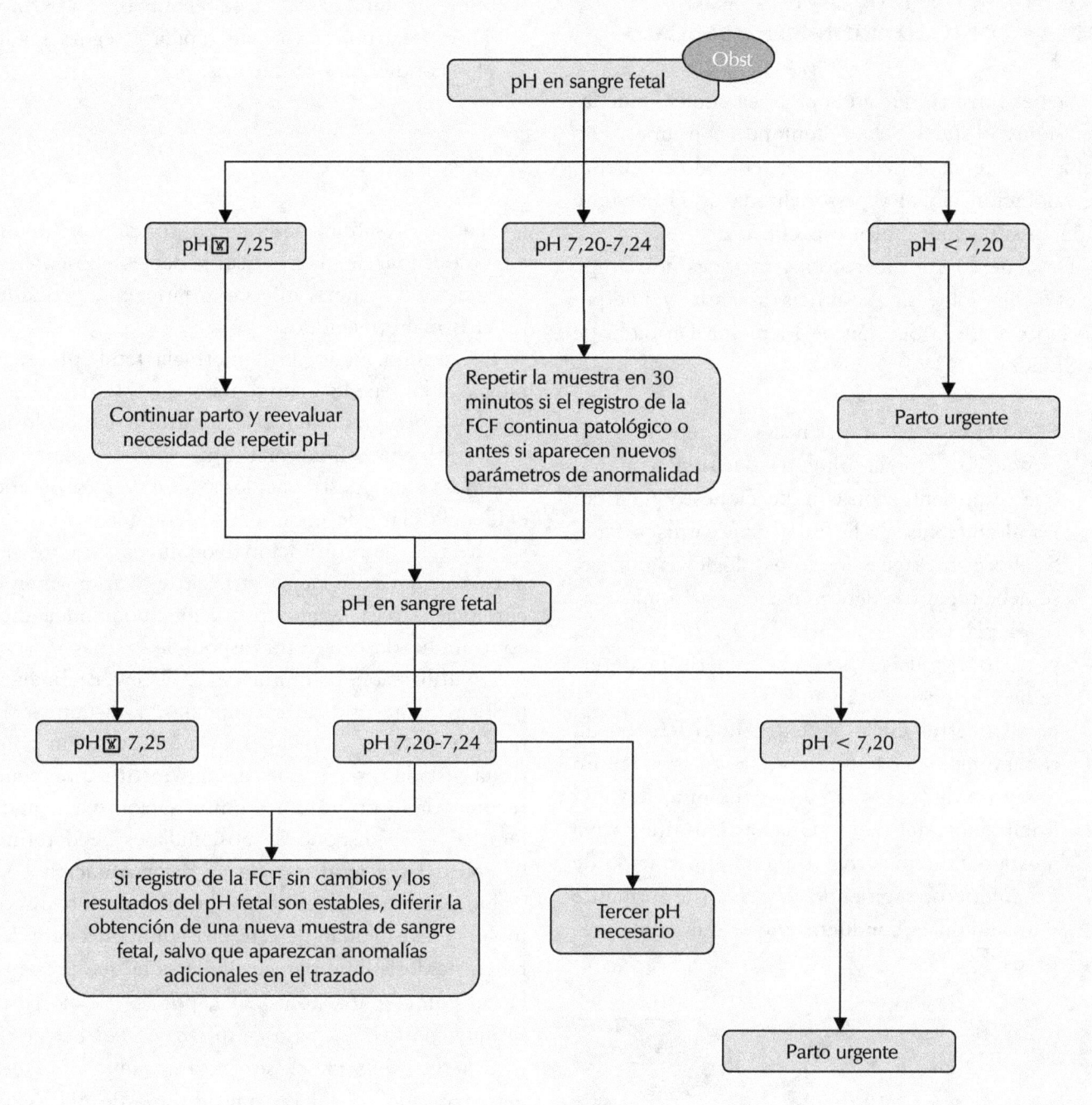

Fig. V-93. Protocolo de la SEGO (2008).

realizar una microtoma inmediatamente o realizar un registro electrónico de la frecuencia cardiaca fetal y si cumple los criterios de buen pronóstico posponer la microtoma.
- Patrón dudoso, patológico o de mal pronóstico de la frecuencia cardiaca fetal en la monitorización electrónica fetal.

Actualmente también debe ser considerada una indicación la presencia de valores de pulsioximetría fetal <30%.

En la Fig. V-93 exponemos el protocolo actual de la SEGO[3] en relación con las indicaciones y conducta a seguir de la monitorización bioquímica fetal intraparto y sus valores.

CONDUCTA OBSTÉTRICA EN FUNCIÓN DE LA MONITORIZACIÓN BIOQUÍMICA

Se debe insistir que en la práctica clínica, muchas decisiones obstétricas, aun contando con un estudio ácido-base fetal, se deben tomar teniendo en cuenta la valoración global y personalizada de la paciente y de su situación clínica específica.

De acuerdo con las recomendaciones del Grupo de Trabajo sobre la Asistencia al Parto y Puerperio Normal de la Sección de Medicina Perinatal de la SEGO:

- Si el pH es ≥7,25 no es necesario repetir la microtoma, ni tomar ninguna decisión a menos que se presenten otras indicaciones o persistan las alteraciones de la frecuencia cardiaca fetal. Si el registro sigue siendo patológico o dudoso, se debe repetir la determinación en 15 minutos.
- Si el pH fetal está entre 7,20-7,24 fuera del período expulsivo, se debe repetir la determinación en unos 15 minutos. En el caso de persistir estas cifras, se extraerá el feto en un tiempo máximo de una hora. Si se produce un descenso del pH < 7,20 se debe proceder a la finalización del parto. Una opción alternativa a esta conducta activa, es la administración de ß-miméticos, repitiendo el pH posteriormente y ajustando la conducta a los resultados obtenidos.

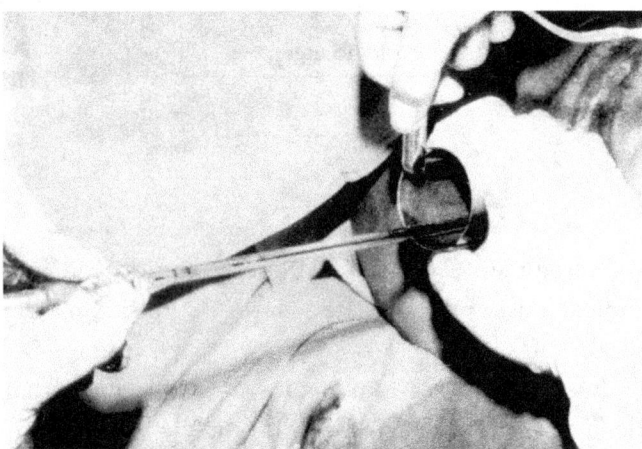

Fig. V-94. Técnica de la microtoma de pH de calota fetal intraparto.

- Si el pH fetal es <7,20 se recomienda la extracción fetal por la vía más rápida y segura según las condiciones obstétricas.

LIMITACIONES

Hay que resaltar que la monitorización bioquímica, no es capaz de diagnosticar la depresión neonatal secundaria a trauma, infección, fármacos, prematuridad o malformaciones.

Del mismo modo, la hemorragia fetal intensa y muy aguda, puede comprometer la salud fetal sin que haya tiempo para que se desarrolle una acidosis.

El parto debe finalizarse con rapidez, además de cuando se demuestre acidosis fetal, en casos con evidencia clara de compromiso fetal (en cuyo caso se obvia la monitorización bioquímica) y ante registros de la frecuencia cardiaca fetal francamente patológicos o si la monitorización bioquímica está contraindicada o no está disponible.

La utilización conjunta de RCTG y EAB diagnostica la mayoría de las hipoxias, y disminuye la tasa de cesáreas respecto a la monitorización continua aislada, por lo que algunas instituciones han recomendado no utilizar monitorización electrónica fetal si no se dispone de posibilidades de determinación del pH fetal (*Grado de recomendación C*).

No obstante, si revisamos la información disponible, la sensibilidad de este procedimiento para detectar acidosis fetal parece similar a la que presenta la cardiotocografía por sí sola, por lo que *no parece muy consistente el uso del pH como test diagnóstico definitivo ante un registro no tranquilizador*. Además, hay que considerar que la toma de pH es un procedimiento invasivo, la obtención de muestra a menudo puede resultar difícil y los resultados pueden verse afectados por la manipulación y el procesamiento de la misma.

Por todos estos motivos, ya en 2009, el Colegio Americano de Obstetras y Ginecólogos[5] publica: «la estimulación del cuero cabelludo es un procedimiento menos invasivo y ofrece información similar acerca de la probabilidad de acidosis fetal a la que ofrece la toma de pH de cuero cabelludo». Esta maniobra de estimulación de la calota fetal en presencia de patrones hiporreactivos ha resultado útil para disminuir el número de microtomas sin empeorar el resultado neonatal (**Nivel de evidencia III**)[5-6].

Por otra parte, a falta de una respuesta positiva (ascensos) en el RCTG tras la estimulación digital de la calota fetal, está indicada la realización de una microtoma, si está disponible (**II-B**)[7].

BIBLIOGRAFÍA SELECCIONADA

1. González A. y col. Monitorización bioquímica fetal durante el parto. Manual de Asistencia al Parto y Puerperio normal. Sección de Medicina Perinatal de la SEGO. Ed: E. Fabre. Capítulo 13, páginas 333-46. Madrid 1995.
2. Gallo M. Monitorización biofísica fetal. Ed. Amolca 2011.
3. SEGO. Guía de Asistencia Clínica al parto. SEGO 2008.
4. SEGO. Protocolo de Monitorización Fetal Intraparto, 2004.
5. ACOG Practice Bulletin No. 106, Intrapartum Fetal Heart Rate Monitoring: Nomenclature, Interpretation, and General Management Principles. Obstet Gynecol 2009; 114:192-202.
6. Puertas A. Guía de Práctica Clínica: Monitorización Fetal Intraparto. Protocolos del Hospital Materno Infantil de Granada 2004. Disponible en: <www.hvn.es/servicios_asistenciales/ginecologia/restringida /protocolos_asistenciales.php>.
7. SOGC. Liston R, Sawchuck D, Young D. Fetal health surveillance: antepartum and intrapartum consensus guideline. Society of Obstetrics and Gynaecologists of Canada. SOGC Clinical Practice Guideline 197. J Obstet Gynaecol Can. 2007;29(Suppl 4): S3-56.

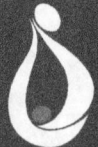

Proyecto Docente "Ágora Médica" (www.agoramedica.com)
Campus Online de Medicina Materno-Fetal «Caldeyro Barcia»
Diplomado en «Fundamentos, Indicaciones y Técnicas de Monitorización Biofísica Fetal en Embarazo y Parto»

Módulo VI.
Sociedades Científicas y MBE

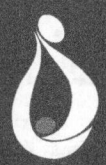

Proyecto Docente "Ágora Médica" (www.agoramedica.com)
Campus online de Medicina Materno-Fetal «Caldeyro Barcia»
Diplomado en «Fundamentos, Indicaciones y Técnicas de Monitorización Biofísica Fetal en Embarazo y Parto»
Módulo VI. Sociedades Científicas y MBE
Unidad 3. Sociedades Científicas y Monitorización Fetal

3

Sociedades Científicas y Monitorización Fetal

3-1. SEGO
3-2. ACOG
3-3. NICE
3-4. SGOC
3-5. FIGO
3-6. Monitorización Fetal y Medicina basada en la Evidencia

ÍNDICE

* Documentos de Sociedades Científicas
* Bibliografía Seleccionada
* Sociedades Científicas

DOCUMENTOS DE SOCIEDADES CIENTÍFICAS

Exponemos una serie de clasificaciones de los registros cardiotocográficos fetales de diferentes sociedades científicas relevantes, que tienen un valor clínico[1] y legal[2] en nuestra actividad habitual con las pacientes.

SOCIEDADES CIENTÍFICAS

Seleccionamos las 4 sociedades más importantes para nosotros:

- Sociedad Española de Ginecología y Obstetricia (SEGO).
- Colegio Americano de Ginecólogos y Obstetras (ACOG).
- National Collaborating Center for Womens's and Children's Health (NICE).
- La Sociedad de Ginecología y Obstetricia de Canadá (SGOC).
- Federación Internacional de Ginecología y Obstetricia (FIGO)

BIBLIOGRAFÍA SELECCIONADA

1. Gallo M. Monitorización Biofísica Fetal. Ed. Amolca, 2011.
2. Gallo M, Fabre E y De Lorenzo R. Como Evitar Demandas Judiciales en Obstetricia y Ginecología. Amolca 2013.
3. SEGO. Guia Práctica y signos de alarma en la Asistencia al Parto. SEGO, 2008.
4. American College of Obstetricians and Gynecologist (ACOG). Practice Bulletin. Clinical Management Guidelines for Obstetrician-Gynecologists. Intrapartum Fetal Heart Rate Tracings Number 116, November 2010.
5. NICE. National Collaborating Center for Womens's and Children's Health Guidelines 55, 2008.
6. SOGC. Fetal Health Surveillance: Antepartum and Intrapartum Consensus Guideline. Society of Obtetricians and Gynaecologist of Canada. J Obstet Gynaecol Can 2007; 29: S3-S50.

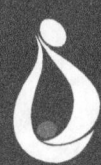

Proyecto Docente "Ágora Médica" (www.agoramedica.com)
Campus online de Medicina Materno-Fetal «Caldeyro Barcia»
Diplomado en «Fundamentos, Indicaciones y Técnicas de Monitorización Biofísica Fetal en Embarazo y Parto»
Módulo VI. Sociedades Científicas y MBE
Unidad 3.1. Sociedad Española de Ginecología y Obstetricia (SEGO)

3.1.

Sociedad Española de Ginecología y Obstetricia (SEGO)

Manuel Gallo
José Luis Gallo

ÍNDICE

* Introducción
* Documentos en relación con la Monitorización en el Parto
* Documentos en relación con la Monitorización en el Embarazo
* Bibliografía seleccionada

INTRODUCCIÓN

La SEGO tiene varios documentos, protocolos y capítulos de libros[1-6], en relación con la Monitorización Fetal, algunos ya incluidos en capítulos precedentes de esta Atlas. Por ello y como resumen elegimos la Guía Práctica de Asistencia al parto, de 2008.

DOCUMENTOS EN RELACIÓN CON LA MONITORIZACIÓN EN EL EMBARAZO

Son los siguientes:

a. Protocolo en el test no estresante o basal (Fig. VI-1).
b. Protocolo en el test de oxitocina (Fig. VI-2).
c. Protocolo en el perfil biofísico (Fig. VI-3)

En la Fig. VI-1 podemos ver el esquema de la SEGO de 2009, sobre la utilización del Test No Estresante.

En la Fig. VI-2, podemos ver el esquema de la SEGO, actualizado en 2009, sobre el Test Estresante o prueba de la oxitocina.

DOCUMENTOS EN RELACIÓN CON LA MONITORIZACIÓN EN EL PARTO

Son los siguientes:

a. Protocolo según factores de riesgo anteparto (Fig. VI-4).
b. Protocolo de Monitorización + Pulsioximetría (Fig. VI-5)
c. «Guía Práctica y signos de alarma en la Asistencia al Parto»

En la ultima publicación científica de la SEGO, «Guía Práctica y signos de alarma en la Asistencia al Parto», en 2008[6], se exponen dos puntos importantes para nosotros:

1. La Guía de actuación sobre Diagrama de asistencia al Parto en casos de registro normal, sospechoso y patológico (Gráfica VI-1).
2. La clasificación del registro cardiotocográfico intraparto, tomada del Real College of Obstetricians and Gynecologist (RCOG) (Gráfica VI-2).

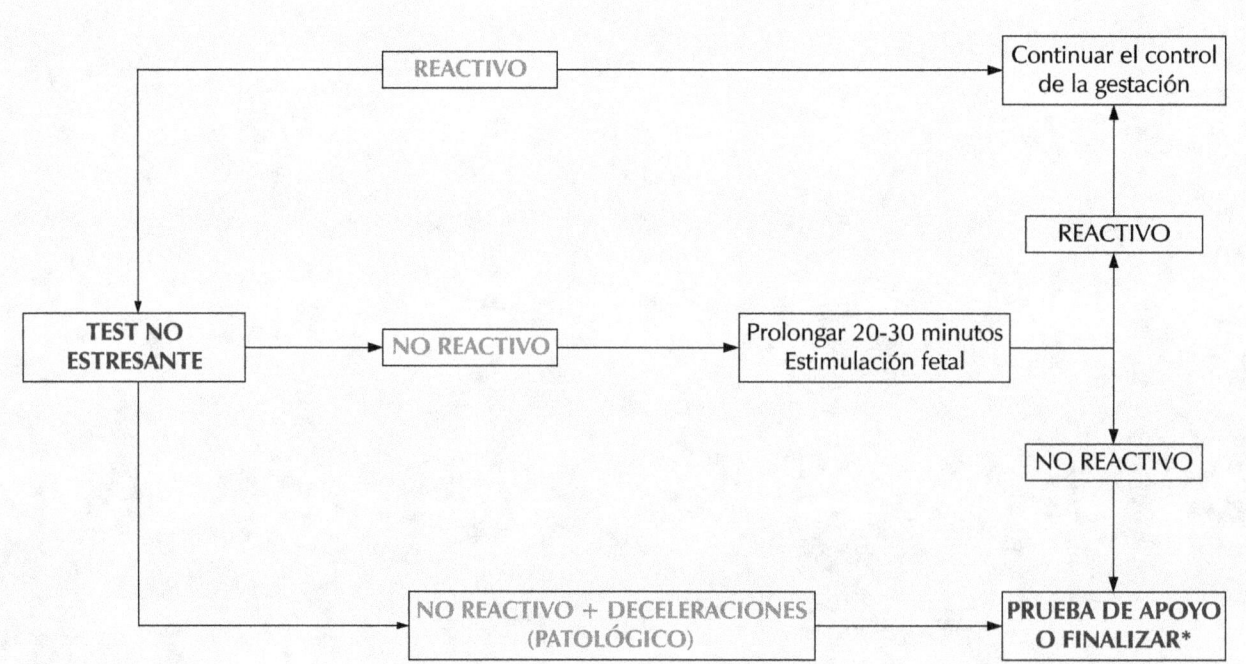

Fig. VI-1. Esquema de la SEGO (actualizado en 2009).

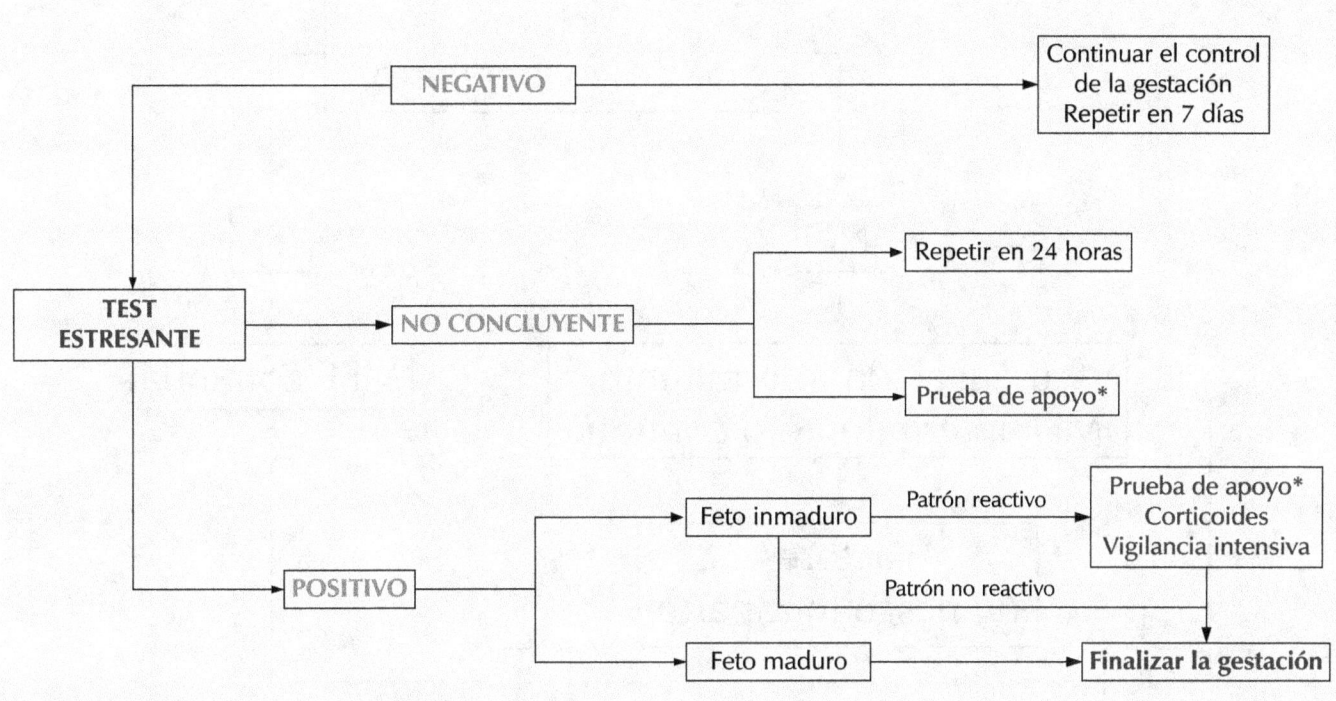

Fig. VI-2. Esquema de la SEGO de 2009.

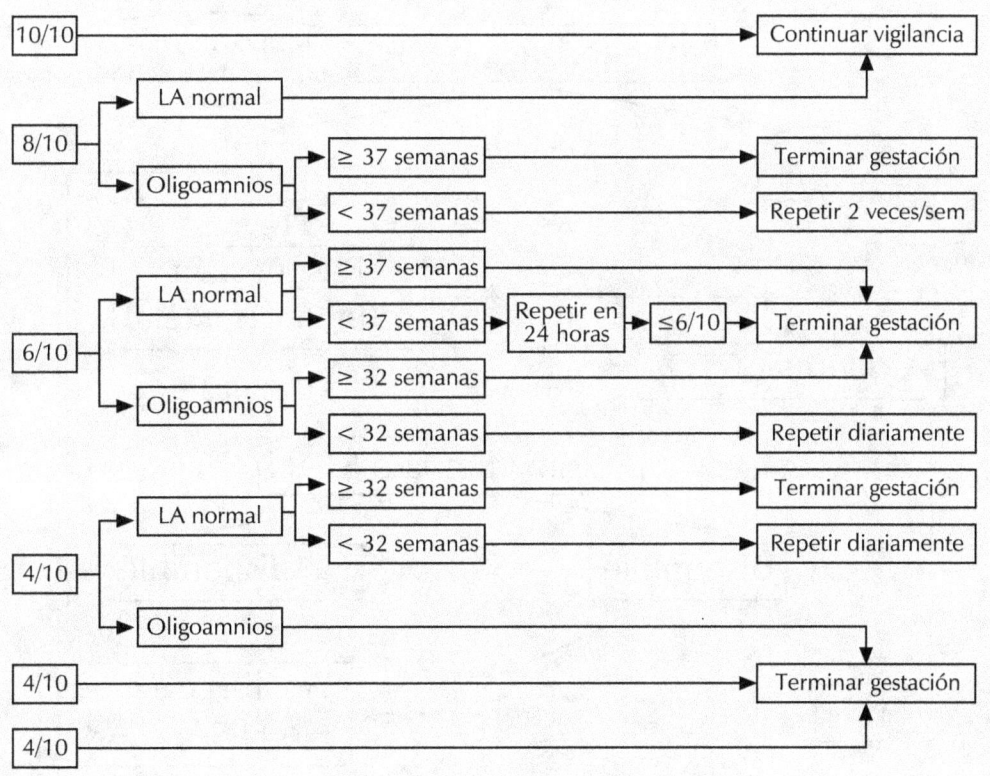

Fig. VI-3. Control del bienestar fetal anteparto. Perfil biofísico (SEGO 2009).

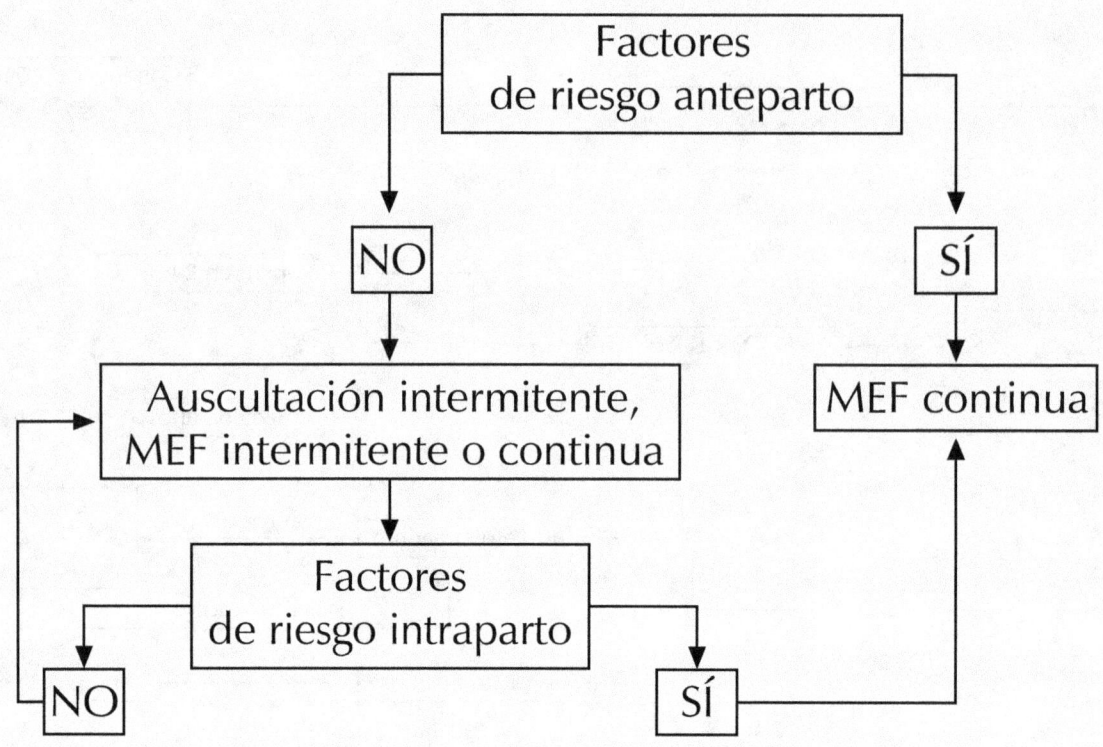

Fig. VI-4. Vigilancia intraparto de la frecuencia cardíaca fetal según los factores de riesgo (SEGO, 2004). MEF: monitorización electrónica fetal.

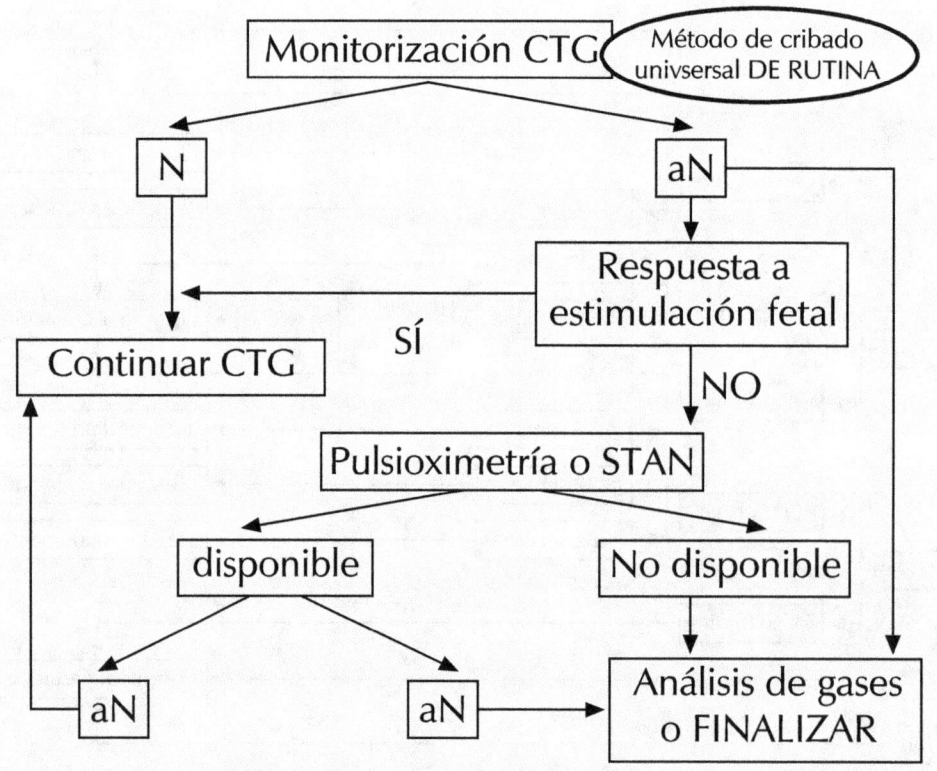

Fig. VI-5. Integración de la vigilancia fetal intraparto, según la SEGO, 2004.

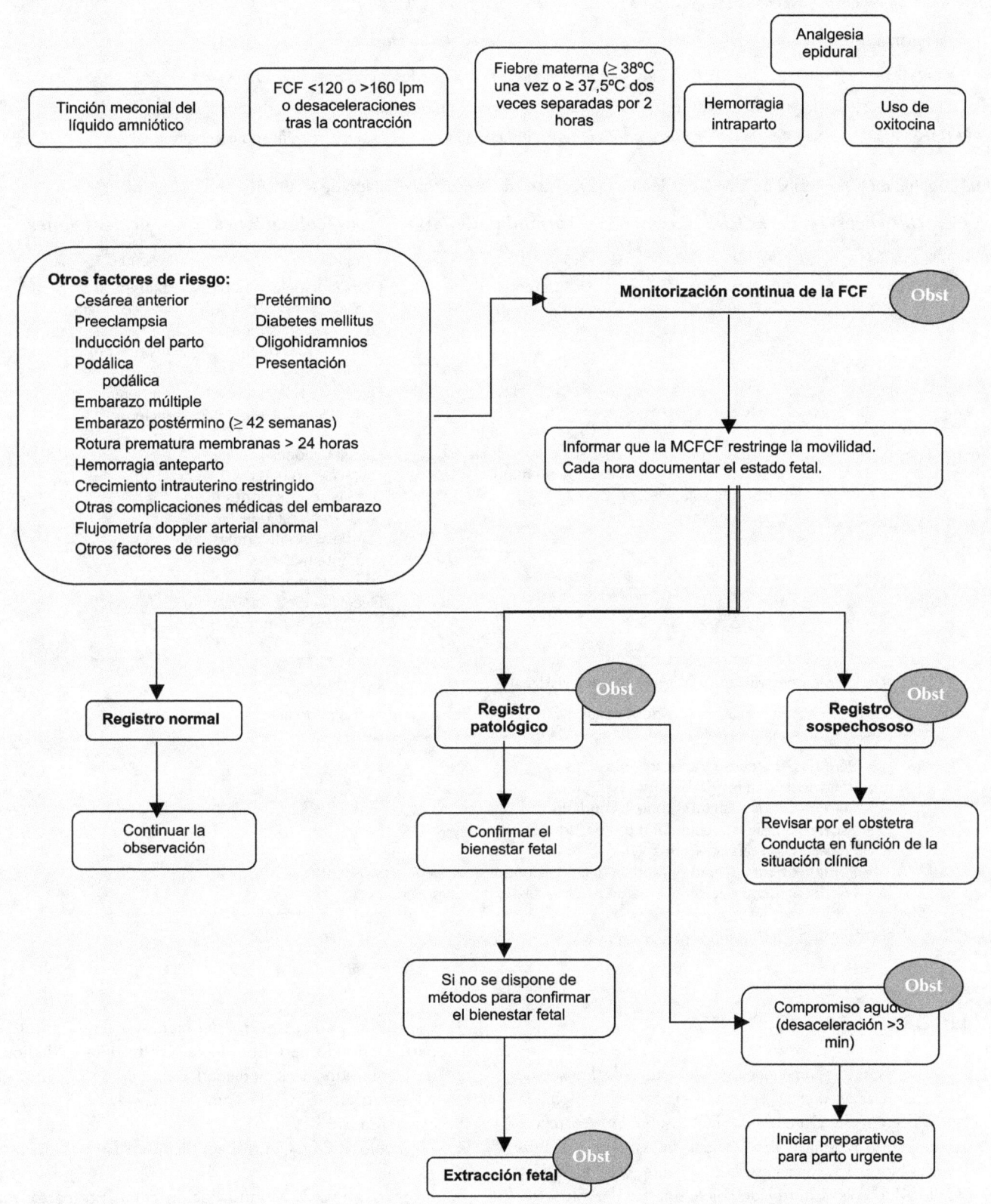

Gráfica VI-1. Monitorización continua de la frecuencia cardíaca fetal (MCFCF). Guía Práctica y Signos de Alarma en la Asistencia al Parto (SEGO). Conducta de la SEGO ante una monitorización continua de la FCF durante el parto controlado por la matrona (partera, obstétrica) y el médico obstetra.

Definición de registro, sospechoso y patológico

Categoría	Definición
NORMAL	Registro de la FCF con los 4 criterios de lectura clasificados como tranquilizadores.
SOSPECHOSO	Registro de la FCF con 1 criterio clasificado como intranquilizador y el resto tranquilizadores.
PATOLÓGICO	Registro de la FCF con 2 o más criterios intranquilizadores o 1 o más clasificado como anormal.

Clasificación de los criterios de interpretación de los registros de la FCF (modificado de RCOG)

Características	FCF basal (l/m)	Variabilidad (l/m)	Desaceleraciones	Aceleraciones
Tranquilizadora	120-160	≥5	Ninguna	Presentes
Intranquilizadora	100-119 161-180	<5 durante 40-90 minutos	Decelaraciones variables típicas con más del 50% de las contracciones durante más de 90 minutos. Deceleración prolongada única de hasta 3 minutos	La ausencia de aceleraciones transitorias en un registro por otra parte normal tiene un significado incierto
Anormal	<100 >180 Patrón sinusoidal ≥10 minutos	<5 durante más de 90 minuto	Decelaraciones variables atípicas con más del 50% de las contracciones o desaceleraciones tardías (Dip II), ambas durante más de 30 minutos Deceleración prolongada única de >3 minutos	

Decelaraciones variables atípicas (características)

La presencia de atipias en una deceleración variable predice un mayor riesgo de acidosis y un aumento de resultados perinatales deficientes. En orden de frecuencia, estas atipias son:

- Pérdida del ascenso transitoria inicial.
- Retorno lento a la FCF basal.
- Pérdida del ascenso transitorio secundario.
- Ascenso transitorio secundario prolongado.
- Deceleración bifásica (forma W).
- Pérdida de variabilidad durante la deceleración (es el de peor pronóstico).
- FCF basal tras la deceleración a un nivel más bajo que el previo.

Gráfica VI-2. SEGO. Clasificación de los registros cardiotocográficos fetales.

BIBLIOGRAFÍA SELECCIONADA

1. E. Fabre y cols. Recomendaciones del Grupo de Trabajo de la Sección de Medicina Perinatal de la Sociedad Española de Ginecología y Obstetricia, SEGO, sobre la «Asistencia al Embarazo Normal». En: Manual de Asistencia al Embarazo Normal (2ª edición), ed: E. Fabre. Madrid 2001.
2. Gallo M y cols. Control del Bienestar Fetal Anteparto. Métodos Biofísicos y bioquímicos. En: Tratado de Obstetricia, Ginecología y Medicina de la Reproducción (capitulo 42: 367-379). SEGO. Ed. Panamericana. Madrid 2003.
3. Cabrillo E y cols. Control del bienestar fetal durante el parto. Tratado de Ginecología, Obstetricia y Medicina de la reproducción. Sociedad Española de Ginecología y Obstetricia (SEGO). Tomo I: 427-34. Ed. Panamericana. Madrid 2003.
4. Protocolo SEGO. Control del Bienestar Fetal Anteparto. Actualizado 2009.
5. Protocolo SEGO. Monitorización Fetal Intraparto. Actualizado 2004.
6. Guía Práctica SEGO. Guía Práctica y signos de alarma en la Asistencia al Parto. 2008.

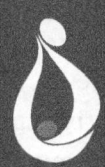

Proyecto Docente "Ágora Médica" (www.agoramedica.com)
Campus online de Medicina Materno-Fetal «Caldeyro Barcia»
Diplomado en «Fundamentos, Indicaciones y Técnicas de Monitorización Biofísica Fetal en Embarazo y Parto»
Módulo VI. Sociedades Científicas y MBE
Unidad 3.2. Colegio Americano de Ginecólogos y Obstetras (ACOG)

3.2.

Colegio Americano de Ginecólogos y Obstetras (ACOG)

Manuel Gallo
José Luis Gallo

ÍNDICE

* Introducción
* Bibliografía Seleccionada
* Publicaciones

INTRODUCCIÓN

El Colegio Americano de Obstetras y Ginecólogos, es la institución mas prestigiosa en el mundo científico de la Obstetricia y Ginecología, con multitud de protocolos, guias clínicas y publicaciones, que son punto de referencia mundial.

PUBLICACIONES

1. El ACOG[1], ha publicado unas definiciones del ritmo cardiaco fetal, que se exponen a continuación en la Tabla VI-1.
2. El ACOG, ha publicado recientemente en Noviembre de 2010 su clasificación de la interpretación del ritmo cardiaco fetal, que se muestra en la Tabla VI-2.
3. El ACOG propone el siguiente esquema de actuación en función de la anomalía de la FCF diagnosticada (Tabla VI-3).

BIBLIOGRAFÍA SELECCIONADA

1. American College of Obstetricians and Gynecologist (ACOG). Practice Bulletin. Clinical Management Guidelines for Obstetrician–Gynecologists. Intrapartum Fetal Heart Rate Tracings Number 116, November 2010.

Tabla VI-1. ACOG-2010. Definiciones de los patrones del ritmo cardíaco fetal

Elemento	Definición

LÍNEA BASAL	• Nivel promedio de FCF en un segmento de 10 min (incluye oscilaciones de 5 lpm) exluyendo:
	  – Cambios periódicos o episódicos.
	  – Períodos de variabilidad marcada.
	  – Segmentos de línea de base que difieran en más de 25 lpm.
	• La línea basal debe permanecer al menos 2 min en cada segmento de 10 min.
	• Línea Basal de FCF Normal: 110-160 lpm.
	• Taquicardia: Línea Basal >160 lpm.
	• Bradicardia: Línea Basal <110 lpm.

VARIABILIDAD	• Fluctuaciones de la FCF que son irregulares en amplitud y frecuencia.
	• Se cuantifica visualmente como la amplitud del pico-a-valle en latidos por minuto.
	  – Ausente-rango de amplitud indetectable.
	  – Mínima-amplitud perceptible pero 5 lpm o menor.
	  – Moderada (normal)-amplitud 6-25 lpm.
	  – Marcada-amplitud mayor de 25 lpm.

ACELERACIONES	• Aumento visualmente evidente (de inicio a pico en menos de 30 seg) de la línea basal de la FCF. • Por encima de 32 sem de gestación, una aceleración tiene una cumbre de 15 lpm o más sobre la línea basal, con una duración de 15 seg o más pero menos de 2 min desde el inicio hasta el retorno. • Antes de las 32 semanas de gestación, una aceleración tiene una cumbre de 10 lpm o más sobre la línea basal, con una duración de 10 seg o más pero menos de 2 min. • La aceleración prolongada dura 2 min o más pero menos de 10 min. • Si una aceleración dura 10 min o más, es un cambio de la línea de base.
DECELERACIÓN TEMPRANA	• Descenso visualmente aparente, generalmente simétrico y gradual de la FCF en asociación con una contracción uterina y con vuelta a la línea de base. • Un descenso gradual de la FCF se define como un cambio de 30 seg o más del inicio al nadir. • El descenso de la FCF es calculado desde el inicio hasta el nadir de la contracción. • El nadir de la desaceleración ocurre al mismo tiempo que el pico de la contracción. • En la mayoría de los casos el inicio, nadir y recuperación de la deceleración coinciden con el inicio, pico y fin de la contracción respectivamente.
DECELERACIÓN TARDÍA	• Descenso visualmente aparente, generalmente simétrico y gradual de la FCF en asociación con una contracción uterina. • Un descenso gradual de la FCF se define como un cambio de 30 seg o más del inicio al nadir. • El descenso de la FCF es calculado desde el inicio hasta el nadir de la contracción. • En la mayoría de los casos el inicio, nadir y recuperación de la deceleración ocurren después del inicio, pico y fin de la contracción respectivamente.
DECELERACIÓN VARIABLE	• Descenso visualmente aparente y abrupto de la FCF. • Un descenso abrupto de la FCF se define como tal cuando pasan 30 seg o menos del inicio al nadir. • El descenso de la FCF es de 15 lpm o más, con duración de 15 seg o más para menos de 2 min. • Cuando las deceleraciones variables se asocian con contracciones su inicio, descenso y duración comúnmente varían con sucesivas contracciones uterinas.
DECELERACIÓN PROLONGADA	• Descenso visualmente aparente de la FCF bajo la línea basal. • El descenso de la FCF es de 15 lpm o más, duración de 2 min o más pero menos de 10 min desde el inicio al retorno a la línea basal. • Si el descenso de la FCF es mayor de 10 min se trata de un cambio de la línea basal.
PATRÓN SINUSOIDAL	• Patrón visualmente aparente, ondulatorio a modo de ola de la línea de base de la FCF con una frecuencia del ciclo de 3-5 por minutos que persiste 20 minutos o más.

Tabla VI-2. Interpretación del ritmo cardiaco fetal en 3 grados (ACOG)

CATEGORÍA 1

Los trazados del ritmo cardíaco fetal de la categoría 1 incluyen todo lo siguiente:
- Línea basal (LB): 110-160 lpm.
- Variabilidad de la LB: moderada.
- Deceleraciones variables o tardías: ausentes.
- Deceleraciones precoces: presentes o ausentes.
- Aceleraciones: presentes o ausentes.

CATEGORÍA 2

Los trazados del ritmo cardíaco fetal de la categoría 2 incluyen los que no están en las categorías 1 ni 3. Se incluyen cualquiera de los siguientes:
- Línea basal (LB):
  - Taquicardia.
  - Bradicardia no acompañada de ausencia de variabilidad.
- Variabilidad de la LB:
  - Mínima.
  - Ausente pero no acompañada de deceleraciones recurrentes.
  - Marcada.
- Ausencia de aceleraciones inducidas tras estimulación fetal
- Deceleraciones periódicas o episódicas:
  - Desaceleraciones variables recurrentes con variabilidad mínima o moderada.
  - Desaceleraciones prolongadas más de 2 minutos y menos de 10 minutos.
  - Desaceleraciones tardías recurrentes con variabilidad moderada de la línea basal.
  - Desaceleraciones variables con otras características, tales como vuelta lenta a la línea de base, «overshoots…

CATEGORÍA 3

Los trazados del ritmo cardíaco fetal de la categoría 3 incluyen cualquiera de los siguientes:
- Ausencia de variabilidad de la LB y cualquiera de los siguientes:
  - Deceleraciones tardías recurrentes.
  - Deceleraciones variables recurrentes.
  - Bradicarcia.
- Patrón sinusoidal.

Tabla VI-3. El ACOG propone el siguiente esquema de intervención, en función de la anomalía de la frecuencia cardíaca fetal asociada

Meta	Anomalía de la FCF asociada*	Intervención potencial**
– Promover la oxigenación fetal y mejorar el flujo uteroplacentario.	– Deceleraciones tardías recurrentes. – Deceleraciones prolongadas o bradicardia. – Variabilidad reducida o ausente.	– Iniciar posición lateral – Administrar oxígeno materno. – Administrar fluidos intravenosos en bolo. – Reducir la frecuencia de las contracciones uterinas
– Reducir la actividad uterina.	– Taquisistolia con trazados de las categorías II o III.	– Interrumpir oxitocina o agentes de maduración cervical. – Administrar medicación tocolítica (p. ej. terbutalina…)
– Aliviar la compresión del cordón umbilical.	– Deceleraciones variables recurrentes. – Deceleraciones prolongadas o bradicardia.	– Iniciar reposición materna. – Iniciar amnioinfusión. – Si se observa prolapso de cordón umbilical, eleve la presentación fetal mientras que la preparación para la cirugía está en curso.

* También es un paso importante en la gestión de trazados anormales de la FCF la evaluación de una causa sospechosa subyacente.
** Dependiendo de las causas subyacentes sospechosas de la anormalidad de la FCF, combinar intervenciones múltiples simultáneamente puede ser apropiado y potencialmente más eficaz que hacerlo individualmente en serie.

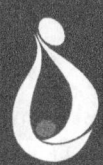

Proyecto Docente "Ágora Médica" (www.agoramedica.com)
Campus online de Medicina Materno-Fetal «Caldeyro Barcia»
Diplomado en «Fundamentos, Indicaciones y Técnicas de Monitorización Biofísica Fetal en Embarazo y Parto»
Módulo VI. Sociedades Científicas y MBE
Unidad 3.3. National Collaborating Center for Womens's and Children's Health (NICE)

3.3.

National Collaborating Center for Womens's and Children's Health (NICE)

Manuel Gallo
José Luis Gallo

ÍNDICE

* Introducción
* Bibliografía Seleccionada
* Publicaciones

INTRODUCCIÓN

El National Collaborating Center for Womens's and Children's Health (NICE)[1], centro que colabora estrechamente con el Royal College of Obstetricians and Gynecologist (RCOG) en Inglaterra, en su NICE clinical guidelines.

PUBLICACIONES

El NICE ha publicado en 2008:

1. Las Definiciones y Clasificaciones de la Monitorización Fetal Electrónica Continua Intraparto, que exponemos en la Tabla VI-4 y Tabla VI-5.
2. Conducta a seguir según el registro cardiotocográfico. En el Grafico VI-3, podemos ver el esquema de acciones que propone el NICE.

BIBLIOGRAFÍA SELECCIONADA

1. NICE. National Collaborating Center for Womens's and Children's Health Guidelines 55, 2008.

Tabla VI-4. Definición de trazado de FCF normal, sospechoso y patológico

Categoría	Definición
NORMAL	Las cuatro características se clasifican en tranquilizadoras.
SOSPECHOSO	Una de las características se clasifican en no tranquilizadoras.
PATOLÓGICO	Dos o más de las características se clasifican en no tranquilizadoras o bien una o más son anormales.

Tabla VI-5. Clasificación de las características del trazado de la FCF

Característica	Línea Basal (lpm)	Variabilidad (lpm)	Deceleraciones	Aceleraciones
Tranquilizador	110-160	≥5	NO	Presentes
No Tranquilizador	100-109 161-180	<5 durante 40-90 min	– Variables típicas con el 50% de contracciones, durante más de 90 min. – Única desaceleración prolongada hasta 3 min.	La ausencia de aceleraciones con resto del trazado normal tiene significación incierta.
Anormal	<100 >180 Patrón sinusoidal ≥10 min	<5 durante 90 min	– Cualquier desaceleración variable atípica con más del 50% de las contracciones tardías, ambos durante más de 30 min – Única desaceleración prolongada de más de 3 min	

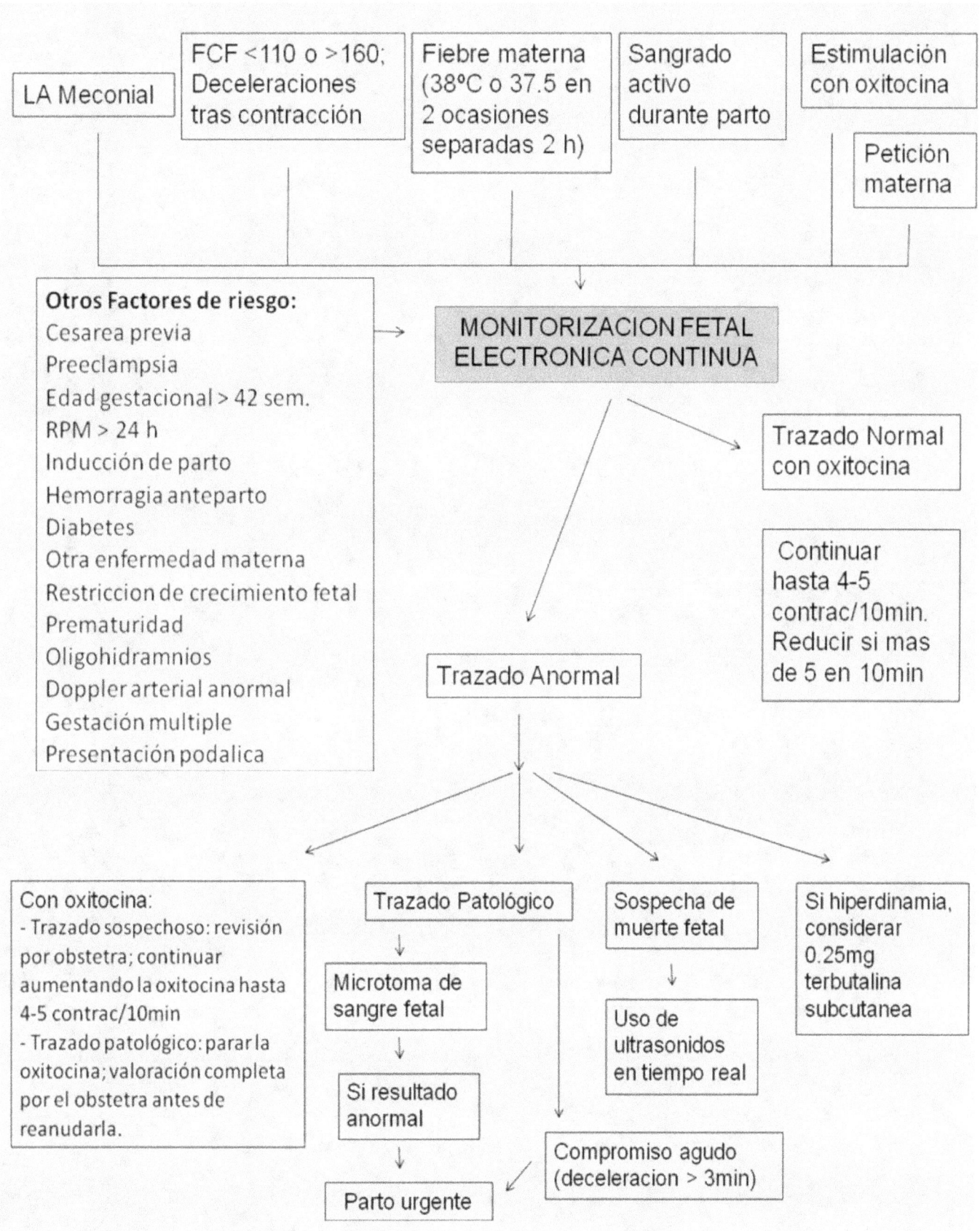

Gráfico VI-3. Esquema de acciones que propone el NICE.

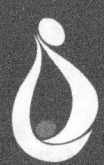

Proyecto Docente "Ágora Médica" (www.agoramedica.com)
Campus online de Medicina Materno-Fetal «Caldeyro Barcia»
Diplomado en «Fundamentos, Indicaciones y Técnicas de Monitorización Biofísica Fetal en Embarazo y Parto»
Módulo VI. Sociedades Científicas y MBE
Unidad 3.4. Sociedad de Ginecología y Obstetricia de Canadá (SGOC)

3.4.

Sociedad de Ginecología y Obstetricia de Canadá (SGOC)

Manuel Gallo
José Luis Gallo

ÍNDICE

* Introducción
* Bibliografía Seleccionada
* Publicaciones

INTRODUCCIÓN

Es una de las sociedades de Obstetricia y Ginecología más activas desde el punto de vista de publicaciones de protocolos y guías clínicas

PUBLICACIONES

1. La Sociedad de Ginecología y Obstetricia de Canadá (SGOC)[1], en 2007, ha publicado la clasificación de los registros intraparto de la Monitorización Fetal (Tabla VI-6).
2. Esquema de conducta a seguir antes los distintos tipos de registro cardiotocográfico (Tabla VI-7).

BIBLIOGRAFÍA SELECCIONADA

1. SOGC. Fetal Health Surveillance: Antepartum and Intrapartum Consensus Guideline. Society of Obtetricians and Gynaecologist of Canada. J Obstet Gynaecol Can 2007; 29: S3-S50.

Tabla VI-6. Clasificación de los trazados de la FCF intraparto

	Registro Normal previamente «asegurable»	Registro Atípico previamente «no asegurable»	Registro Anormal previamente «no asegurable»
Línea de Base	110-160 lpm	Bradicardia 100-110 lpm Taquicardia >160 por 30 min a <80 min Línea Basal aumentando	Bradicardia <100 lpm Taquicardia >160 por <80 min Línea Basal errática
Variabilidad	6-25 lpm ≤5 lpm por <40 min	≤5 lpm por 40-80 min	≤5 lpm por >80 min ≥25 lpm por >10 min Patrón Sinusoidal
Deceleración	Ninguna u ocasional variables no complicadas o deceleraciones precoces	Repetitivas (≥3) Deceleraciones variables no complicadas Deceleraciones tardías ocasionales Deceleración prolongada única >2 min. pero <3 min.	Repetitiva (≥3) Deceleraciones variables complicadas: Deceleración <70 lpm por >60 secs Pérdida de variabilidad o Deceleraciones bifásicas Repetidas Retorno lento a la línea Basal Taquicardia o Bradicardia Basal Deceleraciones tardías >50% de las contracciones Prolongada deceleración única >3 min. y <10 min.
Aceleraciones	Aceleraciones espontáneas presentes (FCF aumenta >15 lpm durando >15 segundos) (<32 semanas, incremento en la FCF >10 lpm durando >10 segundos) Aceleraciones presentes con estimulación de la calota fetal	Ausencia de aceleraciones con estimulación de la calota fetal	Usualmente ausentes*
Acción	La monitorización electrónica puede ser interrumpida por periodos de hasta 30 min. Si la condición materno fetal es estable y/o la infusión de oxitocina es estable	Se requiere posterior vigilancia para el diagnóstico especialmente cuando se presentan patrones combinados	SE REQUIERE ACCIÓN Revisión total de la situación clínica, obtener pH de calota fetal si es posible, preparación para el parto

*Usualmente ausente, pero si las aceleraciones están presentes, esto no cambia la clasificación del registro.

Tabla VI-7. Causas potenciales de trazados de la FCF intraparto atípicos y anormales y acciones clínicas a considerar		
Definición de patrones	*Asociación de causas potenciales*	*Acciones clínicas adicionales*
Decelerationes variables	Causas asociadas con estimulación vagal debido a compresión del cordón Desceleraciones variables complicadas puede ser asociada con acidemia fetal	1. Se observa al comienzo del primer estadío del parto con patrones combinados o variables complicadas. 2. Muy común al final del primer estadío y ocurre en más de la mitad del segundo estadío. Ninguna acción, como una respuesta normal. Variables complicadas: 1. La Amnioinfusión puede mejorarlo. 2. Confirmar bienestar fetal directa o indirectamente (estimulación de la calota fetal, microtoma sanguínea de calota fetal).
Deceleraciones tardías	Quimio receptores vagales del feto se estimulan por un descenso de la PO_2 Flujo sanguíneo materno hacia la placenta alterado (p. e, hipotensión materna) Reducción de la saturación arterial del oxígeno materno Cambios placentarios que arteran el intercambio de gas materno-fetal (p. e., insuficiencia placentaria, hipertonía uterina o taquisistolia) Puede estar asociado con acidemia fetal	Cuando es ocasional, colocar a la madre de posición de cúbito lateral, chequear los signos vitales maternos y continuar la vigilancia. Cuando es repetitivo es obligatoria actuar sobre este patrón: 1. Obtener sangre fetal de la calota, si es clínicamente disponible/prepararse para el parto.
Deceleración Prolongada	Asociadas a respuestas de los baroreceptores y quimio receptores debido a profundos cambios en el ambiente fetal por hipertono uterino, compresión del cordón umbilical no resuelta, hipotensión materna, epilepsia. Rápido descenso de la frecuencia cardíaca fetal	1. Examen vaginal para descartar prolapso de cordón umbilical. 2. Preparación para el parto.

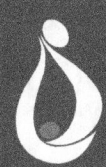

Proyecto Docente "Ágora Médica" (www.agoramedica.com)
Campus online de Medicina Materno-Fetal «Caldeyro Barcia»
Diplomado en «Fundamentos, Indicaciones y Técnicas de Monitorización Biofísica Fetal en Embarazo y Parto»
Módulo VI. Sociedades Científicas y MBE
Unidad 3.5. La Sociedad de Ginecología y Obstetricia de Canadá (SGOC)

3.5.

Federación Internacional de Ginecología y Obstetricia (FIGO)

Manuel Gallo
José Luis Gallo

ÍNDICE

* Introducción
* Bibliografía Seleccionada
* Publicaciones

INTRODUCCIÓN

La FIGO publico hace ya casi 30 años, las primeras «Guías para el uso de la Monitorización Fetal», que han permanecido en primera líneas hasta hace apenas 5-7 años, con las recientes publicaciones de ACOG, NICE y SOGC.

PUBLICACIONES

- FIGO subcommittee on Standards in Perinatal Medicine. Guidelines for the use of fetal monitoring. Int J Gynecol Obstet 1987; 25(3):159-67.

BIBLIOGRAFÍA SELECCIONADA

1. FIGO subcommittee on Standards in Perinatal Medicine. Guidelines for the use of fetal monitoring. Int J Gynecol Obstet 1987;25(3):159-67.
2. Gallo M. Monitorización Biofísica Fetal. Ed. Amolca, 2011.

Tabla VI-8. Definición de parámetros de la FCF (FIGO, 1987)

Linea Basal. La frecuencia cardiaca fetal basal es el valor medio de la FCF cuando es estable, sin aceleraciones ni deceleraciones. Se determina por un periodo de tiempo de 5 o 10 minutos y se expresa en latidos por minuto.

Linea basal normal. 110-150 latidos por minuto.

Taquicardia. No hay definición de taquicardia en esta publicación de la FIGO.

Bradicardia. FCF menor a 80 lat/min.

Variabilidad. Son oscilaciones de la FCF sobre su nivel medio (variabilidad a largo plazo). Usualmente es solo cuantificada por la descripción de la amplitud de las oscilaciones alrededor de la FCF basal. Bajo fisiológicas condiciones los intervalos del latido a latido fetal están constantemente sujetos a pequeños cambios. Esta es la llamada variabilidad a corto plazo y no puede ser interpretada correctamente por el ojo humano, usando equipos estándar.

Variabilidad normal. Entre 5 y 25 latidos por minutos.

Variabilidad reducida. Menor de 5 lat/min por mas de 40 minutos (es sospechoso si la variabilidad de 5-10 lat/min dura mas de 40 minutos).

Variabilidad aumentada. Mayor de 25 lat/min.

Aceleraciones. Incremento transitoria de la FCF de 15 lat/min o mas y con una duración de 15 segundos o mas.

Deceleraciones. No las define FIGO en esta publicación.

Patrón sinusoidal. Cambios cíclicos regulares en la FCF basal, tales como el signo de la onda. Las características del patrón son: la frecuencia en menor de 6 ciclos por minuto, la amplitud es al menos de 10 lat/min y la duración suele ser de 20 minutos o mas.

Tabla VI-9. Clasificación de los criterios del cardiotocograma anteparto de FIGO

Patrón normal
- FCF basal entre 110-150 lat/min
- Variabilidad entre 5-25 lat/min
- Deceleraciones ausentes (excepto esporádicas y leves de muy corta duración)
- Aceleraciones presentes, 1-2 en un periodo de 10 minutos

Patrón sospechoso
- FCF basal entre 150-170 o entre 100-110 lat/min
- Variabilidad entre 5-10 lat/min por mas de 40 minutos o variabilidad aumentada mayor de 25 lat/min
- Deceleraciones esporádicas de cualquier tipo, excepto las severas
- Aceleraciones ausentes en un periodo de más de 40 minutos

Patrón patológico
- FCF basal por debajo de 100 o por encima de 170 lat/min
- Variabilidad menor de 5 lat/min por mas de 40 minutos
- Deceleraciones esporádicas y no recurrentes de los siguientes tipos: variables severas, tardías y prolongadas
- Patrón sinusoidal de la FCF

Tabla VI-10. Clasificación de los criterios del cardiotocograma intraparto de FIGO

Patrón normal
- FCF basal entre 110-150 lat/min
- Variabilidad entre 5-25 lat/min

Patrón sospechoso
- FCF basal entre 150-170 o entre 100-110 lat/min
- Variabilidad entre 5-10 lat/min por mas de 40 minutos
- Variabilidad aumentada mayor de 25 lat/min
- Deceleraciones variables

Patrón patológico
- FCF basal por debajo de 100 o por encima de 170 lat/min
- Variabilidad menor de 5 lat/min por mas de 40 minutos
- Deceleraciones variables severas
- Deceleraciones tipo I severas y repetidas
- Deceleraciones prolongadas
- Deceleraciones tardías: el trazado mas peligroso es una línea basal sin variabilidad y con pequeñas deceleraciones tras cada contracción uterina
- Patrón sinusoidal de la FCF

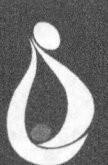

Proyecto Docente "Ágora Médica" (www.agoramedica.com)
Campus online de Medicina Materno-Fetal «Caldeyro Barcia»
Diplomado en «Fundamentos, Indicaciones y Técnicas de Monitorización Biofísica Fetal en Embarazo y Parto»
Módulo VI. Sociedades Científicas y MBE
Unidad 3.6. Monitorización Fetal y Medicina basada en la Evidencia

3.6.

Monitorización Fetal y Medicina basada en la Evidencia

Manuel Gallo
José Luis Gallo

ÍNDICE

- Introducción
- Objetivos
- Amnioscopia
- Prueba de Oxitocina
- Perfil Biofísico
- Registro cardiotocográfico Intraparto
- ECG-STAN® S21.
- Bibliografía

- Indicaciones
- Métodos Bioquímicos
- Test Basal No Estresante
- Estimulación vibroacústica Fetal
- Recuento de Movimientos Fetales
- Pulsioximetría Fetal
- Microtoma de Gases Fetales

INTRODUCCIÓN

La vigilancia o monitorización fetal ha sido un reto para el obstetra. La progresiva adquisición de nuevas técnicas ideadas para hacer un mejor estudio prenatal del feto y su entorno ha llevado a la consideración del *feto como paciente*, dando lugar dichas técnicas a un mejor resultado obstétrico. A estos avances no ha sido ajena, pues, la observación y vigilancia de la salud fetal.

Aunque en la actualidad son escasas las evidencias de que la **vigilancia fetal anteparto** disminuya el riesgo de muerte fetal, todo obstetra debe conocer las diversas técnicas actualmente existentes para el control del bienestar fetal (BF) anteparto, técnicas que se han ido describiendo en los diversos capítulos de este libro.

En cuanto a la **monitorización fetal intraparto**, hay que reseñar que durante la primera mitad del siglo veinte el único método de monitorización fetal intraparto era la auscultación intermitente. Desde la introducción en los años 60 de la vigilancia fetal electrónica por Edwards Hon y Roberto Cardeyro Barcia se ha intentado definir cual es el papel que puede jugar en la práctica clínica diaria y su grado de aportación para conseguir unos resultados neonatales adecuados. Desde entonces, a lo largo del tiempo, se han desarrollado diferentes métodos para controlar el bienestar fetal intraparto, desde la ya referida auscultación intermitente hasta el electrocardiograma (ECG) fetal con análisis computarizado.

INDICACIONES

Dado que la vigilancia fetal anteparto no ha demostrado de forma significativa mejorar el resultado neonatal, todas sus indicaciones deben ser consideradas relativas y *en general se empleará en gestaciones donde el riesgo de pérdida fetal anteparto esté incrementado*[1,2] (Tabla VI-8). Del mismo modo, la monitorización fetal intraparto debe ofrecerse a todas las gestaciones de alto riesgo en las que aparece algún factor de riesgo intraparto

Tabla VI-8. Gestaciones de alto riesgo

Factores de riesgo anteparto	Factores de riesgo Intraparto
– Doppler arterial anormal	– Inicio inducido
– CTG patológico	– CTG patológica
– Sospecha de CIR	– Estimulación del parto
– Oligoamnios	– Analgesia epidural
– Emb. Prolongado	– Hemorragia genital
– Gestación múltiple	– Meconio
– Presentación de nalgas	– Fiebre materna
– RPM > 24h	– Oligoamnios
– Hemorragia anteparto	– Fase activa > 12 horas
– Cirugía uterina previa	– Expulsivo > 1 hora
– Preeclampsia	– Auscultación anómala
– Diabetes	

(Tabla VI-8) o en las que existe una mayor posibilidad de muerte perinatal, parálisis cerebral o encefalopatía neonatal.

OBJETIVOS

El objetivo principal de la monitorización fetal *es reducir los resultados perinatales adversos*. En definitiva, persigue hacer un diagnóstico precoz de las situaciones de hipoxia fetal en sus diversos grados, en un momento en que dicha situación de acidemia hipóxica fetal todavía es reversible, para contribuir a la reducción de la morbimortalidad perinatal.

En este capítulo, se evalúan los distintos métodos existentes de monitorización fetal, ante e intraparto, pretendiendo adaptarse a la evidencia científica actual; no obstante, donde ésta es insuficiente, nos ajustaremos a opiniones de expertos o grupos de consenso.

MONITORIZACIÓN FETAL ANTEPARTO. MÉTODOS[3,4]

Métodos Bioquímicos

En la actualidad, no hay evidencia alguna que sustente el seguimiento hormonal de la función placentaria y su interés debe ser considerado histórico, ya que aportan poca o nula información sobre el estado del feto. En la actualidad, los métodos biofísicos han superado a los métodos bioquímicos (hormonas, enzimas, proteínas placentarias) para el control del BF anteparto. (**Grado de recomendación B**)[5].

Métodos Biofísicos

Amnioscopia

La utilidad de esta técnica, descrita por Saling en 1962, *está actualmente cuestionada*, ya que no está clara la repercusión del hallazgo accidental de meconio en el LA y, además, es una prueba no exenta de complicaciones (infecciones, amniorrexis accidentales, sangrado) y contraindicaciones (gestaciones en las que el feto no está en situación longitudinal, en los polihidramnios y, muy especialmente, en los casos de metrorragia).

Cardiotocografia Prenatal o Antenatal

La cardiotocografía antenatal se utiliza ampliamente como el primer método de monitorización fetal anteparto. Monitorizar (o realizar «registros») debemos entenderlo como la *vigilancia continua de la frecuencia cardíaca fetal (FCF) y de la actividad uterina por medio de dispositivos electrónicos, con el objetivo de detectar cualquier anormalidad que indique distres fetal agudo y la necesidad de tratamiento urgente.*

En el documento-guía sobre el proceso clínico de Embarazo, parto y puerperio de la Consejería de Salud de la Junta de Andalucía[6] se especifica que *la cardiotocografía se incluye dentro de las pruebas para evaluar el bienestar fetal que se realizarían en la 10.ª visita al tocólogo, es decir a partir de la 38.ª semana, según el protocolo específico y con la periodicidad establecida en cada área sanitaria.*

En el último protocolo de la SEGO sobre el control del Bienestar Fetal Anteparto[3], se recomienda: *En las gestaciones de bajo riesgo no está indicado comenzar el estudio de BF antes de la semana 40. En los embarazos de riesgo elevado, será la propia patología la que señalará cuándo debe comenzar el estudio y la periodicidad del mismo.*

Podemos diferenciar:

Test Basal, No Estresante (Non Stress Test, NST)

El NST es el más utilizado como método de cribado del BF, la piedra angular para la vigilancia fetal anteparto.

- En base a la evidencia disponible, la realización de una cardiotocografía previa al parto de forma rutinaria no tiene efecto significativo sobre la mortalidad o morbilidad perinatales. Tampoco lo tiene sobre la incidencia de intervenciones o inducciones del trabajo de parto[6].
- *Control del BF en embarazos de bajo riesgo*: no existe evidencia para la indicación del test basal en las gestaciones de bajo riesgo dado que no se ha podido demostrar su eficacia clínica[7] (**Grado de recomendación A**). *En estas gestantes su utilización sería opcional a partir de la semana 40 de gestación.*
- Control del BF en embarazos de riesgo elevado: aunque tampoco existe suficiente evidencia científica que justifique la utilización sistemática del test basal en los embarazos de riesgo[8,9], actualmente se puede considerar indicado su uso, individualizando las indicaciones para cada gestante[10] (**Nivel de recomendación III-B**). El Colegio Americano de Obstetras y Ginecólogos recomienda en la vigilancia fetal antes del parto el uso de la cardiotocografía en embarazadas de alto riesgo, basándose también en un **grado de recomendación B**[2].
- En presencia de NST normal, patrones de movimientos fetales normales y ausencia de oligoamnios, no es necesario realizar un perfil biofísico o prueba de Pose (***III-B***).
- Un TNS normal deben ser clasificado y documentado por una persona con formación adecuada designada lo antes posible, (a ser posible dentro

de las 24 horas). Para los TNS atípicos o anormales, la matrona debe informar al tocólogo en el momento en que se etiquete como tal. Un TNS anormal debe ser visto por el obstetra y documentado inmediatamente (**III-B**).

> **En los embarazos de bajo riesgo, el uso del NST es opcional a partir de la semana 40 de gestación. En los embarazos de riesgo, sí se puede considerar su uso**

Prueba de Tolerancia a las Contracciones (PTC), Test Estresante, Prueba de Pose o Prueba de la Oxitocina

La prueba de tolerancia a las contracciones (PTC) valora la respuesta de la FCF al estrés simulado por el trabajo de parto. Se trata de conseguir mediante la administración de oxitocina o estimulación del pezón, una dinámica uterina adecuada (3 contracciones de buena intensidad cada 10 minutos). Son suficientes 10 contracciones para poder valorar el test estresante.

Aunque esta prueba ha perdido gran parte de su utilidad debido a la introducción de otros procedimientos de control fetal (biofísicos o pruebas hemodinámicas), aún es útil en algunas situaciones concretas en las que se sospeche una insuficiencia placentaria[11].

Es un test muy específico, pero poco sensible, con un valor predictivo negativo del 99,8%[12] y un valor predictivo positivo del 8,7-14,9%[13].

Este test debe realizarse siempre en un área desde la que se tenga acceso a la realización de una cesárea urgente. (**Nivel de recomendación III-B**).

Indicaciones: (**Nivel de recomendación III-B**)

- NST no reactivo.
- NST con patrones patológicos de FCF.

En definitiva, la PTC debe ser considerada en presencia de un NST atípico para un mejor estudio de la función útero-placentaria y, junto con las circunstancias clínicas, ayudará en la toma de decisiones sobre el tiempo y el modo de finalización del embarazo (**III-B**).

> **La prueba de tolerancia a las contracciones es útil en situaciones en las que se sospeche una insuficiencia placentaria**

Contraindicaciones:

- Absolutas: antecedente de cesárea clásica, rotura prematura de membranas pretérmino, placenta previa, desprendimiento prematuro de placenta, hipersensibilidad conocida a la oxitocina o cuando el parto vaginal esté contraindicado. (**Nivel de recomendación III-B**).
- Relativas: sobredistensión uterina[14] (embarazo múltiple, polihidramnios) y antecedente de trabajo de parto pretérmino.

Estimulacion Vibroacústica Fetal

El test de estimulación vibroacústica (EVA) es una prueba de BF en la que se valoran las modificaciones cardiotocográficas de la FCF tras la activación de un laringófono aplicado directamente sobre la pared abdominal materna a nivel del polo cefálico fetal.

Aunque el test de EVA probablemente no es más eficaz para prevenir un resultado perinatal desfavorable que otras pruebas convencionales de BF[15], no existiendo estudios aleatorizados que recomienden la prueba como un estudio de rutina[16], la decisión de utilizarlo clínicamente está en función de que *permite acortar la duración del test basal*[17] y, al menos teóricamente, puede convertirse en un procedimiento de exploración neurológica intraútero, circunstancia que lo hace especialmente atractivo.

> **El test de EVA reduce la incidencia de cardiotocografía no reactiva y la duración de la prueba**

Perfil Biofísico (PB)

Descrito por Manning[18,19], intenta cuantificar el grado de BF mediante la conjunción de diversos parámetros fetales, valorando cada uno de ellos y confeccionando una puntuación.

- Periodicidad: hasta una-dos semanas en situaciones de bajo riesgo o reducirlo a dos veces por semana e incluso a diario en situaciones de alto riesgo (**Nivel de recomendación III-B**).
- No existe suficiente información en la literatura como para valorar el uso del PB tanto en gestaciones catalogadas de bajo riesgo[10], como en gestaciones de alto riesgo[20].
- Hay una asociación entre puntuaciones bajas en el PB y un aumento de la acidosis neonatal, morbilidad y mortalidad neonatal y parálisis cerebral[10] (**nivel de evidencia II**), siendo ésta la razón que justificaría su utilización en pacientes de riesgo para la SOCG.
- Cuando se obtiene un PB anormal, el manejo adicional será determinado por la situación clínica general (**III-B**).

La presencia de *oligoamnios* obliga a realizar un control fetal más estricto o a finalizar la gestación en función de la edad gestacional, severidad del oligoamnios y de la puntuación del perfil biofísico.

Una revisión Cochrane[21] compara la evidencia para el valor predictivo de resultados perinatales adversos de dos métodos de medición del líquido amniótico (Índice de líquido amniótico, ILA, versus medida simple del bolsillo vertical mayor), recomendando que el segundo método puede ser usado porque el ILA incrementa el diagnóstico erróneo de oligoamnios y la proporción de partos inducidos sin mejorar los resultados perinatales.

> **En los embarazos con mayor riesgo de resultados perinatales adversos y en servicios con medios y experiencia adecuada, el PB se recomienda para la evaluación del BF (I-A)**

Perfil Biofísico Modificado

Reduce el perfil biofísico al estudio de tan sólo dos variables. Usa el NST como marcador a corto plazo del estado fetal y el ILA como marcador de la función placentaria a más largo plazo[1]. Por razones de coste y simplicidad, el PB modificado puede ser implementado en diversas circunstancias, en vez del PB completo[22].

Interpretación:

- Normal: si el TNS presenta un patrón reactivo y el índice de líquido amniótico (ILA) es >5.
- Cuando no se cumple alguna de estas condiciones se considera anormal y es indicación para realizar otras pruebas de BF (**Nivel de evidencia II**).

Recuento Materno de Movimientos Fetales

Consiste en el control diario de los movimientos fetales por parte de la madre.

- Aunque es el método más económico y simple para control del BF, ya que no requiere de ninguna tecnología y está disponible para todas las gestantes, no hay en la actualidad pruebas suficientes de su utilidad clínica, de tal forma que no se recomienda su uso de forma generalizada[10,23] (Grado de recomendación A).
- Por el contrario, sí ha demostrado que genera una mayor necesidad de empleo de otros recursos diagnósticos (ecografía y cardiotocografía), un aumento de los ingresos hospitalarios y de la tasa de partos electivos. (Nivel de evidencia I-A).
- Las mujeres embarazadas sanas, sin factores de riesgo de resultados perinatales adversos, deben ser conscientes de la importancia de los MF en el tercer trimestre y se les debe pedir realizar un recuento de MF si perciben una disminución de los mismos[10] (I-B).
- Las mujeres que no perciben seis movimientos en un intervalo de dos horas requieren más pruebas

prenatales y deben comunicarse con sus cuidadores o el hospital tan pronto como sea posible (III-B).
- A las mujeres que comunican disminución de los movimientos fetales (<6 movimientos distintos dentro de 2 horas) se les debe realizar una evaluación completa del estado materno y fetal, incluyendo el TNS y/o perfil biofísico.

El manejo debe estar basado en lo siguiente[10]:

- TNS es normal y no hay factores de riesgo: la gestante debe continuar con el recuento diario de MF (***III-B***).
- TNS es normal y se identifican factores de riesgo o sospecha clínica de la restricción del crecimiento fetal intrauterino / oligohidramnios: se les hará una ecografía, ya sea para un perfil biofísico completo o la evaluación de volumen de líquido amniótico dentro de las 24 horas. La mujer debe continuar con el recuento diario de MF (***III-B***).

> **El control diario de los MF a partir de las 26-32 semanas debe hacerse en todos los embarazos con factores de riesgo de resultados perinatales adversos (I-A)**

MONITORIZACIÓN FETAL INTRAPARTO. MÉTODOS

La monitorización fetal intraparto tiene como finalidad prevenir la morbimortalidad fetal (diagnosticando el riesgo de pérdida del bienestar fetal) y materna evitando las intervenciones innecesarias limitando la prematuridad yatrógena y la tocurgia innecesaria[24].

Para llevar a cabo el control fetal intraparto disponemos de las siguientes herramientas:

Registro Cardiotocográfico (RCTG)

El RCTG es el estudio continuo de la FCF y de la actividad uterina. La FCF puede obtenerse mediante la aplicación de un electrodo en la calota fetal o bien a través de un transductor Doppler colocado en el abdomen materno. La actividad uterina se obtiene mediante otro transductor en el abdomen materno o con un catéter sensible a la presión instalado en la cavidad uterina. Es una prueba con una elevada tasa de FP; sin embargo, posee un elevado VPN.

Hay dos variedades: A) la auscultación intermitente y B) la monitorización continua; para ambas, se requiere que la gestante esté supervisada constantemente por una persona cualificada (***III-C***).

A) Auscultación intermitente

Que puede ser recomendable en un número de gestantes que al inicio del parto son de bajo riesgo y que tienen pocas posibilidades de desarrollar complicaciones intraparto (***II-A***). La auscultación intermitente debe ser realizada mediante sistema Doppler mejor que con el estetoscopio de Pinard.

- La auscultación intermitente, con un protocolo establecido de vigilancia, es el método recomendado de vigilancia fetal y, en comparación con la monitorización continua, ocasiona una menor tasa de intervenciones, sin evidencia de compromiso neonatal (***I-B***)[10].
- Cuando se identifica un trazado cardiotocográfico normal, puede ser apropiado interrumpir la monitorización electrónica fetal hasta un período de 30 minutos para facilitar a la gestantes un período de deambulación, ir al baño, cambiar de posición, siempre y cuando la condición materno-fetal sea estable y, si se está administrando oxitocina, no se incremente su tasa (***III-B***)[10].

> **La auscultación intermitente, con un protocolo bien establecido, es el método de vigilancia fetal**

B) Monitorización continua

Que debe ofrecerse y recomendarse en gestaciones que estuvieran previamente con auscultación intermitente si la línea de base es <110 lpm o >160 lpm, hay evidencia de deceleraciones o aparece algún factor de riesgo intraparto (*Ia-A*) y en gestaciones de alto riesgo[25] en las que existe una mayor posibilidad de muerte perinatal, parálisis cerebral o encefalopatía neonatal (*II-C*).

Es punto de consenso de todas las asociaciones obstétricas la necesidad de una formación y entrenamientos adecuados para la interpretación de los trazados de FCF, dado que la praxis incorrecta puede llevar a tomar decisiones incorrectas[26,27]. Hay una alta variación interobservador a la hora de interpretar un RCTG, coincidiendo en un 22% de los casos. Hay mayor acuerdo cuando el RCTG es normal. Una vez que se sabe el resultado neonatal, la interpretación cambia, por lo que no debe realizarse (*Grado de recomendación A*)[25].

El ACOG[25] afirma con un **grado de recomendación A** que el RCTG continuo aumenta la tasa general de cesáreas y la tasa de cesáreas por riesgo de pérdida de bienestar fetal, así como los partos instrumentales, sin observarse diferencias en los resultados neonatales. El uso de RCTG no reduce la mortalidad perinatal, pero sí reduce las convulsiones neonatales[28]. No se ha comprobado que reduzca el riesgo de parálisis cerebral, ya que el 70% de los casos tienen su origen antes del parto y solo el 4% de las encefalopatías pueden ser atribuidas al parto[29].

> **La monitorización continua aumenta la tasa de cesáreas y de partos instrumentales, sin que reduzca la mortalidad perinatal**

La maniobra de estimulación de la calota fetal es fácil de hacer, barata, siempre disponible y no incomoda a la paciente:

- En presencia de patrones hiporeactivos ha resultado útil para disminuir el número de microtomas sin empeorar el resultado neonatal (**Nivel de evidencia III**)[25,30].
- A falta de una respuesta positiva (ascensos) en el RCTG tras la estimulación digital de la calota fetal, está indicada la realización de una microtoma, si está disponible (*II-B*)[10].

Pulsioximetría Fetal

Es una técnica de monitorización intraparto que determina la saturación arterial de oxígeno (SaO_2) en sangre fetal.

En el año 2000, y gracias a la evidencia científica, la FDA comunicó que el uso de la pulsioximetría fetal estaba indicada conjuntamente con la cardiotocografía en presencia de patrones no tranquilizadores de gestaciones de más de 36 semanas, con feto único y en presentación de vértice. En los últimos años un ensayo clínico de diseño distinto a los anteriores ha puesto en entredicho su utilidad.

El umbral crítico entre SpO_2 normal y patológica se ha establecido de forma casi unánime en el 30%. Valores por debajo del 30% de saturación solamente pueden ser tolerados durante un periodo corto de tiempo[30] (menos de 10 min para garantizar pH fetal por encima de 7,20) (**Nivel de evidencia III**).

Desde hace años el ACOG ha estado realizando un análisis crítico del procedimiento recomendando hacer ensayos clínicos para comprobar su efectividad. Una revisión Cochrane en 2005 analizó los ensayos disponibles hasta la fecha y recomendó un uso prudente del mismo, a criterio de la paciente y el obstetra, pero en 2007 un importante metaanálisis concluyó que el uso de la pulsioximetría fetal no tiene ningún efecto significativo sobre la tasa global de cesáreas o en la tasa de cualquier resultado materno o neonatal evaluado en comparación con fetos no monitorizados, por lo que no se ha comprobado su utilidad clínica[25,31,32]. Aunque algunos estudios informan de que es un procedimiento que disminuye la tasa de cesáreas por riesgo de pérdida de bienestar fetal (RPBF)[33] o partos operatorios[34] otros ensayos con más número de pacientes no hallaron diferencias de SaO_2 con los patrones de FCF tranquilizador como en los fetos con patrones de FCF alarmante. *Su uso no está aprobado por la ACOG, con un **grado de recomendación A**, ya que es una técnica invasiva y eleva el costo de la monitorización sin una mejoría cierta de los resultados clínicos.* La SOGC[10] no recomienda el uso rutinario de la pulsioximetría, con o sin vigilancia fetal electrónica (*III-C*).

No obstante, la pulsioximetría fetal mantiene su indicación en aquellos casos con alteraciones en la FCF y resulta insustituible ante la presencia de arritmias fetales en las cuales, al no ser útil el RCTG, ni el análisis de segmento ST, constituye el método de elección para el control intraparto[35].

Actualmente se acepta, sobre la base de estudios observacionales (*nivel de evidencia III*), que la SpO_2 guarda relación con las alteraciones cardiotocográficas y que su valor predictivo es comparable al del análisis de sangre fetal en cuero cabelludo, si bien es menos constante su correlación con los valores obtenidos en cordón umbilical.

> **No está recomendado el uso rutinario de la pulsioximetría**

Valoración Clínica del ECG Fetal Mediante STAN® S21

El sistema STAN S 21- 31® (Neoventa Medical, Moelndal, Sweden) analiza mediante un electrodo fijado a calota fetal el segmento ST del electrocardiograma (ECG) del feto. Aprobado como un complemento a la evaluación de registros no tranquilizadores de fetos por encima de 36 semanas de gestación, durante el trabajo de parto, en presentación cefálica y con las membranas rotas (Food and Drug Administration, 2005).

El STAN S21 debe utilizarse siempre como método adicional al RCTG estándar, nunca de forma aislada. Indicaremos su uso siempre que sospechemos una situación propensa a la hipoxemia fetal: embarazo en vías de prolongación, liquido amniótico meconial, crecimiento intrauterino retardado, oligoamnios, hipertensión arterial y diabetes materna, etc.

Una reciente revisión de la Cochrane[36] evalúa en casi diez mil pacientes el uso del STAN como un método de monitorización junto con el RCTG continuo. El uso del ECG fetal se asoció con una reducción significativa en el número de neonatos con acidosis grave al nacimiento, menos recién nacidos con encefalopatía neonatal, menos microtomas de calota fetal y menos partos operatorios vaginales pero sin diferencias en la tasa de cesáreas, el Apgar menor de 7 a los 5 min, o los ingresos en UCI neonatal. Sin embargo, aunque requiere la interpretación subjetiva conjunta con el trazado de FCF por parte del obstetra, *se ha comprobado que el uso del sistema STAN junto con el RCTG aumenta el acuerdo interobservador para tomar decisiones que con el RCTG sólo.*

Esta técnica puede ser una mejora con respecto a la monitorización fetal tradicional y aunque, siendo invasivo para la madre, es más reproducible con casi igual validez que el pH de calota. No obstante, en *este momento, no se recomienda su uso de forma generalizada* (I-A).

> **No se recomienda el uso del sistema STAN 21 de forma generalizada**

Microtoma en Cuero Cabelludo Fetal Intraparto

Debe de practicarse cuando el patrón de la FCF en el RCTG es anómalo o de difícil interpretación (***Nivel de evidencia IIb, grado de recomendación B***).

La utilización conjunta de RCTG y EAB diagnostica la mayoría de las hipoxias, y disminuye la tasa de cesáreas respecto a la monitorización continua aislada, por lo que algunas instituciones han recomendado no utilizar monitorización electrónica fetal si no se dispone de posibilidades de determinación del pH fetal (***Grado de recomendación C***).

No obstante, si revisamos la información disponible, la sensibilidad de este procedimiento para detectar acidosis fetal parece similar a la que presenta la cardiotocografía por sí sola, por lo que **no parece muy consistente el uso del pH como test diagnóstico definitivo ante un registro no tranquilizador**. Además, hay que considerar que la toma de pH es un procedimiento invasivo, la obtención de muestra a menudo puede resultar difícil y los resultados pueden verse afectados por la manipulación y el procesamiento de la misma. Por todos estos motivos, ya en 2009, el Colegio Americano de Obstetras y Ginecólogos[25] publica: «la estimulación del cuero cabelludo es un procedimiento menos invasivo y ofrece información similar acerca de la probabilidad de acidosis fetal a la que ofrece la toma de pH de cuero cabelludo».

Como ya se ha indicado anteriormente, la maniobra de estimulación de la calota fetal en presencia de patrones hiporreactivos ha resultado útil para disminuir el número de microtomas sin empeorar el resultado neonatal (*Nivel de evidencia III*)[25,30].

Por otra parte, a falta de una respuesta positiva (ascensos) en el RCTG tras la estimulación digital de la calota fetal, está indicada la realización de una microtoma, si está disponible (**II-B**)[10].

> La determinación de pH en cuero cabelludo ha demostrado ser un test diagnóstico útil en el estudio del bienestar fetal intraparto, pero no debería continuar considerándose el test de referencia o «gold standard»

Discusión desde el Punto de Vista de MBE

La utilización de la cardiotocografía continuará siendo un método de evaluación del bienestar fetal y es poco probable que disminuya su utilización por varias razones:

1. Los métodos de vigilancia fetal dan una sensación de seguridad a los pacientes y a los familiares[37].
2. Objetiviza parámetros de salud fetal.
3. Son utilizados desde el punto de vista médico-legal como prueba de un adecuado control prenatal y vigilancia del trabajo de parto.

Cardiotocografía: En un metanálisis realizado por el grupo Cochrane[38] donde incluyeron ensayos clínicos aleatorizados con un total de 1588 gestantes de riesgo alto e intermedio, se encontró que el soporte evidencial está en la reducción en el número de pacientes que requieren admisión (Fig. VI-8) y la estancia hospitalaria. (Fig. VI-9). No se encon-

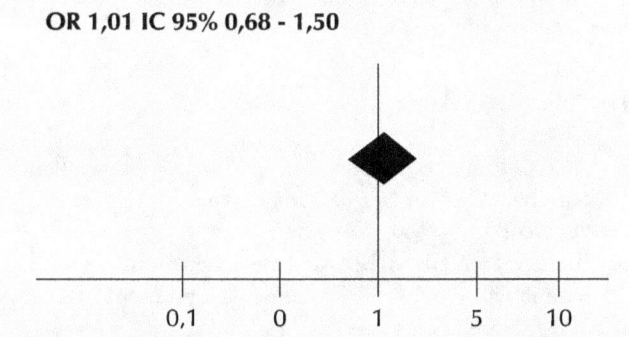

Fig. VI-6. Cesárea electiva.

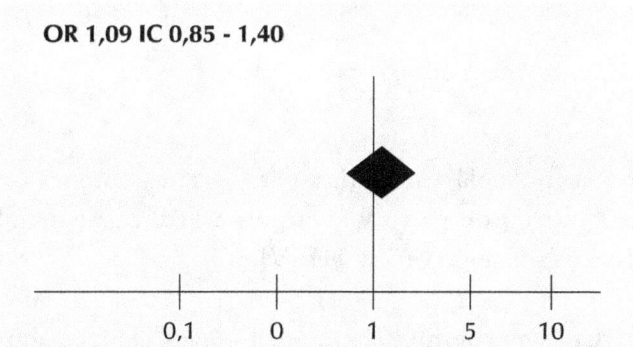

Fig. VI-7. Inducción del trabajo de parto.

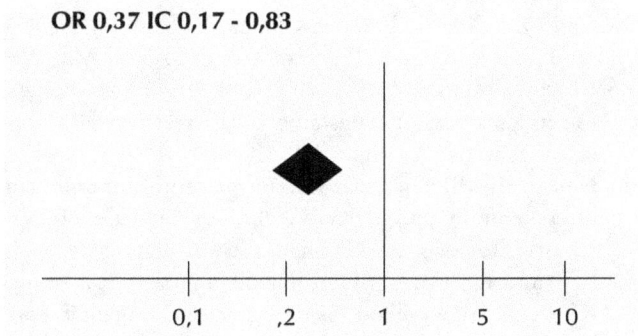

Fig. VI-8. Pacientes que requirieron admisión.

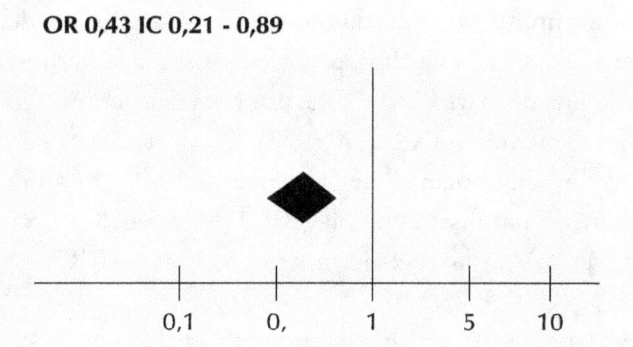

Fig. VI-9. Paciente que requirieron permanecer hospitalizadas.

Tabla VI-9.	
Clasificación de las recomendaciones en función del nivel de evidencia disponible	
Ia	La evidencia científica procede a partir de metaanálisis de ensayos clínicos controlados y aleatorizados
Ib	La evidencia científica procede de al menos un ensayo clínico controlado y aleatorizado
IIa	La evidencia científica procede de al menos un estudio prospectivo controlado, bien diseñado y sin aleatorizar
IIb	La evidencia científica procede de al menos un estudio casi experimental, bien diseñado
III	La evidencia científica procede de estudios descriptivos no experimentales, bien diseñados como estudios comparativos, de correlación o de casos y controles
IV	La evidencia científica procede de documentos y opiniones de expertos y/o experiencias clínicas de autoridades de prestigio
Grados de recomendación	
A	Existe buena evidencia en base a la investigación para apoyar la recomendación (Recoge los niveles de evidencia científica Ia y Ib)
B	Existe moderada evidencia en base a la investigación para apoyar la recomendación (Recoge los niveles de evidencia científica IIa, IIb y III)
C	La recomendación se basa en la opinión de expertos o en un panel de consenso (Recoge el nivel de evidencia IV)

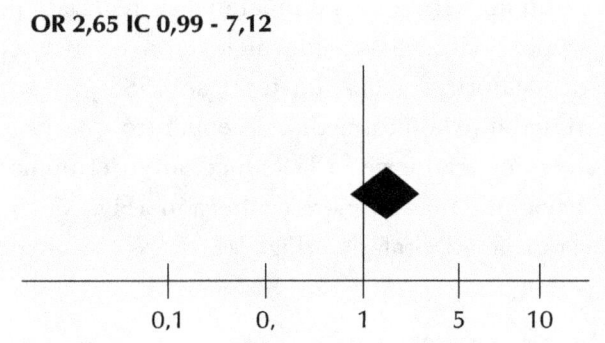

Fig. VI-10. Admisión neonatal.

tró signifancia estadística para cesárea, inducción del trabajo de parto y admisión a la UCI neonatal (Fig. VI-6, Fig. VI-7 y Fig. VI-10).

Cardiotocografía continua: Ensayos clínicos controlados en los cuales se compara la cardiotocografía continua con la no monitorización, la auscultación intermitente y la cardiotocografía intermitente demuestra que la cardiotocografía continua durante el trabajo de parto reduce la presencia de convulsiones neonatales (RR 0,50, 95% IC: 0,31-0,80), pero no hay diferencia significativamente en la presentación de parálisis cerebral (RR 1,74, 95% IC: 0,97-3,11), ni en la tasa de muerte perinatal (RR 0,85, 95% IC: 0,59-1,23).

También existe un incremento en la tasa de cesárea (RR 1.66, 95% IC: 1,30-2,13) y de parto instrumentado (RR 1,16, 95% IC: 1,01-1,32)[39]. Estas consideraciones aplican para embarazos de bajo y alto riesgo, además de embarazos pretérmino. La mayor razón para la introducción de la cardiotocografía continua en la práctica clínica, fue el creer que reduce la mortalidad perinatal y el daño cerebral hipóxico.

BIBLIOGRAFÍA

1. Miller DA. Antepartum testing. Clin Obstet Gynecol 1998; 41: 647-53.
2. ACOG Practice Bulletin. Antepartum fetal surveillance. Number 9. October 1999. Int J Gynaecol Obstet. 2000; 68:175-85.
3. Bricker L, Neilson JP. Routine Doppler ultrasound in pregnancy. Cochrane Database of Systematic Reviews 2007, Issue 2:CD001450.
4. Control del bienestar fetal anteparto. ProSEGO. Protocolo actualizado enero 2009. Disponible en: <www.prosego.com>.
5. Gallo JL. Guía de Práctica Clínica: Estudio del Bienestar Fetal Anteparto. Protocolos del Hospital Materno Infantil de Granada 2011. Disponible en: <www.hvn.es/servicios_asistenciales/ginecologia/restringida/protocolos_asistenciales.php>.
6. Neilson JP. Biochemical tests of placental function for assessment in pregnancy. Cochrane Database of Systematic Reviews 2003, Issue 2:CD000108.
7. Martínez F, Briones E. Eficacia de la monitorización fetal preparto en embarazos de bajo riesgo. Agencia para la Evaluación de Tecnologías Sanitarias de Andalucía. Informe 5/2004.

8. Antenatal care routine care for the healthy pregnant woman. National Collaborating Centre for Women's and Children's Health. National Institute for Health and Clinical Excellence. RCOG. 2008.
9. Pattison N, McCowan L. Cardiotocografía para la evaluación fetal anteparto (Revisión Cochrane traducida). En: La Biblioteca Cochrane Plus, 2008 Número 2. Oxford:Update Software Ltd. Disponible en: <http://www.updatesoftware.com>.
10. Liston R, Sawchuck D, Young D. Fetal health surveillance: antepartum and intrapartum consensus guideline. Society of Obstetrics and Gynaecologists of Canada. SOGC Clinical Practice Guideline 197. J Obstet Gynaecol Can 2007;29(Suppl 4): S3-56.
11. Durán MA. Protocolos de Medicina Materno-Fetal (Perinatología). Ergon 3ª edición. Madrid 2008.
12. Freeman RK, Anderson G, Dorchester W. A prospective multi-institutional study of antepartum fetal heart rate monitoring. II. Contraction stress test versus nonstress test for primary surveillance. Am J Obstet Gynecol 1982; 143(7):778-81.
13. Creasy R, Reznik R, Iams J. Maternal fetal medicine principles and practice. 5th ed. Philadelphia: W. B. Saunders; 2003.
14. Solt I, Divon MY: Fetal surveillance tests. In The Embryo: Scientific Discovery and Medical Ethics Edited by: Blazer S, Zimmer EZ. Basel:Karger; 2005:291-308.
15. Papadopoulos VG, Decavalas GO, Kondakis XG, Beratis NG: Vibroacoustic stimulation in abnormal biophysical profile: verification of facilitation of fetal well-being. Early Hum Dev 2007, 83(3):191-197.
16. Haws RA, Yakoob MY, Soomro T, Menezes EV, Darmstadt GL, Bhutta ZA. Reducing stillbirths: screening and monitoring during pregnancy and labour. BMC Pregnancy and Childbirth 2009, 9(Suppl I):S5, 1-48.
17. Cifuentes R, Faneite P. Evaluación biofísica fetal anteparto. En: Obstetricia de alto riesgo, 6ª ed. 2006, 305-316, Ed. Distribuna, Bogotá, Colombia.
18. Manning FA. Dynamic ultrasound-based fetal assessment: the fetal biophysical profile score. Clin Obstet Gynecol 1995;38(1):26-44.
19. Manning FA. Fetal biophysical profile. Obstet Gynecol Clin North Am. 1999; 26: 557-77.
20. Lalor JG, Fawole B, Alfirevic Z, Devane D. Biophysical profile for fetal assessment in high risk pregnancies. The Cochrane Database Syst Rev 2011 Issue 4. ISSN 1464-780X.
21. Nabhan AF, Abdelmoula YA: Amniotic fluid index versus single deepest vertical pocket as a screening test for preventing adverse pregnancy outcome. The Cochrane Database of Systematic Reviews 2011 Issue 4 (ISSN 1464-780X).
22. Tongprasert F, Jinpala S, Srisupandit K, Tongsong T: The rapid biophysical profile for early intrapartum fetal well-being assessment. Int J Gynaecol Obstet 2006, 95(1):14-17
23. Mangesi L, Hofmeyr GJ. Fetal movement counting for assessment of fetal wellbeing. The Cochrane Database of Systematic Reviews 2011, Issue 4 (ISSN 1464-780X).
24. López Criado MS, Vico I, Santalla A, Moreno MD, Aguilar T, Molina FS, Puertas A. Monitorización fetal. En: Fernández J, Carrillo MP, Montoya F, editores. Actualización en Obstetricia y Ginecología. Granada 2010; pp 377-389
25. ACOG Practice Bulletin No. 106, Intrapartum Fetal Heart Rate Monitoring: Nomenclature, Interpretation, and General Management Principles. Obstet Gynecol 2009; 114:192-202.
26. Steer PJ. Has electronic fetal heart rate monitoring made a difference? Seminars in Fetal Neonatal Medicine.2008; 13; 2-7.
27. Jonsson M, Nordén-Lindeberg S, Ostlund I, Hanson U. Metabolic acidosis at birth and suboptimal care-illustration of the gap between knowledge and clinical practice. BJOG 2009; 116:1453-60.
28. Alfirevic Z, Devone D, Gyte GML. Continuous cardiotography (CTG) as form of electronic fetal monitoring (EFM) for fetal assessement during labour. The Cochrane Database of Systematic Reviews 2011 Issue 4.
29. Smith JF, Onstad JH, Assessment of the Fetus: Intermittent Auscultation, Electronic Fetal Heart Rate Tracing, and Fetal Pulse Oximetry, Obstet Gynecol Clin N Am, 2005, 32: 245-254.
30. Puertas A. Guía de Práctica Clínica: Monitorización Fetal Intraparto. Protocolos del Hospital Materno Infantil de Granada 2004. Disponible en: <www.hvn.es/servicios_asistenciales/ginecologia/restringida /protocolos_asistenciales.php>.
31. Young B, Lockwood C, Barss V, Intrapartum fetal heart rate assessment, UpToDate may 2009.
32. East CE, Chan FY, Colditz PB, Begg LM. Fetal pulse oximetry for fetal assessment in labour. Cochrane Database Syst Rev, 2007,18.
33. Bloom SL, Spong CY, Thom E, Varner MW, Rouse DJ, Weininger S, et al. Fetal pulse oximetry and cesarean delivery. N Engl J Med. 2006, 355:2195-202.
34. Kuhnert M, Schmidt S. Intrapartum management of non reassuring fetal heart rate patterns: a randomized controlled trial of fetal pulse oximetry, Am J Obstet Gynecol, 2004; 191:1989-95.
35. Miño M, Cordón J, Puertas A. Pulsioximetría fetal. En: Dirección Médica del Parto. Herruzo A, Puertas A, Mozas J. Ed. Escuela Andaluza de Salud Pública, Granada 2003, cap 9, pp:199-214.
36. Neilson JP. Fetal electrocardiogram (ECG) for fetal monitoring during labour. Cochrane Database Syst Rev, 2006,19;3

37. Mancuso A, De Vivo A, Fanara G, Denaro A, Lagana D, Acaro F. Effects of antepartum electronic fetal monitoring on maternal emotional state. Acta Obstetricia et Gynecologica. 2008;87:184-189.
38. Alfirevic Z, Devane D, Gyte GML.Continuous cardiotocography (CTG) as a formof electronic fetalmonitoring (EFM) for fetal assessment durin labour. Cochrane Database of Systematic Reviews 2006,Issue 3. Art. No: CD006066.
39. Madaan M, Trivedi S. Intrapartum electronic fetal monitoring *vs* intermittent auscultation in postcesarean pregnancies. International Journal of Gynecology and Obstetrics 2006;94:123-125.

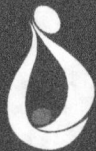

Proyecto Docente "Ágora Médica" (www.agoramedica.com)
Campus Online de Medicina Materno-Fetal «Caldeyro Barcia»
Diplomado en «Fundamentos, Indicaciones y Técnicas de Monitorización Biofísica Fetal en Embarazo y Parto»

Módulo VII.
Temas Legales

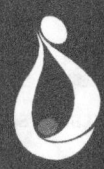

Proyecto Docente "Ágora Médica" (www.agoramedica.com)
Campus online de Medicina Materno-Fetal «Caldeyro Barcia»
Diplomado en «Fundamentos, Indicaciones y Técnicas de Monitorización Biofísica Fetal en Embarazo y Parto»
Módulo VII. Temas Legales
Unidad 1. Aspectos Médico-Legales de la Monitorización Biofísica Fetal

4

Aspectos Médico-Legales de la Monitorización Biofísica Fetal

Manuel Gallo

ÍNDICE

* Introducción
* Tipos de Monitorización Intraparto
* Errores técnicos de los métodos de monitorización de la frecuencia cardíaca fetal
* ¿Qué no hacer una vez que hemos recibido una Demanda Judicial?
* Indicaciones
* Normas útiles al utilizar la Monitoriz. Biofísica Fetal
* ¿Qué hacer para evitar las demandas Judiciales?
* ¿Qué hacer una vez que hemos recibido una Demanda Judicial?
* Bibliografía Recomendada

INTRODUCCIÓN

La Monitorización Fetal, introducida por Caldeyro en los años 60, es hoy día aceptada y utilizada universalmente, siendo inconcebible una Maternidad actual que no cuente con monitores fetales para el control del feto durante el embarazo y parto. Su inocuidad, sencillez y eficacia como técnica diagnóstica ha sido probada. Hoy día nadie discute, en forma razonada, la relación existente entre menor mortalidad perinatal y mayor monitorización fetal.

El objetivo principal de la vigilancia anteparto e intraparto es disminuir las tasas de morbimortalidad fetal y materna. Para ello, se estudia al feto en un intento de seleccionar aquellos que se encuentran en una situación comprometida debido a hipoxia, con la intención de corregirla o evitarla antes de que se produzcan efectos irreversibles. Sin embargo, son numerosos los factores que intervienen en el desarrollo de la lesión hipóxica, de tal forma que la relación entre la acidosis metabólica y el daño cerebral resulta compleja. Además, hoy conocemos que muchas de las lesiones cerebrales ocurren durante el embarazo y son previas al parto.

A pesar de ello, con la vigilancia fetal intraparto se debe ser capaz de detectar a los fetos en situación de riesgo, para poner en marcha medidas que intenten mejorar su resultado perinatal.

INDICACIONES

Lo ideal hoy día sería monitorizar todos los partos. No obstante cuando bien porque el número de pacientes sea muy elevado o bien los medios técnicos tanto de material como de personal no alcancen a ello, deberemos seleccionar aquellas pacientes que bien por patología materna o fetal presenten mayor riesgo.

Se acepta de forma generalizada que durante el parto, el feto se encuentra en una situación de riesgo de daño hipóxico. Además, la hipoxia inducida experimentalmente se ha asociado a cambios predecibles de la FCF. Por ello, es recomendable la vigilancia de la frecuencia cardíaca fetal en todas las gestantes.

El uso sistemático de la monitorización fetal electrónica de la FCF durante el parto de gestantes de alto o bajo riesgo sólo ha demostrado como beneficio significativo una disminución de las convulsiones neonatales, sin influir en las tasas de mortalidad perinatal y a expensas de un aumento de los partos operatorios.

A pesar de esto, la auscultación intermitente de la FCF no ha ganado terreno a la monitorización electrónica, debido a las dificultades inherentes al procedimiento. Por ello, en la actualidad el trabajo de parto se controla con procedimientos electrónicos en prácticamente todos los casos, sobre todo los de alto riesgo, según la SEGO.

TIPOS DE MONITORIZACIÓN INTRAPARTO

Son los siguientes:

1. Auscultación periódica de la frecuencia cardíaca fetal (FCF).
2. Auscultación simultanea a la palpación de la contracción.
3. Observación de meconio bien de forma directa tras amniorrexis o de forma indirecta mediante la amnioscopia.
4. Registro electrónico externo de la FCF.
5. Registro electrónico interno de la FCF.
6. Pulsioximetría.
7. Registro del ECG fetal (Stan-21).
8. Registro de PO_2 continuo.
9. Registro de PCO_2 continuo.
10. Registro de Ph continuo.
11. Monitorización bioquímica intermitente.

En este momento los métodos mas utilizados son los puntos 4, 5, 6, 7 y 11. La monitorización continua y simultanea de la FCF y de la dinámica uterina permite disminuir notablemente la morbimortalidad perinatal. A pesar de ello no es un método absoluto, ya que lo que observaremos serán las alteraciones que sufre la FCF como respuesta del organismo fetal a ciertas situaciones patológicas, adoptando distintas morfologías, que en caso de duda deberán ser siempre contrastadas con la combinación de la medición del pH de sangre fetal, bien mediante la técnica de la micromuestra de Saling o mediante su medición de forma continua.

NORMAS ÚTILES AL UTILIZAR LA MONITORIZACIÓN BIOFÍSICA FETAL EN EL EMBARAZO Y PARTO

El monitor biofísico fetal (Fig. VII-1), se utiliza para control de variables fetales durante el embarazo y parto: Frecuencia Cardíaca fetal, Contractilidad Uterina y Movimientos Fetales.

A este equipo, básico, se le puede adaptar otra tecnología de control fetal complementaria y se puede complementar con la monitorización bioquímica fetal intraparto.

Cuando utilicemos la Monitorización electrónica fetal en un parto, es aconsejable que sigamos las siguientes normas:

a. Conocer la velocidad del papel del registro cardiotocográfico (habitualmente usamos en España, 1 cm por minuto).
b. Comprobar que la hora de comienzo del registro cardiotocográfico, coincide con la hora del monitor. Este detalle hay que tenerlo en cuenta en los casos de cambios horarios de los países en primavera y otoño, para no tener problemas a la hora de interpretación del registro cardiotocográfico en relación con la hora de la evolución del proceso del parto.
c. Vigilar directamente la grafica de frecuencia cardíaca fetal y contractilidad uterina, observando que el registro no se pierda en el papel.
d. Contar con la colaboración de la paciente y familiar, explicando previamente el objetivo de nuestro proceder, que no es otro que el control del bienestar fetal durante el parto.
e. Conocer perfectamente la interpretación de la grafica de ambas variables.
f. Conocer los errores técnicos de los métodos de monitorización fetal.
g. Seguir los protocolos de clasificación e interpretación de la grafica del monitor fetal, de las sociedades científicas nacionales e internacionales.
h. Guardar siempre la gráfica, después del parto, en la historia clínica de la paciente.

ERRORES TÉCNICOS DE LOS MÉTODOS DE MONITORIZACIÓN DE LA FRECUENCIA CARDÍACA FETAL

Método directo

Es el método más fiable. Sus inconvenientes son el que se precisa amniorrexis y que es un método cruento al ir inserto el electrodo sobre la presentación fetal (riesgo de hematomas, abscesos, etc.). Los errores en la determinación provienen de:

- Interferencias eléctricas.
- Incorrecta aplicación del electrodo.
- Muerte fetal, en cuyo caso el monitor captará por defecto la frecuencia cardíaca materna.

Métodos indirectos

Son mucho más inocuos y cómodos de aplicar, pero están sujetos a mayores errores de determinación.

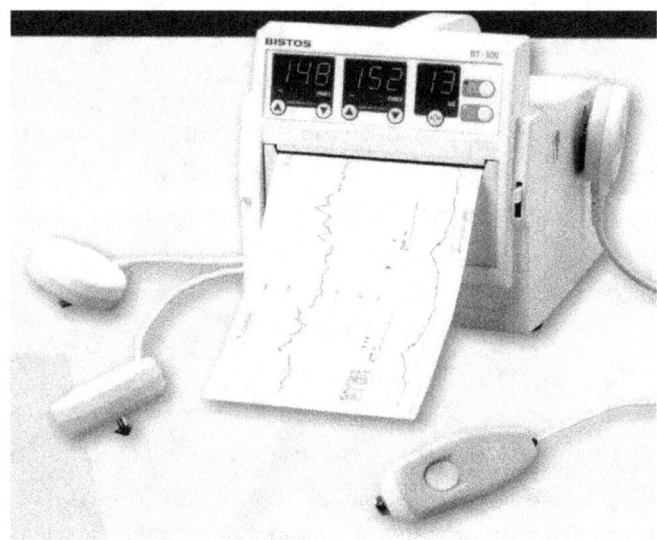

Fig. VII-1. Monitor Fetal.

- Falsa variabilidad latido a latido. Es común a todos los métodos indirectos, por interferencias con el ECG materno (en el caso del ECG fetal abdominal). Los modernos monitores de ultrasonidos dan registros mucho más fiables que los antiguos.
- Pérdidas de foco. Causadas principalmente por movimientos maternos, fetales, obesidad materna.
- Interferencias. Pueden ser eléctricas (en el ECG abdominal), acústicas (en el fonocardiograma), y de movimientos (en los monitores de ultrasonidos).
- Duplicidad o reducción a la mitad de la FCF: Cuando la FCF cae por debajo de 70 lat/min el monitor la interpreta como errónea y toma la FI a partir del intervalo entre el primer y segundo ruido cardíaco, o bien entre el movimiento de las aurículas y los ventrículos, dando así una FCF doble de la real. Lo mismo ocurre cuando la FCF es mayor de 180 l/min, solo que en este caso la interpreta como errónea por exceso de frecuencia y la reduce a la mitad.

Finalmente decir que en nuestra opinión el uso de la tecnología electrónica, para el control del bienestar fetal, es perfectamente compatible con un parto humanizado o no medicalizado, ya que los métodos de control de la salud o estado del feto durante el parto, se pueden utilizar de forma intermitente o por telemetría y por lo tanto no interfieren en absoluto con el desarrollo de un parto humanizado, que es lo deseable para todas nuestras pacientes.

Por lo tanto estamos totalmente en contra del rechazo del uso de la tecnología medica, al hablar de parto humanizado o no medicalizado. Ambos conceptos son perfectamente compatibles y el beneficiado siempre será el feto y la madre.

ASPECTOS LEGALES

En relación con los Aspectos Legales de la Monitorización Biofísica Fetal, tenemos que tener en cuenta los siguientes aspectos:

A. ¿Qué hacer para evitar las Demandas Judiciales?
B. ¿Qué hacer cuando ya hemos recibido una Demanda Judicial?

Veamos cada uno de ellos.

¿Qué hacer para evitar las Demandas Judiciales?

Realizar siempre un Acto Medico Legítimo

En primer lugar realizar un acto médico legítimo en Obstetricia y Ginecología, para el cual se deben dar fundamentalmente estas 3 circunstancias:

a) **Titulación medica adecuada**, en nuestro caso el título de Medicina y Cirugía y de Especialista en Obstetricia y Ginecología.
b) **Capacitación profesional adecuada**, es decir, poder demostrar que el profesional que va a realizar técnicas de Medicina Perinatal, ha seguido las normas académicas oficiales para ello
c) **Consentimiento informado de la embarazada**, siempre imprescindible en todas nuestras actuaciones.

Buena y Continua Formación Profesional

El médico actual tiene que estar al día en los aspectos más relevantes de su especialidad, realizando Cursos, asistiendo a actividades científicas, consiguiendo los créditos correspondientes, etc.

Tener básicos conocimientos legales

El profesional que está inmerso en la atención de pacientes relacionadas con el diagnóstico y tratamiento prenatal, igual que debe suceder en otras especialidades de la medicina, debe poseer unos mínimos conocimientos legales relacionados con esta faceta de la medicina.

Fundamentalmente, debemos conocer todo lo relacionado con los documentos legales que debe utilizar, con la propiedad de la Historia Clínica, con la privacidad de los resultados, con la ley de protección de datos de las historias clínicas, con la Ley Orgánica 2/2010 de salud sexual y reproductiva y de la interrupción voluntaria del embarazo, con las obligaciones del médico de guardia, con las diversas religiones y su implicación médica, con el proceso médico relacionado con personas menores de edad y también con discapacidades psíquicas y la Ley 14/2006, de 26 de mayo, sobre técnicas de reproducción humana asistida.

Hay que conocer las Responsabilidades de los Médicos Residentes, la obligación de denuncia y la revelación de secretos. No olvidemos nunca que, para un juez, la «ignorancia de la Ley, no exime de su cumplimiento».

Seguir protocolos oficiales

Cuando, como existe en España, tenemos la oportunidad de contar con protocolos oficiales relacionados con los procesos diagnósticos y terapéuticos en Medicina Perinatal, debemos, sin lugar a dudas, seguirlos en toda nuestra actividad asistencial. En primer lugar debemos cumplir los protocolos oficiales de las Sociedades Científicas Nacionales (Sección Española de Medicina Perinatal de la SEGO y Sociedad Española de Ginecología y Obstetricia, SEGO), también las regionales e incluso los protocolos del propio hospital o institución sanitaria en la que se trabaja. Igualmente si existen protocolos de organismos específicos de diagnóstico y tratamiento prenatal o de Instituciones Científicas Internacionales de reconocido prestigio (Asociación Europea de Medicina Perinatal (EAPM), Asociación Mundial de Medicina Perinatal (WAPM), Real Colegio de Obstetras y Ginecólogos ingles (RCOG), Sociedad Canadiense de Obstetricia y Ginecología (SCOG), Colegio Americano de Obstetras y Ginecólogos, etc).

El hecho de cumplir los protocolos oficiales, en relación con nuestra actividad asistencial, siempre nos beneficiará. Ya conocemos sentencias a favor del ginecólogo por seguir los protocolos oficiales de la SEGO y otras en contra por no seguirlos.

Ser estricto en las indicaciones medicas de las técnicas realizadas

Este es un tema muy importante, ya que cuando se tiene experiencia en el tema, sabemos que muchos problemas legales, se remontan a su origen, es decir, a la indicación medica correcta o incorrecta de la técnica diagnóstica prenatal.

Para realizar una correcta indicación médica es muy conveniente conocer y cumplir los protocolos oficiales ya comentados. Además es muy recomendable, y esta es una práctica a la que cada vez debemos estar más acostumbrados, que se le ofrezca siempre a la paciente o pareja, la posibilidad de una segunda opinión e incluso facilitarles los datos de centros de referencia nacionales e internacionales.

Asimismo, una vez informada la paciente, sobre las posibilidades médicas o quirúrgicas de la técnica diagnóstica o terapéutica, debemos respetar escrupulosamente la decisión que tome sobre la aceptación o no de tales técnicas.

Informar correctamente a la paciente, pero nunca aconsejar

La mayoría de las demandas judiciales, tienen un origen en la falta de una correcta, clara y completa información a la paciente. Según el artículo 26 del código de Ética y Deontología Médica, tenemos el deber de informar de las técnicas existentes en Ginecología, Medicina Perinatal y de Diagnóstico Prenatal a la paciente y que cuando hay divergencias de opinión entre médicos y pacientes, por convicciones diferentes, estos conflictos deberán resolverse siempre de acuerdo con el modo deontológico: respetar la conciencia y la autonomía moral de las personas.

No informar del riesgo típico de una actividad médica, es indemnizable, aún sin negligencia médica.

La información al paciente es uno de los derechos claves de la Ley de Sanidad y de la Ley Básica de Autonomía del Paciente.

Cumplimentar el Documento de Consentimiento Informado (CI)

La información a los pacientes, está incluida en el artículo 10 de la Ley de Sanidad de 1986, y dice que ha de ser: suficiente, esclarecedora, veraz y adecuada a las circunstancias. Esta información debe ser recogida en un documento que la paciente debe leer detenidamente y firmar.

Este documento de Consentimiento Informado, debe ser individualizado para cada actividad asistencial en nuestra especialidad y tiene que ser respaldado o avalado, es decir, elaborado por una Sociedad Científica Nacional o Internacional y no particular de elaboración propia. Es un documento que tiene la doble opción de aceptación de la técnica diagnóstica o terapéutica y también la de denegación de la misma, incluso después de firmar previamente el consentimiento para realizarla.

El CI es uno de los puntos fundamentales de la nueva Ley Básica 41/2002 que apareció en el BOE el 15 de Noviembre de 2002, que regula la Autonomía del Paciente y los Derechos y Obligaciones en materia de información y Documentación Clínica.

No olvidemos que la utilización correcta de este documento es de fundamental importancia en las resoluciones de los procesos judiciales, como se ha visto en numerosas sentencias.

Tener a nuestra disposición medios diagnósticos adecuados

Debe realizarse siempre anamnesis y exploración física completa. En consulta se solicitan las exploraciones complementarias precisas para el diagnóstico del problema. En urgencias se efectúan las necesarias para descartar las patologías que pueden comprometer la vida de la paciente, la evolución de la gestación o el bienestar fetal y aquellas en las que el pronóstico puede empeorar si no se tratan precozmente.

En Medicina Perinatal se cumplimentan todos los epígrafes del protocolo del informe ecográfico y de monitorización fetal, indicando los detalles que no puedan observarse.

Proceso de realización de la técnica

Es una parte fundamental del proceso asistencial y se han de cumplir una serie de requisitos: demostrar experiencia suficiente para realizarla, seguir una correcta metodología y cumplir con los requisitos de seguridad.

Utilizar la Tecnología Electrónica Médica

En los últimos años, han aparecido sentencias, que reprochan a los ginecólogos y a los centros hospitalarios, una ausencia de control especializado durante los partos de alto riesgo, que generan un daño grave e irreversible para el feto.

Debemos utilizar siempre todos las técnicas complementarias que tengamos disponibles durante el embarazo y el parto (ecografía, doppler y monitorización fetal).

En el caso de un parto, la utilización de la monitorización electrónica fetal, con un registro cardiotocográfico de la frecuencia cardíaca fetal y de la contractilidad uterina impresas en un papel continuo, será siempre de más beneficio que perjuicio, sobre todo con un registro normal, ya que su falta siempre será entendida como una omisión de la utilización de técnicas diagnósticas para el control fetal.

Especialmente es importante la monitorización biofísica materno-fetal, en casos de partos de alto riesgo o en los que se presenten signos dudosos del bienestar fetal, tales como el meconio. La presencia de un registro cardiotocográfico normal, será siempre un dato a nuestro favor.

Interpretar correctamente la Terminología Perinatal oficial

Es uno de los errores que cometemos los médicos y que quedan reflejados en la Historia Clínica, sobre todo porque su mal uso e interpretación (tanto en forma oral a los familiares, como escrita en la historia clínica) puede tener lamentables consecuencias en procesos judiciales por una supuesta malpráctica en el caso de embarazo y parto. Los términos gráfica patológica, sufrimiento fetal, asfixia fetal, etc, deben desaparecer de nuestro léxico y el termino meconio debe ser cuidadosamente referido en la historia clínica.

En relación con el término «sufrimiento fetal», tanto para obstetras como para neonatólogos, creemos oportuno hacer notar que el American College of Obstetricians & Gynecologists (ACOG) y la American Academy of Pediatrics (AAP), hace ya años, por primera vez en en 1994, y luego otra vez en 1998 y en España la SEGO en el año 2000, aconsejaron en sus publicaciones oficiales, eliminar de la práctica de la Obstetricia, el término de «sufrimiento fetal» («fetal distress»), por impreciso, inexacto e inespecífico, en relación con las gráficas de la FCF que indicaban un «sufrimiento fetal» y en relación con el estado de un feto tras un parto. Igualmente se ha aconsejado el uso estricto de los términos «asfixia» y meconio.

Humanización en el parto

Se anota en la historia si la gestante tiene un plan de parto/nacimiento. Se facilita el acompañamiento por una persona que la embarazada propone. La/s persona/s ajena/s que presencia/n el parto ha/n recibido permiso de la embarazada. Se le explica a la embarazada cuales son los procedimientos previstos, en su caso las alternativas, las ventajas y los inconvenientes. Se utilizan términos comprensibles y se comprueba que son entendidos.

Se pide a la paciente que exponga sus dudas. La conversación con el personal sanitario ocurre en un espacio que preserva la intimidad. Existen documentos de consentimiento informado para los distintos procedimientos o un solo documento en el que se puede expresar la conformidad o disconformidad con cada uno de ellos. Se ofrecen diferentes alternativas, farmacológicas o no, para el alivio del dolor. Se explica a la paciente que los tactos vaginales se harán sólo cuando sean necesarios y que periódicamente se controlará el estado del feto así como sus constantes vitales.

La anamnesis y exploración las realiza el mismo profesional que decide el ingreso. No se realiza amniorrexis artificial si el progreso del parto es adecuado. El obstetra informa de forma comprensible de las razones que obligan a una cesárea en caso de ser necesaria. Pediatra y obstetra informan al/os familiar/es del estado de la madre y el recién nacido.

Cumplimentar correctamente la Historia Clínica de la paciente

Una historia clínica incompleta o incorrectamente cumplimentada, es siempre un factor negativo para el médico: falta de información medica en la historia, es sinónimo de «negativa o desfavorable» información, es lo que hemos leído y oído muchas veces en sentencias y procesos judiciales.

Según la Ley 41/2002, antes referida, la historia clínica queda configurada como un conjunto de documentos que es necesario conservar para el futuro -un periodo mínimo de cinco años- por motivos judiciales y, además, por razones «epidemiológicas, de investigación o de organización y funcionamiento del SNS». En este sentido, la norma establece que será aplicable la Ley de Protección de Datos a la documentación clínica.

Un magistrado de Burgos, Antonio Carbellera, se ha quejado de que en la mayor parte de los casos, los jueces tienen que analizar historias «ininteligibles y escuetas», abogando por que el médico haga constar de forma legible y clara lo que está realizando, el tratamiento que está aplicando al paciente e incluso las anotaciones subjetivas que considere oportunas, ya que estas podrían quedar al margen de la historia clínica en un procesamiento judicial. No presentar una Historia Clínica completa puede ser motivo de una sentencia condenatoria, como la impuesta por el Tribunal Supremo, a una obstetra, a pesar de que había sido absuelta previamente por la Audiencia Provincial.

En relación con el uso del «e-mail» o correo electrónico, el Comité Permanente de Médicos Europeos (CPME) ha aprobado un documento, en el que analiza el uso del e-mail en la relación entre médicos y pacientes, identificando una serie de beneficios y riesgos que debemos conocer, ya que hoy día se puede aceptar el correo electrónico como parte de la Historia Clínica.

La irrupción del correo electrónico en la Historia Clínica del paciente nos obliga a conocer la legalidad sobre su uso y por ello es muy recomendable conocer la Ley de Servicios de la Sociedad de la Información y de Comercio, publicada en la pagina WEB del Ministerio de Ciencia y Tecnología en 2002.

Solventar problemas de confianza

La relación defectuosa lidera desde hace 20 años el grupo de causas - raíz precipitantes de demandas por negligencias médicas. Si la paciente presenta desacuerdos o cuestiones de confianza insuperables y está en una etapa clínica temprana se le propone la remisión a otro médico y se registra la propuesta (en etapas mas avanzadas esta solución conlleva riesgo de demanda por abandono). Si durante el proceso diagnóstico o el manejo de un caso las preocupaciones sobre potenciales intervenciones conducen al rechazo de firmar el consentimiento, tiene lugar un plus de diálogo (se documenta) sobre las preferencias expresadas por la paciente con respecto al juicio médico. Este último prevalece si hay riesgo vital.

Con antelación a la fecha prevista de parto, la comisión al efecto o en su ausencia el médico, matronas, administración y el asesor jurídico del centro desarrollan un plan de manejo del parto de la paciente con cuestiones de confianza irresueltas. Se documenta el diálogo con la gestante sobre el embarazo, plan para el parto, procedimientos obstétricos propuestos, sus riesgos, ventajas y sus complicaciones.

Estudio del feto y placenta tras la muerte fetal

Los patólogos perinatales nos insisten constantemente en que es muy importante para el diagnóstico final, el estudio del feto y de la placenta. Creemos que tienen toda la razón ya que el estudio de feto y placenta, conjuntamente y no uno solo, generalmente aportará datos aclaradores sobre el diagnóstico final. No olvidemos el estudio del cariotipo fetal, para confirmar una patología cromosómica o para completar el diagnóstico definitivo. El estudio fetal y placentario, nos será de gran utilidad para el asesoramiento reproductivo de la paciente.

Entregar un informe completo

La ley 41/2002, también amplía los derechos de los pacientes al incorporar el derecho a obtener un informe de alta cuando se sale del centro. Sin embargo, se deja a las administraciones autonómicas que desarrollen las características, requisitos y condiciones de los informes de alta.

El texto dispone también que «en caso de que el paciente o usuario no acepte el tratamiento prescrito, se le propondrá la firma del alta voluntaria. Si no lo firmara, la dirección del centro sanitario, a propuesta del médico responsable, podrá disponer el alta forzosa en las condiciones reguladas por la ley». No obstante, la norma introduce una salvedad: «El hecho de no aceptar el tratamiento prescrito no dará lugar al alta forzosa cuando existan tratamientos alternativos, aunque tengan carácter paliativo, siempre que los preste el centro y el paciente acepte recibirlos».

El informe que entregamos a la paciente, con el resultado detallado de la asistencia realizada, es muy importante que este elaborado correctamente, a ser posible siguiendo una normativa de una sociedad científica oficial. Debe incluir la indicación de la técnica, las condiciones de su realización, el resultado y las recomendaciones oficiales a seguir.

Es importante que si se utiliza un modelo de informe prediseñado e informatizado, no se cometa el error frecuente y lamentable de rellenar los diversos campos del mismo por inercia, sin comprobar uno por uno que la información incluida es correcta.

Proceso de toma de decisiones posteriores

Es un proceso, a veces complejo y difícil, pero muy importante. Hemos de ayudar a la paciente y familia a que tomen la decisión en relación con el caso clínico, facilitándole toda la información y ayuda posible para ello. En primer lugar se deben agotar todas las posibilidades diagnósticas, se debe facilitar que la paciente o pareja puedan tener una segunda opinión en el lugar libremente elegido por ellos y se les debe orientar para que puedan consultar con el cirujano infantil o especialista específico de la patología.

El respeto absoluto a la decisión tomada, debe ser la regla en nuestra actuación.

Tomar la iniciativa ante resultados desfavorables

En caso de éxitus, muerte materna o fetal se procura la autopsia y se investiga sistemáticamente su causa-raíz. Se investigan posibles fallos asistenciales en los casos con estancia en UCI no prevista, neoplasia avanzada de reciente diagnóstico o pérdida de órgano/función (esterilidad, encefalopatía).

Ante todo resultado adverso se presta atención a las señales de descontento que permiten discernir los casos que pueden acabar en los tribunales. Cuando sea posible se mantiene un seguimiento de la evolución clínica de la paciente (la interposición de la demanda puede demorarse hasta que las secuelas se estabilizan), de lo contrario se producirán demandas-sorpresa sin disponer de los datos relevantes para la defensa (principal factor de riesgo de condena en EEUU).

Desde que se sospecha que un caso puede acabar en demanda judicial se alerta a todo el personal que intervino (cualquiera puede ser demandado como estrategia jurídica, aunque su intervención haya sido solo tangencial) y se procura un trabajo en común: Poner en orden los datos; comprobar que el Historial Clínico es adecuado y está completo, sin borrones, tachaduras, correcciones o añadidos (restan credibilidad); se repasa y anota la cronología evolutiva de los hechos, los planes iniciales y los motivos que justificaron ulteriores cambios de decisión; las horas exactas de los acontecimientos y de las intervenciones del personal, así como los testigos presenciales que pueden corroborar los hechos en caso necesario.

Denunciar infraestructura propia

Este hecho puede ser especialmente relevante cuando desarrollamos nuestra labor en instituciones oficiales públicas en situación de asalariados. Es frecuente la solicitud por parte de las direcciones de nuestro hospital de aumentar cada año las estadísticas numéricas de las pacientes asistidas, sobre todo en relación con las ecografías realizadas y las técnicas invasivas. Sin embargo nuestra obligación es la de presentar datos para realizar una medicina de calidad y no de cantidad, es decir, siempre en beneficio de nuestras pacientes.

Por ello debemos denunciar, por escrito y con numero de entrada en el registro del hospital, todas las deficiencias que entendamos se producen en nuestro hospital para poder ejercer dignamente nuestra especialidad. Nuestra carta de comunicación de deficiencias asistenciales debe ser correcta pero firme y no solamente expresando las deficiencias, sino aportando posibles soluciones desde nuestro punto de vista profesional.

No olvidemos nunca que «el que calla, otorga» y que cuando se denuncia a un profesional por un error diagnóstico, nunca se investiga por parte del juzgado si ese día, en el gabinete de ecografía, se realizaron 20 ecografías más de las técnicamente posibles. Cuando ocurre esta circunstancia, la asesoría jurídica del hospital, si es que la tiene, «no sabe, no contesta».

En definitiva, que como no nos preocupemos nosotros mismos de nuestra actividad asistencial, nadie lo hará por nosotros y además existe una tendencia desde hace pocos años a condenar al médico por error o falta de medios diagnósticos debida a la presión asistencial. Compartamos, de cara a un proceso judicial, nuestra aceptada responsabilidad, con quienes también la tienen, Dirección Médica, Gerencia o Jefatura del Servicio, al obligarnos a trabajar en circunstancias desfavorables.

Cultura de Seguridad

Errar es inevitable incluso para los más expertos. El error médico es consecuencia de la concatenación de acontecimientos que implican a diversos individuos de la organización.

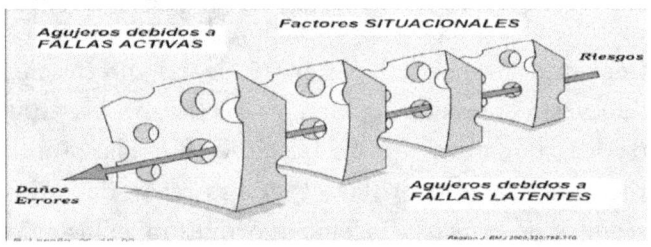

El servicio tiene el compromiso de fomentar una cultura de seguridad a través de la creación de una Red de Sistemas de Apoyo para:

- Prevenir que se repitan errores.
- Minimizar las consecuencias si el error se produce.

Nadie trabaja solo: Apoya-Avisa-Acomete-Ajusta-Asegura.

El servicio dispone de protocolos diagnósticos y de procedimientos de acuerdo a las recomendaciones de la OMS o elaboradas por sociedades profesionales y/o científicas.

El servicio evalúa indicadores de buenas prácticas sobre seguridad de las pacientes en las áreas de estructura y proceso señaladas en el Plan de Calidad para el Sistema Nacional de Salud.

«Dar la cara» siempre

Es, quizás el punto más importante de todos y el que más pueda ayudar a reducir las demandas judiciales. Cuando ha habido un problema, lo que el médico no debe hacer jamás es desaparecer de la escena. Debe interesarse por la paciente, por la evolución clínica del caso, hablar con la familia, estar constantemente presente y colaborando en la posible solución del problema. Expertos en el terreno de la comunicación dicen que si el médico «da la cara» en forma positiva y constructiva, pidiendo perdón y disculpas a tiempo, se pueden evitar el 50% de las demandas judiciales.

¿Qué hacer cuando ya hemos recibido una Demanda Judicial?

Los pasos recomendados a seguir son los siguientes:

Buscar asesoramiento legal adecuado

Lo primero que hay que hacer, es buscar asesoramiento legal. Para ello tenemos 3 vías:

a. En España habitualmente lo que hacemos los médicos es dirigirnos a la Asesoría Jurídica del Colegio de Médicos y allí los letrados nos darán la primera asesoría sobre la Demanda recibida.
b. Una alternativa es dirigirse a la Sociedad Científica correspondiente, en este caso la Sociedad Española de Ginecología y Obstetricia (SEGO), en donde el gabinete jurídico nos asesorará convenientemente.
c. Otra alternativa válida es dirigirse directamente a un despacho de abogados, que conozcamos o

que se nos haya indicado, y expongamos el tema correspondiente. En países donde gabinete jurídico del Colegio de Medicos o de la Sociedad Científica, no existe, suelen haber alternativas oficiales a las que debemos dirigirnos.

Si somos conscientes de nuestras propias limitaciones, incluso en la especialización que nos parece poseer, habremos de ser necesariamente respetuosos hacia el conocimiento profesional de otras materias que nos son ajenas y, en consecuencia, es lógico recomendar que ante cualquier situación que presente por lo inhabitual o lo extraño una dificultad, procure buscarse siempre el asesoramiento profesional óptimo.

La práctica enseña que un tanto por ciento muy alto de los errores que puedan cometerse en la defensa de un determinado supuesto, se producen en los primeros momentos, en los que el interesado, sin ningún asesoramiento previo y con la mejor de las voluntades, puede equivocarse. Y ese error cometido al principio resulta luego de muy difícil subsanación.

Comunicación con la compañía de seguros que asume la responsabilidad civil

Inmediatamente después de buscar la asesoría legal adecuada, debe producirse la comunicación a la compañía de seguros que asegure la responsabilidad civil, y decimos que inmediatamente después porque la obtención del asesoramiento debiera preceder a todo, pues puede ser necesario incluso para formular la comunicación al seguro. El plazo para tal comunicación suele venir establecido en las diferentes pólizas en 7 días y lo habitual es que el mismo gabinete de abogados con el que hemos hablado inicialmente, hagan esta comunicación a la compañía de seguros.

Saber qué tipo de Demanda Judicial es

Efectuada esta primera exposición, y antes de detenernos un poco más en la cuestión de los seguros, estimamos que es conveniente hacer una pequeña referencia a los distintos órdenes jurídicos en que puede producirse la reclamación contra el facultativo, pues el aseguramiento tiene un alcance distinto, según de qué orden se trate.

A modo de resumen, y para que se comprenda mejor lo que seguirá, diremos que, excluido el orden social (en el que en la práctica no se producen reclamaciones), los tres órdenes en que, de hecho, puede plantearse una acción judicial contra cualquier médico son el orden civil, el orden penal y el orden Contencioso-administrativo. Habitualmente el más utilizado por los reclamantes al principio suele ser el orden penal, en alguna menor medida el orden Contencioso-administrativo, mientras que el orden civil suele ser mucho menos utilizado en los inicios de la reclamación, sin perjuicio de que se inicien también procesos ante esa jurisdicción civil, habitualmente como consecuencia del sobreseimiento en la vía penal previa.

¿QUÉ ES LO QUE SE DEBE HACER?

1. Tratar adecuadamente el problema. Lo primero que se debe hacer, por elemental que parezca, es partir de la consideración de que cuando se recibe una reclamación sea en el orden que sea, se tiene un problema, y que los problemas adecuadamente tratados, y si se les presta la atención suficiente, suelen poderse resolver satisfactoriamente.
2. No hacer nada antes del asesoramiento jurídico. La regla general inicial y aunque sea formulada de modo que parezca más bien un no hacer, es que, pro-activamente, debe abstenerse uno de cualquier actuación antes de recibir el adecuado asesoramiento jurídico.
3. Recopilar toda la información posible para el abogado. De cara a que ese asesoramiento sea lo más adecuado y efectivo posible, debe procurarse recopilar la mayor cantidad de información antes de la entrevista con el letrado, de modo que éste disponga de los suficientes elementos para poder diseñar, desde el principio, una estrategia de defensa adecuada.

4. Elaborar un guión o informe del caso clínico. Para ello suele ser una recomendación aceptable la elaboración de un guión de los aspectos que se consideran más importantes o, incluso si el tiempo lo permite, la realización de un memorándum más o menos extenso.
5. Colaborar activamente con el letrado. Debe colaborarse activamente en la preparación de las pruebas, especialmente de la prueba pericial que por su contenido técnico puede quedar fuera del alcance del letrado defensor, pues para su planteamiento adecuado serán necesarios, normalmente, los conocimientos técnicos que el propio médico posee.
6. Procurar un letrado especializado. De ahí también, que procurarse siempre una dirección letrada especializada en este tipo de procesos, tenga una ventaja indudable, como ya se ha sugerido, pues facilitará la comprensión real de la situación, del alcance de las pruebas y de su trascendencia, al tiempo que hará que el planteamiento ante el Tribunal de Justicia sea el más adecuado.
7. Contactar con otros demandados. En el supuesto de que haya otros demandados o denunciados, habitualmente resultará aconsejable un contacto con ellos que permita el intercambio de opiniones.
8. Abstenerse de reconocimiento de responsabilidad. También de modo necesario debe abstenerse de cualquier reconocimiento de la propia responsabilidad, pues ello, además, suele estar prohibido por el seguro.

¿QUÉ ES LO QUE NO SE DEBE HACER?

1. Reunirse con la parte contraria o su abogado, sin asesoramiento legal. Entre lo que no debe hacerse, en principio, nunca, se puede citar el hablar o acudir a cualquier reunión con la parte contraria y su abogado, sin el asesoramiento oportuno.
2. No hacer informes escritos sin asesoramiento legal. Una vez producida la demanda o reclamación, debe evitarse la emisión de informes escritos, sino son éstos elaborados con el asesoramiento jurídico adecuado.
3. Evitar recibir documentos sin asesoría legal. También se debe evitar la suscripción de cualquier tipo de documento, que no haya sido considerado aceptable por la dirección letrada.
4. Contacto verbal con la parte demandante. Por las mismas razones, se debe evitar el mantenimiento de conversaciones con el demandante o sus allegados, la entrega de documentos originales y la entrega de la historia clínica o sus datos, obviamente, salvo cuando resulta exigibles en cumplimiento de la legalidad vigente.
5. Evitar la obsesión con la Demanda. En el ámbito personal resulta muy recomendable no obsesionarse con lo ocurrido, pues sabido es que una mente obsesionada se halla probablemente en las antípodas de una mente clara y despierta.

Conclusión Final. En el mundo actual resulta imposible evitar que se produzcan reclamaciones en todos los órdenes, pero quien sea cuidadoso a la hora de prevenirlas, y preste la adecuada atención si es que suceden, estará en mejores condiciones de salir indemne de la situación, que es de lo que se trata.

BIBLIOGRAFÍA SELECCIONADA

1. Gallo M, Fabre E y De Lorenzo R. Como evitar las Demandas Judiciales en Obstetricia y Ginecología. Ed. Amolca, 2013.
2. Gallo M. Monitorización Biofísica Fetal. Ed. Amolca, 2011.
3. Gallo M. Test Basal. En: Manual de asistencia al embarazo normal. Sección de Medicina Perinatal de la Sociedad Española de Ginecología y Obstetricia (SEGO), Ed: E. Fabre. Capitulo 20: 571-584. Madrid, 2001.
4. Gallo M y cols. Control del Bienestar Fetal Anteparto. Métodos Biofísicos y bioquímicos. En: Tratado de Obstetricia, Ginecología y Medicina de la Reproducción (capitulo 42: 367-379). SEGO. Ed. Panamericana. Madrid 2003.
5. SEGO. Guia Práctica y signos de alarma en la Asistencia al Parto. SEGO, 2008.
6. NICE. National Collaborating Center for Womens's and Children's Health Guidelines 55, 2008.
7. American College of Obstetricians and Gynecologist (ACOG). Practice Bulletin. Clinical Management Guidelines for Obstetrician–Gynecologists. Intrapartum Fetal Heart Rate Tracings Number 116, November 2010
8. SOGC. Fetal Health Surveillance: Antepartum and Intrapartum Consensus Guideline. Society of Obtetricians and Gynaecologist of Canada. J Obstet Gynaecol Can 2007; 29: S3-S50.

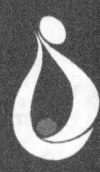

Proyecto Docente "Ágora Médica" (www.agoramedica.com)
Campus online de Medicina Materno-Fetal «Caldeyro Barcia»
Diplomado en «Fundamentos, Indicaciones y Técnicas de Monitorización Biofísica Fetal en Embarazo y Parto»
Módulo VII. Temas Legales
Unidad 5. ¿Existe relación entre el resultado de la monitorización biofísica fetal...

5

¿Existe relación entre el resultado de la monitorización biofísica fetal en el parto y la parálisis cerebral?

Manuel Gallo

ÍNDICE

* Introducción
* Trabajos relevantes
* Relación entre asfixia perinatal y parálisis cerebral
* Bibliografía seleccionada
* ¿Cuáles son las causas de la parálisis cerebral?
* Terminología obstétrica y neonatal confusa, equívoca, inexacta y antigua

INTRODUCCIÓN

La parálisis cerebral es un cuadro caracterizado por un grupo de trastornos motores (tono, postura o movimiento), cuyo origen es una lesión del sistema nervioso central y caracterizado por una descripción clínica. Es una lesión permanente de la corteza cerebral motora, *que es adquirida antes, durante o después del parto.*

Su incidencia en la población humana es de 1 cada 500-750 partos, aunque varía según los países y razas.

La Parálisis Cerebral (PC) se clasifica en relación con el tipo de problemas motores que presenta o con las partes del cuerpo afectadas:

- *Hemiplejia o Hemiparesia*: alteración de una parte del cuerpo, brazo y pierna del mismo lado.
- *Diplejía*: alteración de los miembros superiores.
- *Tetraplejia o Tetraparesia*: alteración de los miembros superiores e inferiores.

La Parálisis Cerebral, puede ser *Espástica, Atetóxica y Mixta*.

En la mayoría de los centros hospitalarios actuales se utiliza la monitorización biofísica fetal en el parto, sobre todo en los de alto riesgo obstétrico y la incidencia de parálisis cerebral permanece invariable en los últimos 20 años[1].

Es este un tema extraordinariamente importante y sobre el cual estamos preparando un libro especifico sobre los aspectos medico legales de la posible relación entre Monitorización Fetal en el Parto y Parálisis Cerebral del neonato[2-8]. ¿Mito o Realidad?

¿CUÁLES SON LAS CAUSAS DE LA PARÁLISIS CEREBRAL?

Esta alteración en el Sistema Nervioso Central, puede ocurrir durante el *periodo prenatal* (antes del parto, durante el embarazo) o *perinatal* (durante el parto o en el periodo neonatal posterior).

Puede decirse que el 70% de la PC tienen un origen intrauterino, por alguna patología ocurrida durante el embarazo o por causa genética, o desconocido[9].

Existen múltiples causas de la Parálisis Cerebral, con un grupo muy importante perteneciente a *etiología desconocida*, pero tal vez las 4 más conocidas son las siguientes:

a. Anoxia Cerebral.
b. Hemorragia cerebral.
c. Infección Perinatal.
d. Causa genética.

TRABAJOS RELEVANTES

Se ha demostrado que en casos específicos de recién nacidos con daño neurológico demostrado después del nacimiento, el registro de la frecuencia cardiaca fetal (FCF) durante el parto fue completamente normal[10], o al menos no diferente de otros recién nacidos sin Parálisis Cerebral (PC)[11-14].

Es decir que no hay una concordancia científicamente demostrable, entre las características de la FCF y los resultados perinatales en relación concretamente al desarrollo posterior de una PC en el RN.

En un trabajo muy ilustrativo, realizado por Nelson y cols.[15] en el Instituto Nacional de Trastornos Neurológicos en USA, sobre una población de 155.636 recién nacidos (RN), se consideraron solamente los nacidos con más de 2.500 gramos (es decir de peso normal) y se encontraron *95 RN con Parálisis Cerebral.*

Se realizó una comparación con alteraciones graves de la FCF durante el parto (descensos tardíos y variabilidad disminuida) y se encontró: Una relación positiva entre las deceleraciones tardías de la FCF y la PC y ausencia de relación entre la variabilidad y la presencia de PC. Si embargo la tasa de falsos positivos fue muy alta y la alta tasa de cesáreas realizadas por dicho motivo, hace que el uso de la monitorización de la Frecuencia Cardiaca Fetal no sea un método predictor de la aparición posterior de una Parálisis Cerebral en el recién nacido.

Este resultado coincide con un estudio clásico de Grant[16] que demuestra que la monitorización fetal, no reduce la tasa de parálisis cerebral.

TERMINOLOGÍA OBSTÉTRICA Y NEONATAL CONFUSA, EQUÍVOCA, INEXACTA Y ANTIGUA

En relación con el confuso, equívoco, inexacto y antiguo uso de ciertas terminologías usadas corrientemente en medicina, *en relación con la monitorización fetal y el estado del feto*, nos parece oportuno intentar aclarar algunos conceptos y significados, sobre todo porque su mal uso e interpretación puede tener lamentables consecuencias en procesos judiciales por una supuesta malpráctica en el caso de embarazo y parto.

Termino de «sufrimiento fetal»

En relación con este importantísimo tema, creemos oportuno hacer notar que el *American College of Obstetricians & Gynecologists (ACOG)*[17], hace ya años, en 1995, aconsejó en sus publicaciones oficiales, *eliminar de la práctica de la Obstetricia, el término de «sufrimiento fetal» («fetal distress»), por impreciso e inexacto*, en relación con las gráficas de la FCF que indicaban un «sufrimiento fetal» y en relación con el estado de un feto tras un parto.

El ACOG comunicó su sustitución por el termino de «estado salud fetal no asegurable» o «sospecha de pérdida de bienestar fetal» («non reassuring fetus»). En USA, el término «fetal distress» es decir «sufrimiento fetal» no se usa más, por motivos científicos *y sobre todo legales*, habiendo sido, oficialmente, sustituido por el más correcto y exacto de *«estado de salud fetal no asegurable»*.

La publicación oficial de la *Clasificación Internacional de las Enfermedades (CIE)*[18], utilizada por todos los servicios de documentación clínica de los hospitales, igualmente ha sustituido el término de «sufrimiento fetal» (CIE-9) por el de *«salud fetal no asegurable» (CIE-10)*, por los mismos motivos anteriormente expresados.

En España, la *Sociedad Española de Obstetricia y Ginecología*[19], en sus recomendaciones oficiales, realizadas por la Sección de Medicina Perinatal y publicadas en el año 2000, comunica a los obstetras y neonatólogos (es decir a los dos estamentos médicos principalmente relacionados con el parto), que el *término «sufrimiento fetal» debe ser sustituido por el de «sospecha de pérdida de bienestar fetal»*.

El American College of Obstetricians and Gynecologist[20] *(ACOG)*, la Institución Oficial más prestigiosa del mundo científico en Obstetricia y Ginecología, volvió a publicar en 2005, otro ACOG Committe Opinion sobre el uso inapropiado de los términos «Sufrimiento Fetal» y «Asfixia en el Parto».

El ACOG dice nuevamente que el término «Fetal Distress» (Sufrimiento Fetal) es impreciso e inespecífico y que debe ser sustituido por el término *«non reassuring fetal status» (estado fetal no asegurable)*, seguido de una posterior descripción de los hallazgos en el registro cardiotocográfico (deceleraciones variables repetitivas, taquicardia o bradicardia fetal, deceleraciones tardías o bajo perfil biofísico).

Sin embargo y de forma verdaderamente lamentable en nuestro país (a pesar de las recomendaciones oficiales publicadas), el confuso, inexacto y provocador término de «sufrimiento fetal» se sigue utilizando, sobre todo por neonatólogos, dando lugar con ello a equívocos científicos cuya repercusión científica y legal, puede ser a veces extraordinariamente importante.

Termino de Hipoxia

Es un concepto fetal y se define como la falta parcial de oxigeno en los tejido fetales. Previamente se produce una falta parcial de oxigeno en la sangre fetal (hipoxemia), que es lo que se determina por el estudio del equilibrio ácido base de cuero cabelludo del feto (intraparto). Es el diagnóstico indirecto de la hipoxia fetal.

Sus consecuencias son las que antes se han expresado y las que ya fueron mencionadas en los hallazgos microscópicos de la autopsia del recién nacido. Es el diagnóstico directo de la hipoxia fetal.

Termino de Anoxia

Es un concepto fetal y se define como la falta total y prolongada de oxigeno en los tejidos fetales. Se produce cuando la causa que produce la hipoxia es prolongada, por ejemplo un nudo de cordón verdadero, que produce finalmente la muerte fetal por hipoxia inicial y anoxia final.

Termino de Asfixia

Es un concepto neonatal, ya que es la demostración clínica, analítica, radiológica y anatomopatológica en el recién nacido, de los efectos de la hipoxia fetal.

El ACOG dice nuevamente que el término «Asfixia en el Parto» es un diagnóstico inespecífico y que no debe usarse.

RELACIÓN ENTRE ASFIXIA PERINATAL Y PARÁLISIS CEREBRAL

Las sociedades científicas han publicado documentos oficiales sobre este trascendental tema y los vamos a exponer de forma cronológica:

Año 1992

El American College of Obstetricians and Gynecologist[21] (**ACOG**), la Institución Oficial más prestigiosa del mundo científico en Obstetricia y Ginecología, publicó en 1992, que un recién nacido que ha sufrido hipoxia próxima al momento del parto en un grado grave y que ha producido una encefalopatía (afectación cerebral importante y permanente en el recién nacido), *presentará también otras pruebas de daño hipóxico* (falta de oxigenación cerebral), entre las que se encuentran las siguientes:

1) *Profunda acidosis mixta o metabólica en la arteria umbilical*, manifestado por un Ph en arteria umbilical menor que 7,20.
2) Índice de *Apgar menor de 3 a los 5 minutos*, es decir persistencia de una puntuación patológica de este test neonatal a los 5 minutos del nacimiento.
3) *Aparición de un síndrome neurológico por hipoxia-isquemia*, con secuelas neonatales permanentes y graves, como crisis convulsivas, coma o hipotonía.
4) *Lesiones en otros órganos fetales*, cardiovascular, gastrointestinal, renal, etc, que pueden ser atribuidos a la hipoxia.

Es decir que los casos de parálisis cerebral pueden ser relacionados con la hipoxia fetal en el parto, *pero solamente si aparecen estas 4 pruebas*.

Estas 4 circunstancias, se pueden presentar, en los llamados signos o eventos hipóxicos «centinelas» que ocurren de forma brusca y repentina alrededor del parto y *que son capaces de dañar a un feto neurológicamente intacto*[22], que son los siguientes:

a. El prolapso de cordón umbilical (salida hacia fuera de los genitales de la mujer del cordón umbilical, con la consiguiente compresión brusca del mismo y déficit de oxigenación fetal).
b. La rotura uterina.
c. La embolia de liquido amniótico.
d. El desprendimiento prematuro precoz de la placenta durante el parto.
e. La hemorragia fetal por una vasa previa.
f. La transfusión masiva feto-materna en el parto.

Año 2003

Más recientemente, en el año 2003, el Grupo de Estudio de Encefalopatía Neonatal y Parálisis Cerebral del Colegio Americano de Obstetras y Ginecólogos (ACOG) y la Academia Americana de Pediatría (AAP)[23], en un informe también publicado por la SEGO[24], indican que para definir una situación de hipoxia intraparto, de suficiente entidad como para producir un daño neurológico al recién nacido, con secuelas importantes, *se deben cumplir los siguientes 4 criterios (se deben cumplir TODOS ellos)*:

1. Evidencia de acidosis metabólica en sangre arterial de cordón umbilical obtenida tras el parto (ph < 7,0 y déficit de bases ≥12 mmol/L).
2. Inicio precoz de una encefalopatía neonatal moderada o severa en un recién nacido de ≥34 semanas de gestación.
3. Parálisis cerebral de tipo discinético o cuadriplejia espástica.
4. Exclusión de otras causas identificables tales como prematuridad, traumatismos, crecimiento intrauterino retardado, presentación podálica, coagulopatias maternas o fetales, procesos infecciosos o alteraciones cromosómicas o congénitas.

En el mismo informe del ACOG y AAP[23] y también incluido en el protocolo de la SEGO en 2004[24], se *mencionan unos criterios que colectivamente sugerirían la cercanía del proceso causal al parto (0-48 horas) pero que no son específicos para establecer la relación (18-20)*:

1. Un evento hipóxico centinela que ocurre inmediatamente antes o durante el parto (por ejemplo: rotura uterina, prolapso de cordón, desprendimiento prematuro de placenta, paro cardíaco materno, embolismo de líquido amniótico o exanguinación fetal por vasa previa o hemorragia feto-materna masiva.
2. Bradicardia severa y repentina con ausencia de variabilidad junto a deceleraciones tardías o variables persistentes, habitualmente tras el evento hipóxico centinela si el patrón cardiotocográfico previo era normal.
3. Test de Apgar 0-3 a los 5 minutos de vida.
4. Inicio de afectación multisistémica en las primeras 72 horas de vida.

5. Estudio de imagen demostrativo de anormalidad cerebral aguda no focal.

Año 2014

Recientemente, en este mismo año 2014, ha sido publicado el ultimo informe sobre Encefalopatía Neonatal y Resultado Neurológico, del ACOG[25], con los siguientes aportes, en forma resumida:

Definición de Caso

El primer paso de forma obligatoria en la evaluación de la encefalopatía neonatal es confirmar si un neonato especifico cumple la definición de caso.

Signos Neonatales consistentes con un Evento Agudo Periparto o Intraparto

Son los siguientes:

1. Puntuación de Apgar menor de 5 a los 5 y 10 minutos.
2. ph menor de 7,0 en arteria umbilical.
3. Neuroimagen evidente de lesión aguda cerebral vista con Resonancia Magnética Cerebral o Espestroscópica, consistente con Hipoxia-Isquemia.
4. Presencia de Fallo orgánico multisistémico, consistente con Encefalopatía Hipóxico-Isquémica.

BIBLIOGRAFÍA SELECCIONADA

1. Gallo M. Monitorización biofísica fetal. Ed. Amolca 2011.
2. Gallo M, Fabre E, Palermo M y cols. Orientaciones para reducir las demandas judiciales en Diagnóstico Prenatal. Progr Diag Prenat 2001; 13 (4): 270-278.
3. Gallo M, Fabre E, Carrera JM *et al*. Guidelines to Reduce Lawsuits in Perinatal Medicine. Book of proceedings of the 5th World Congress of Perinatal Medicine. Barcelona, September 23-27, 2001, p: 1267-1272. <http://www.obgyn.net/medical.asp>.

4. Gallo M. Como prevenir las demandas judiciales en Medicina Fetal. En: Conceptos Fundamentales de Medicina Fetal y Perinatal (ed) M. Gallo y cols, capítulo 7: 183-201. Ed. Amolca, 2010.
5. Gallo M, Espinosa A, Fabre E. Aspectos medico-legales de la ultrasonografía en el diagnóstico prenatal de malformaciones fetales. En: Ultrasonografía en Obstetricia. Ed. Bajo Arenas. En prensa, 2011.
6. Gallo M, Fabre E y De Lorenzo R. Como evitar las Demandas Judiciales en Obstetricia y Ginecología. Amolca 2013
7. Gallo M. Aspectos Medico-Legales de la Monitorización Biofísica Fetal en el Embarazo y Parto. En: Como evitar las Demandas Judiciales en Obstetricia y Ginecología. Gallo M, Fabre E y De Lorenzo R, editores. Capitulo 7, paginas 71-84. Amolca 2013
8. Gallo M. Monitorización Biofísica Fetal y Binomio: Daño neurológico Fetal-Parálisis Cerebral. En: Como evitar las Demandas Judiciales en Obstetricia y Ginecología. Gallo M, Fabre E y De Lorenzo R, editores. Capítulo 8, paginas 85-96. Amolca 2013.
9. Rosen MG The incidence of cerebral palsy. Am J Obstet Gynecol,1992,Aug;167(2):417-23.
10. Ahn MO. Normal Fetal Heart Rate Pattern in the Brain-damaged Infant: A Failure of Intrapartum Fetal Monitoring? J Mat Fetal Inves 1998; 8.
11. Gold JA. Electronic fetal monitoring in predicting cerebral palsy. N Engl J Med 1996 Jul 25;335(4):287-8.
12. Schifrin BS, et al. Electronic fetal monitoring in predicting cerebral palsy. N Engl J Med. 1996 Jul 25;335(4):287; discussion 288.
13. Mc Donald D. Cerebral palsy and intrapartum fetal monitoring. N Engl J Med. 1996 Mar 7;334(10):659-60.
14. Malone PJ et al. Appropriateness of intrapartum fetal heart rate management and risk of cerebral palsy. Am J Obstet Gynecol 1991 Aug;165(2):272-6.
15. Nelson KB et al. Uncertain value of electronic fetal monitoring in predicting cerebral palsy. N Engl J Med 1996 Mar 7; 334 (10): 613-8.
16. Grant A et al. Cerebral palsy among children born during the Dublin randomised trial of intrapartum monitoring. Lancet 1989 Nov 25; 2 (8674): 1233-6
17. ACOG. Fetal Heart Rate Patterns: Monitoring, Interpretation and Management. ACOG Technical Bulletin 207. Washington, DC, 1995.
18. CIE-10. Clasificación Internacional de Enfermedades. 2000.
19. SEGO. Uso inapropiado del termino Sufrimiento Fetal. Sección Española de Medicina Perinatal de la SEGO y Sociedad Española de Neonatología. Prog. Obstet. Ginecol 2002: 45 (8): 359-60.
20. ACOG. Inappopiate Use of the Terms Fetal Distress and Birth Asphysia. ACOG Committe Opinion number 326, December 2005.
21. ACOG. Fetal and neonatal neurologic injury. ACOG Technical Bulletin 163. Washington, DC, ACOG 1992.
22. Garcia-Alix A y col. Asfixia intraparto y Encefalopatía Hipóxico-Isquémica. Asociación Española de Pediatría (AEP). Protocolos actualizados 2008.
23. American College of Obstetricians and Gynecologists (ACOG) and American Academy of Pediatrisc (AAP). Neonatal Encephalopathy and Cerebral Palsy: Defining the Pathogenesis and Phatophysiology. 2003.
24. SEGO. Documento sobre Encefalopatía Neonatal y Parálisis Cerebral. Prog Obstet Ginecol 2005; 48: 53-4.
25. American College of Obstetricians and Gynecologists (ACOG). Neonatal Encephalopathy and Neurologic Outcome, Second Edition. Vol 123, nº 4, April 2014.

www.ingramcontent.com/pod-product-compliance
Lightning Source LLC
Chambersburg PA
CBHW081719220526
45468CB00008B/1909